U0137459

胡珂

名老中医临床经验集

主编◎张　涛　纪云西　吴运瑶

主审◎胡　珂

全国百佳图书出版单位
中国中医药出版社
·北京·

图书在版编目（CIP）数据

胡珂名老中医临床经验集 / 张涛，纪云西，吴运瑶主编 . —北京：中国中医药出版社，2024.4

ISBN 978-7-5132-6648-2

Ⅰ. ①胡… Ⅱ. ①张… ②纪… ③吴… Ⅲ. ①中医临床 – 经验 – 中国 – 现代 Ⅳ. ① R249.7

中国版本图书馆 CIP 数据核字（2021）第 006661 号

中国中医药出版社出版

北京经济技术开发区科创十三街 31 号院二区 8 号楼

邮政编码　100176

传真　010-64405721

万卷书坊印刷（天津）有限公司印刷

各地新华书店经销

开本 710×1000　1/16　印张 14　字数 226 千字

2024 年 4 月第 1 版　2024 年 4 月第 1 次印刷

书号　ISBN 978-7-5132-6648-2

定价　59.00 元

网址　www.cptcm.com

服 务 热 线　010-64405510

购 书 热 线　010-89535836

维 权 打 假　010-64405753

微信服务号　zgzyycbs

微商城网址　https://kdt.im/LIdUGr

官 方 微 博　http://e.weibo.com/cptcm

天猫旗舰店网址　https://zgzyycbs.tmall.com

如有印装质量问题请与本社出版部联系（010-64405510）

编　委　会

序 一

　　胡珂教授的弟子们的新著《胡珂名老中医临床经验集》即将付梓，此为杏林之幸事，可喜可贺！我和胡珂教授是同事同行，又是学术知音，应邀为本书作序，欣然同意，以期共勉。

　　胡珂教授坚守中医临床四十年，治疗经验丰富，尤其擅长脾胃病的治疗。中医脾胃学说根源于《黄帝内经》，医圣张仲景将岐黄学术思想创造性地应用于临床，创立了诸多脾胃病治则治法，创制了一系列治疗脾、胃、肝、胆疾病之名方，成为后世治疗脾胃病之典范。胡珂教授深究仲景学说，精通气化理论，重视脾胃在人体气化功能中的轴心作用，善从气机升降角度论治脾胃肝胆及各科疾病。他擅长经方的应用，对桂枝汤、麻黄汤、小青龙汤、大青龙汤、麻杏石甘汤、葛根汤等经方应用自如，多有发挥。他最擅长小柴胡汤的应用，化裁灵巧，使用广泛，用药精当，疗效显著。他以小柴胡汤为主加减变化，或柴胡四逆散，或柴胡温胆汤，或柴胡陷胸汤，或柴胡泻心汤，或柴胡桂枝汤，治疗胃食管反流病、慢性胃炎、胃癌、功能性消化不良、肠易激综合征、溃疡性结肠炎、便秘、慢性肝炎、胆囊炎等各种消化系统疾病，也常用于咳嗽、失眠、月经不调、黄褐斑等难治性疾患的治疗，都能取得满意效果，可谓左右逢源，出神入化。我通读了全书，受益良多，领略了胡珂教授应用经方之风采，不由肃然起敬。

　　胡珂教授四十年如一日，酷爱中医，潜心仲景，淡泊明志，生活俭朴，为人谦和，医德高尚，为人为学都值得我们敬佩与学习。

江西中医药大学教授

博士研究生导师

全国首批中医药传承博士后合作导师

中华中医药学会脾胃病分会原副主任委员

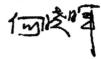

2023年1月

我于1956年10月出生于江西南昌，父母都是机关干部。小学四年级"文革"开始，至1974年高中毕业，学校的教与学均不大正常。好在家教较严，未曾嬉戏荒废学业。高中毕业后，按照国家"知识青年下放劳动，接受贫下中农再教育"的政策，我到了时属抚州地区所辖的进贤县云桥公社高岭大队。

　　少年时我身体较为羸瘦，罹患支气管淋巴结核，常去医院看病服药。高中时期为锻炼体质，和邻家孩子一起练习举重。因方法不对，勉力负重，造成进伤，胸闷憋气。1975年适逢北京中医学院（现北京中医药大学）方药中教授应邀来江西讲学，经父亲的同事引荐，得请方老诊治处方，疗效颇佳。后在母亲机关图书室翻得一本中医基础书籍——《辨证论治》，遂对中医有了兴趣，将书借来，生产劳动之余，不时翻看。

　　1977年，国家恢复高考制度，我第一志愿即报考了江西中医学院（现江西中医药大学）中医专业，并如愿考入。大学5年，我非常珍惜这来之不易的学习机会，刻苦攻读，几乎废寝忘食，甚至年三十与家人吃完年夜饭，就独自一人看书。因为学习努力，所以医学基础比较扎实。我毕业后在病房工作，要值班、管病床；所在医院又是教学医院，要对学生临床带教，并承担部分课堂教学工作。和较多的年轻医生一样，我在学习西医学上花费了较多的时间和精力，中医学习内容以报刊、现代书籍及温习教材为主，而对经典的学习则不够重视。

　　本着"学经典，做临床，跟名师"的宗旨，为培养优秀的中医临床人才，国家中医药管理局组织并实施全国优秀中医临床人才研修项目。2004年，通过考试，我有幸成为第一批研修学员。研修学习期间，通过集中培训、聆听名家讲课、观看光碟、自学等方法，学习"四部经典"及名家学术经验。同时拜伤寒学家陈瑞春先生为师，跟师临床，受益匪浅。陈师善用经方，如小柴胡汤、四逆散、半夏泻心汤、桂枝汤、柴胡桂枝汤、五苓散、厚朴生姜半夏甘草人参汤、竹叶石膏汤、当归芍药散等，特别是对小柴胡汤的运用更是活法机圆，屡起沉疴。跟名师的另一种形式就是通过书籍、网络、视频等途径学习其他名家如刘渡舟、江尔逊、郑钦安等的学术思想和临床经验。通过学经典、用经典、用经方，感觉自己辨证论治水平、临床疗效均较之前有了较大的提高。我学习经典的兴趣不断提高，3年研修学习结束后，仍能坚持不懈地继续研习经典。我读的较多的是《伤寒论》《金匮要略》。我体会到，学经典应反复精读、细读，每读完一遍都会有新的收获、新的提高。要想提高中医临床疗效，要想成为名中医，学好经典是必由之路。学习经典，用好经方，不但是治疗各种疑难杂症的利器，而且对常法疗效欠佳的临床常见病、多发病，常会取得意想不到的疗效，有时甚至是覆杯而愈。我曾治一老妪，泄泻多年，前医用真人养脏汤加减，泄泻加重。我根据其伴自汗淋淋，恶风，舌淡苔白，脉细，予桂枝汤原方调和营卫，调和脾胃，患者服方3剂诸症若失，继服3剂而愈。我还体会到，年龄大了才开始研习经典并不意味着为时已晚，只要持之以恒，坚持不懈，任何年龄开始学习都会有所提高，有所收获。借用战争年代的一句话"革命不分先后"，我认为"学经典不分老少"，学经典真正可以说是"活到老，学到老，用到老"。

我体会到，气为一身之主，"百病皆生于气"，气机和畅自无发病之由。三焦为气血津液运行之道，与腠理毫毛相应，通会元真。三焦通达，则机体气机调畅，升降出入有序，营卫调和，阴阳平衡，脏腑气化正常。三焦经和胆经同名少阳，生理病理密切相关，肝胆表里，故肝胆条达疏泄则三焦气机顺畅。许多临床杂病如失眠、汗证、外感、咳嗽、便秘、水肿、腹水、胸痹等都可通过调畅三焦而解，所用之方非小柴胡汤莫属。脾升胃降，阴（脾）阳（胃）调和是运化水谷、排泄糟粕的基础。中焦脾胃升降又能斡旋脏腑气机，是气机升降枢纽，上焦心肺之气下降，下焦肝肾气机上升，都必须依赖脾胃的转枢。部分上焦或下焦脏腑的疾病，若治疗本脏不效，又兼有脾胃症状，可以通过调理脾胃升降取效。调和脾胃升降常用半夏泻心汤，取其辛开升脾清、苦寒降胃浊之功，况临床本有胃腑易热易实、脾脏易虚易寒之机。外邪侵袭，多内及脏腑，所谓外不和则内不安。治疗当据证立法处方，即使内伤杂病新感外邪，也应先解表，使表解里和；如弃表治里，则易引邪入里，或补益碍邪。某些体质与某些疾病存在较明显的易感性，如气郁体质易患脾胃肝胆病、结块状疾病，尤其是甲状腺、乳腺、子宫等；脾虚是大部分胃肠病、肥胖症等代谢性疾病之本；阳虚、脾虚质多患痰饮证；脾寒质易被寒凉饮食及气候损伤；胃热质多受辛辣炙煿饮食影响。体质有时不是单一性的，临床上常见两种甚至两种以上体质结合，这种不同的体质反映在机体不同的部位和脏腑，也可以说存在着脏腑体质，而脏腑间的不同体质又常相兼夹杂，如肝郁（气郁质）与脾虚（气虚、阳虚质）、胃热或肠热（阳盛）与脾寒（虚寒）、脾寒与肝胆郁热、胃寒与胆热、胃阴虚与脾阳虚、肺痰热与脾虚寒。这种脏腑体质错杂是病证寒热虚实夹杂的基础，也意味着临床单一证型较少，复合病机多见。治疗须本着人是一个有机整体的观念，综合考虑治法方药，不能只见树木，不见森林。当然，如果某一脏腑证急病重，又应"急则治标，缓则治本"，不可胶柱鼓瑟。既然临床病证往往不是单一证型，特别是杂病，病证较多、较杂时，可同时出现几个方证，治疗也就不是一法一方，常需两个或两个以上，甚至多个方剂组合成一个复方，但不一定使用全方，取诸方的主药，或主体药对，即"方根"，组成新方，类似英语的词根，组成新词一样。如小柴胡汤、四逆散、温胆汤、半夏泻心汤、小陷胸汤同用。我曾治一例37岁女性，工作压力大，情绪不稳，胸闷太息，闷甚需大口吸气，时轻度烧心、反酸，胃胀，胸乳麻痛，悲伤欲哭流泪，口干欲饮，常发作小便频数，程度特甚，小腹拘急而痛，大便频，呈细条状，量少，舌淡较胖，苔白，根稍黄、干，脉沉细少力。此为肝郁脾虚，三焦不畅，水道不利，膀胱气化失司，心气不足，肝郁化风，方用小柴胡汤、五苓散、甘麦大枣汤，稍加理气和胃息风。

时光荏苒，自我跨入中医的大门算起，转眼间我已从医四十余载。四十余年来，学中医、用中医，学经典、用经典，跟名师，整天忙忙碌碌，觉得没有停歇过，或在病房查房、门诊出诊，或在胃肠镜室做胃肠镜，或在教室上课。细细想来，似乎有些心得，又觉有所不足。2012年、2017年我分别被遴选为第五、第六批全国老中医药专家学术经验继承工作指导老师。中医之路很长，我还当继续努力。

江西中医药大学附属医院

2023年1月

作为第五、第六批全国老中医药专家学术经验继承工作指导老师胡珂教授的开山弟子，我有幸跟师侍诊三年。回首当年，二十余载弹指一挥间，老师高风亮节，德艺双馨，不仅教我寻医问道，还教我做人处事。承蒙老师厚爱，邀我参加《胡珂名老中医临床经验集》一书的编撰工作，虽名为主编，但内心实诚惶诚恐，不敢懈怠。

"学经典、做临床、跟名师、悟妙道"，这是老师一直以来告诫我的学习中医要领，一定要成长为铁杆中医。二十年后，我亦有幸被遴选为第四批全国中医（临床基础）优秀人才研修项目学员，更觉中医之博大精深，吾辈当上下而求索。胡老师临证多年，强调辨证施治，以经方辨治内科杂症为主，擅长应用小柴胡汤、四逆散、半夏厚朴汤等，强调方证对应，灵活应用合方，临证时效如桴鼓。他告诫我等，虽然经方伟大，但是时方一样伟大，他喜欢应用半夏厚朴汤合上焦宣痹汤治疗咽胃合病，确有奇效，我在工作中遇到类似患者，往往照单应用，疗效颇佳。胡老师传道授业，薪火传承，吾等受益良多。

回首当年，老师特招我入门，传我技艺，感恩一世。曾经不止一次地想过，如果当年未能入胡师之门，我的一生将会被重设！《胡珂名老中医临床经验集》一书出版在即，吾辈更应不忘初心，砥砺前行。

张涛

2023 年 1 月

写在前面的话

医道之真谛，精髓所在，根基所系。医道之薪火，绵绵相传，万世不衰。昔日黄帝授道于广成子，而得至道之精要。扁鹊得长桑君之禁方，而视病尽见五脏之症结。仲景受术于同郡张伯祖，且识用精微过其师，著成旷世巨作《伤寒杂病论》。汪机、虞抟私淑于丹溪，且尽得其传；从正师学于完素，创攻邪一派，成为与其师齐名的"金元四大家"。师徒授受，学术承继，薪火相传，人才辈出。

吾之庆幸而归入胡师之门，可谓一波三折而终究如愿以偿。如今时常想起，也万分感激当年老师接纳吾入师门！从此随师左右，听课于讲堂之内，跟随于诊间之余，摘录于茶余饭后，皆得真知于师之卓见。而师者之卓识，或出之于日常言谈，或脱口于典型病案，或挥洒于诊后感悟，时而只言片语，时而洋溢千言。点点滴滴，汇聚成篇，丝丝缕缕，网织成章。一篇一章，无不烙印着吾师之心血与汗水。今之幸事，《胡珂名老中医临床经验集》出版发行在即，吾虽冠名之主编，实为胡师临证授课之记录员而已。

胡师从医四十余载，学验颇丰，桃李满天下。遥想当年，20世纪70年代末，恰逢历史变革，高考恢复，吾师弃热门专业而毅然投身杏林，以寿世苍生，弘扬国粹。四十年如一日，勤勉钻研，探究于《黄帝内经》《伤寒论》《金匮要略》《温病条辨》等诸经之医理，参悟于天地四时阴阳之更迭、五行之生克制化；融身于世间人事之繁杂，领略于岁月之变迁，体察于人身生长壮老、气血阴阳之盈缩、经络脏腑之虚实、精气之升发与收藏，洞见于病患身心之疲竭，掘觉于顽疾症结之根源，施之以针药丸散，或直捣病所驱邪以外出，或扶正助益以抗邪。寒热温凉，升降沉浮。寒者热之，热者寒之，陷者举之，浮者收之，调和于气机之和顺、阴阳之平衡，恢复以生命之致中和。此乃吾师之初心，吾辈勿忘之，须继续前行。

2023年1月

目录

第一章 学术思想

第一节 辨证与辨病结合，中医与西医并重

我们一讲起中医诊治疾病，往往就会说中医是"辨证论治"，不像西医"头痛医头，脚痛医脚"，这么讲是不完全客观的。"辨证论治"的确是中医的基本特点和指导临床诊治疾病的基本原则，是中医的精髓所在。但事实上，中医历代医家是在辨病的基础上进行辨证的，强调的是辨病与辨证相结合。后学者往往受西医学的影响，简单地认为中医只辨证，不辨病，这是片面的理解，不利于全面把握和理解中医诊治疾病的核心内涵。如何理解辨证、辨病、辨证与辨病结合及其与伤寒六经辨证的关系，临证中如何做到中医与西医并重，我们应当认真理解和把握。

一、辨证与辨病结合

辨证论治是在辨病基础上的辨证论治。首先通过辨病，从整体上掌握和界定疾病的病性、病势、病位、演变规律及转归预后，对疾病各个发展阶段和不同条件影响下所表现的证候作出准确分析和评估，得出符合该阶段病理变化性质的中医证的诊断，以确保证的准确性。把握住该病现阶段的证，辨清证机，实施辨证论治。岳美中先生指出："只认识到疾病发展过程中一时期、一阶段中的主要矛盾，而不顾始终起决定性作用的基本矛盾，那是只重视现象而忽视本质，把辨证论治庸俗化了……反之，要是一味强调疾病的基本矛盾，而忽视不同阶段的主要矛盾，那就是孤立地、静止地看问题，把复杂的事物简单化，难免把辨证论治机械化了，两者都有片面性。"辨证论治究其实质，是理法方药一以贯之的一套完整诊治体系。忽视辨证论治而执一方以治一病，守一法以临一证，都是"头痛医头，脚痛医脚"，临证必然毫无定见，手忙脚乱，心中茫茫然不知所措，最终处方必定是实施"大包围"。

辨病与辨证，都是辨识疾病的思维过程。辨证与辨病都是以患者的临床表现为依据，区别在于：辨病为确诊疾病，把握全局；辨证为确立证候，对

证施治。辨病是对疾病的辨析，以明确疾病的诊断，从而界定疾病所处的范畴及其特定的阶段；辨证是对证候的辨析，以确定疾病所处的证候类型，从而根据证型来确立治法，以法立方，治疗疾病。只有两者有机结合，才能使对疾病的诊治既有原则性，又有灵活性。只有遵循辨病与辨证相结合的思路，才能全面、深刻、准确地把握病情、诊断治疗和选方用药，否则就可能出现偏差，影响疗效。

在疾病的中医诊治过程中，还需掌握"同病异治"和"异病同治"的原则。同病异治是指同一种病，由于发病的时间、地域不同，或所处的疾病的阶段或类型不同，或患者的体质有异，故反映出的证候不同，因而治疗也就有异。异病同治是指几种不同的疾病，在其发展变化过程中出现了大致相同的病机或证型，故可用大致相同的治法和方药来治疗。如胃脘痛、腹痛、泄泻、不寐、月经不调等疾病，在其发展变化过程中，都可能出现肝郁脾虚证，所以皆可用疏肝健脾法进行治疗。证同则治同，证异则治异，这是辨证论治的精神实质。

但是，许多疾病尽管在某个特定时期可表现为相同的证，但这种相同的证也会有较大的差异。如湿热黄疸，属于中医学黄疸病中的湿热证型，但从现代微观辨病中又可有肝胆疾病及其他疾病引起之不同，其证虽同，但病不一，病机相似，用药也有区别。若肝炎则多用茵陈、栀子、黄柏等清热利湿退黄；若胆囊炎、胆结石则要重用金钱草、黄芩、枳壳、大黄、郁金等清热退黄，利胆排石，方可取得较好的疗效。又如胃及十二指肠溃疡、慢性胃炎、胃癌等，在发展过程中的某一阶段，均可出现脾胃虚寒证，如果只是采用单纯的温中散寒立法，而没有针对不同的疾病采用特定的专病药物，则较难获得满意疗效，有时还会耽误病情。另外，中医病证中也存在用药针对性的问题。如同为肝胃不和证，属痞满者多选用木香、厚朴、陈皮、砂仁、枳壳等行气宽中之药；胃痛者则选取乌药、香附、甘松、川楝子、青皮等理气和胃止痛药；瘀血阻络疼痛者选用延胡索、蒲黄、五灵脂、乳香、没药，起到活血定痛的作用，强于一般的活血药如桃仁、红花、川牛膝等。所以，临床既要重视异病同治、同病异治，也要注重同证异治、异证同治，病证结合，从不同的侧面把握疾病的病位、病机，才能切中病情，提高临床疗效。

二、中医与西医并重

西医学的迅速发展得益于现代科技成果。中医学在继承的基础上，亦可吸纳西医学发展的成果，积极采纳、吸收、借鉴西医学的疾病诊断方式，走中医辨病与西医诊断大融合、共发展的道路。

1.中医与西医并重有利于疾病诊治

在传统中医诊疗方法的基础上，借助现代科学技术，微观上尽可能明确疾病的诊断，如此有助于疾病的早期发现，也就有利于早期治疗，防止误诊、误治。中医辨证与西医辨病相结合，可以启发治疗思路，开辟新的治疗途径。尽管西医病名对中医诊疗并不一定具有必然的意义，但不明确西医诊断，就存在误诊、漏诊严重器质性病变的可能性，因而借助各项检查化验、参照西医病名在临床操作中是十分必要的。明确西医诊断在临床上是有必要的，作为一名中医师，在知晓此必要性的前提下，更重要的是明白西医诊断对中医诊治的意义，以及如何在中医诊疗体系中灵活而有效地应用这些信息。

例如腹中包块属中医学"癥瘕""积聚"范畴，通过西医学检测手段明确诊断尤为重要。又如肛坠便血的直肠癌，不同于痢疾、慢性结肠炎、内痔的便血。鼻衄，可能是鼻咽癌早期，借用西医学CT、MRI等明确诊断，早发现，早治疗，意义重大。内耳迷路积水所致梅尼埃病之眩晕，依据积水这一线索，中医采用潜降、利水方剂，可收到很好的疗效。糖尿病存在微循环障碍这一病理改变，在原有治法基础上加以活血的方法，对降血糖及其并发症的防治均具有较好的价值。又如急性肾炎水肿，开鬼门，洁净府，根据其炎性水肿这一病理改变，用大剂量益母草活血利水，对消除水肿奏效迅速。这样中医辨证与西医辨病密切结合，探索临床诊治的规律，对医学的发展和疗效的提高具有重要意义。

2.中医与西医并重有利于应对无证可辨

临床上也有不少患者无任何自觉症状，而经医疗仪器检查却可发现异常。有些疑难杂病临床表现较为复杂，有的通过不恰当的治疗，打乱了病机，使典型的症状体征隐伏或紊乱，或常因患者述说病情症状不清楚或不全面，给辨证带来分析、判断上的不足，以及现代化诊疗手段发展，许多疾病患者本身毫无痛苦，如隐匿性肾炎、乙肝病毒携带者等，出现无证可辨的情况，对于许多遗传性疾病、理化生物因子所致疾病也不能辨证论治。因此，在辨证中要充分运用现代声学、光学、影像学等技术，如胃镜、CT、MRI等先进设备，使辨证更客观、更精细、更准确、更便利，积极开展微观辨证与辨证微观化探索实践，在收集辨证素材的过程中引进西医学的先进技术，发挥它们擅长在较深层次上微观地认识机体结构、代谢和功能的特点，更完整、更准确、更本质地阐明证的物质基础，从而为辨证微观化奠定基础，使古老的中医焕发新的生命。在借助西医学手段精准辨病的基础上，应充分发挥辨证论治的特色优势，发挥中医宏观辨证、整体辨证的特长，以掌握患者的整体功能、综合性的病理本质为主要目标，以患者当前的证候表现为主要依据，结合患者体质及其生活环境的特点，通过综合辨析得出结论，为论治获得最佳疗效提供依据。这种遵循西医学所诊断的疾病，根据中药药理、药化研究的最新成果，反复筛选既针对病因又贴合病机的高效、速效药物，配伍成固定的基本方剂投治，不仅为临床疑难疾病的诊治拓宽了思路，而且有利于中医药治疗趋向规范化，有利于大样本资料的重复观察。需要说明的是，这种根据中药药理结合病机的选药组方模式，不同于摒弃辨证，不分寒热虚实，单纯以药理作用选药的组方模式，其针对性更强、准确性更高。

中医与西医并重不是简单的将西医辨病、中医辨证分型的结合，而是通过微观检查、观察来判断和辨别疾病。辨病的目的主要在于从微观的水平认识疾病的基本病机和发展的总趋势，然后根据基本病机确定该病的基本治则，并在此基础上再配合传统的宏观辨证区别患病个体不同的具体情况和病变阶段而分别治疗。只有这样才能更准确地把握病情，提高治疗效果。因此，参考微观辨病的现代辨病与辨证相结合是历史前进、医学发展的体现。

3. 中医与西医并重不可盲目机械

随着西医学的发展及中西医结合研究的不断深入，越来越多的中医师将中医学的辨证论治与西医学的辨病论治相结合。辨证与辨病是两种不同医疗体系的产物，相互之间有一定的内在联系，但两者无论是基础理论还是临床各科，都有很大差异，所以没有有机结合在一起前，不应张冠李戴、机械套用。否则不仅影响了中医药临床疗效的发挥，而且会极大地干扰中医学的辨病论治，误解了对中医学辨病论治的认识。

中医学要按照中医的四诊八纲、气血津液、脏腑经络确定疾病的病因病机，得出疾病的证型，切忌互相比附，强行对号入座。如按照西医得出诊断，中医再分成几个证型，这种做法分割了中医理论的整体统一性，使中医理论西医化、表浅化、庸俗化、机械化。如心血管疾病以活血化瘀为主，炎症疾病以清热解毒、凉血泻火为主，最后发展成一病一法一方，以西医的生理病理来指导中医用药，这种做法是非常错误的。因为同一种疾病，由于患者体质的差异，合并他病，情志、饮食、起居等因素的影响常使病机复杂化，出现两个甚至多个病机复合，病机又随着病程演变或治疗的干预而不断变化，故很难机械化地以单纯的几个证型来框定病机指导治疗。值得注意的是，由于我国现有的中西医并存之状况，致使今日中医临证接诊的患者，大部分已经西医诊断及治疗，在这种情况下，有些中医师易受西医病名之约束，重辨病而忽视辨证，重专方专药而放弃辨证指导下的立法处方，以致临证乏效者亦不鲜见。于斯，应以辨证为主，辨病为辅，恰当施法，方有佳效。

中药是在中医学理论指导下运用的，不能丢掉中医理论完全用西医观点运用中药，这样会走向废医存药的扼杀中医学的危险道路。例如治疗肠伤寒病，每剂药黄连用量达数百克，理由是黄连有抗菌作用，大剂量用以杀灭伤寒杆菌，这显然不是辨证论治，更不是辨证与辨病的结合，临床上达不到满意的治疗效果。又如有人治疗肝炎，不根据中医辨证论治，凡属肝功能异常、谷丙转氨酶高者，都用大剂量之板蓝根、大青叶、蒲公英、败酱草等降转氨酶，这样不按肝病具体病情，不分寒热虚实地套用中药，显然得不到好的治疗效果。此种情况在临床工作中常可遇到，特别是不学习中医理论而又乱投中药者，这不但造成药物的浪费，而且对患者疾病的康复极为不利。

临床上还有一种偏向，认为每种疾病的治疗，既用西药，又用中药，就是辨证与辨病的结合，就是中西医结合的体现。例如有人在治疗大叶性肺炎时，一面用青霉素等抗生素，一面又用麻杏石甘汤等清热泻肺；在治疗肝硬化腹水时，一面用氨氯噻嗪等西药利尿，一面又用胃苓汤等中药健脾利水；在治疗支气管哮喘时，一面用氨茶碱等西药平喘，一面又用寒喘丸等中药定喘。这显然是对中西医结合的极不理解，辨证与辨病治疗在临床上的结合是取中西医两者之长，不是简单机械地重复用药。

总之，中医辨证与西医辨病相结合是中西医结合诊治疾病的基本思路与方法，能更全面准确地认识疾病的共性和个性，这就要求我们既要有扎实的中医理论和临床基本功，又要具备相应的西医学知识。正如章次公先生早在新中国成立之前，就曾提出过双重（中西医）诊断，一重（中医）治疗。我们借助西医诊断辨病固然重要，但中医辨证论治绝不能放弃，中医的诊断，实为识病位、判病性、断病因、定病势，这是为论治提供依据。辨证与辨病结合，中医与西医并重是对传统辨证论治理论的丰富和发展。

三、重视六经辨证

张仲景《伤寒论》六经辨证思想脱胎于《黄帝内经》。《素问·热论》曰："伤寒一日，巨阳受之，故头项痛腰脊强。二日阳明受之，阳明主肉，其脉侠鼻络于目，故身热目疼而鼻干，不得卧也。三日少阳受之，少阳主胆，其脉循胁络于耳，故胸胁痛而耳聋。三阳经络皆受其病，而未入于脏者，故可汗而已。四日太阴受之，太阴脉布胃中络于嗌，故腹满而嗌干。五日少阴受之，少阴脉贯肾络于肺，系舌本，故口燥舌干而渴。六日厥阴受之，厥阴脉循阴器而络于肝，故烦满而囊缩。"这是最早论述伤寒六经传变规律的经典理论，也是六经辨证理论的萌芽。仲景据此并结合大量的临床实践，完善了六经辨证理论。

六经在生理上表现为：一是六经所系经脉、经筋、经气的生理特性；二是六经所系脏腑气血阴阳的生理特性。具体包括：太阳统摄营卫与经脉经气之间的生理关系；阳明经脉经气及胃与大肠的生理及其相互关系；少阳经脉经气及胆与三焦的生理关系；太阴经脉经气及脾与肺的生理特性；少阴经脉经气与心肾的生理关系；厥阴生理主要是研究经脉经气与肝、心包的生理关系。

六经在病理上表现为：一是六经经脉、经气、经筋出现异常变化；二是六经脏腑气血阴阳出现异常变化。具体包括：太阳经脉经气及营卫出现病理变化，其主要病理变化是营卫之气与邪气相争；阳明经脉经气及胃与大肠的病理变化，其主要病理是肠胃虚实之受纳与传化等出现异常；少阳经脉经气及胆与三焦的病理变化，其主要病理是少阳枢机不利、胆热上扰、三焦气滞、水道不利等；太阴经脉经气及脾与肺的病理变化，其主要病理是脾气不运，肺气失于宣降等；少阴经脉经气及心、肾的病理变化，其主要病理是心神不宁、血脉不和，以及肾阳亏虚失于温煦或阴盛格阳及阴虚心肾不交或水热互结等出现异常变化；厥阴经脉经气及肝、心包的病理变化，其主要病理是肝经及其厥阴胜复或阴阳气不相顺接而出现厥逆的异常变化。

当风寒外邪侵袭人体，由表及里，由阳入阴。邪气是否能继续往里传变，取决于邪气的强盛与人体的阳气盛衰。人体由表及里的六经中，阳气最盛的属太阳，又称巨阳，太阳在表，阳气最旺，抵御邪气不使其轻易入里。其次是阳明，再次是少阳。而后是三阴，三阴属里。机体阳气衰微，三阳经气不足以抵御外邪，寒邪传入三阴，则阴寒内盛，病情变得深重而复杂化。六经传变或循经传，或越经传，或并病，或合病，不可思维僵化，生搬硬套。把握病机，"但见一证便是，不必悉具"。又要"观其脉证，知犯何逆，随证治之"。

六经辨证是经络和脏腑病理变化的反映。人体感受六淫如风寒邪气，始从皮毛、肌腠，渐循经络由表及里，进而传至脏腑。三阳证以六腑的病变为基础，三阴证以五脏的病变为基础。

（一）太阳病

太阳即大阳、巨阳，主表。寒邪侵犯太阳，正邪交争，则为太阳病。太阳病表示邪气初袭人体之表，人体的阳气奋力抵御外邪，属于正邪交争初期。邪在太阳而为太阳病。对此病的治疗，根据有汗或无汗、脉紧或脉缓，采用桂枝汤或麻黄汤。

太阳经邪及腑，伤于气分为蓄水证，伤于血分为蓄血证，两证的辨别主要在于小便的利与不利、有无发狂。蓄水证，治宜通阳行水，外疏内利，方用五苓散；蓄血证治宜泄热破瘀，方用桃核承气汤、抵当汤。

有太阳表虚的主症，兼见项背拘强，活动不能自如者，应解肌祛风，方用桂枝加葛根汤。兼见胸满气喘者，应解肌祛风，兼利肺气，方用桂枝加厚朴杏子汤；兼见身疼痛，脉沉迟者，方用桂枝加芍药生姜各一两人参三两新加汤；兼见汗出不止而量大，小便不利，四肢拘挛，难以屈伸者，方用桂枝加附子汤。有太阳表实证的主症，兼见项背拘强，俯仰困难者，治宜发汗散寒兼疏经脉，方用葛根汤；兼见咳喘，咳清稀白痰者，治宜发汗散寒，除水饮，方用小青龙汤；兼有烦躁，精神不安者，治宜发汗清热，方用大青龙汤。

（二）阳明病

阳明即阳气最集中、最炽热的部分，阳明属燥金地面。外邪进入阳明燥地，邪气从化，整个脏腑功能表现为亢进的状态。阳明病者属无形邪热充斥阳明上下内外，治以白虎汤或白虎加人参汤；阳明病者属有形燥热之邪壅滞肠腑，治以承气汤类方；阳明病湿热发黄者，治宜清热利湿，方用茵陈蒿汤。

（三）少阳病

少阳即小阳，表示阳气量少。少阳属于半表半里，是邪气从表入里，即将进入三阴地界的枢纽地带，故称少阳为枢。凡邪正交争于半表半里，表现在经证则往来寒热或寒热交错，表现在脏证则心烦喜呕、胸胁苦满、不欲饮食、头晕目眩等，即可确定病在少阳，为少阳经腑同病，治宜小柴胡汤。少阳兼太阳经证出现发热微恶寒，肢节烦痛，微呕，胃脘胀满，治宜太阳少阳双解，方用柴胡桂枝汤。少阳兼阳明腑证出现往来寒热，口苦，腹满痛，便秘，午后潮热，微烦，治宜阳明少阳两解，方用柴胡加芒硝汤。少阳兼里虚证出现胸胁胀满，腹中急痛，口苦，心烦，不欲食，大便溏薄日二三次，脉弦迟无力，苔白，治宜温里和解少阳，方用柴胡桂枝干姜汤。

（四）太阴病

太阴即太阴经脉及太阴脏腑（脾脏），邪气侵犯太阴，则表现为太阴病。太阴病，因阳气不能温煦肌表，故四肢不温；脾阳虚衰，寒湿内生，故厌食、呕吐、腹泻。其脉象沉缓，最能表达人体阳气被损伤的病理实质。治疗用理中、四逆类方剂，太阴病治以温中健脾燥湿及补火生土。太阴病与阳明病虽都有腹满痛的症状，但有所区别：阳明病为实热燥屎内结，其腹满痛必甚，痛而拒按；太阴病腹满痛为虚寒，腹满痛时减，喜按或得温痛减。

（五）少阴病

少阴即少阴经脉及少阴脏腑（心、肾）。如果邪入少阴，是人体正气大伤，真阴真阳大亏，全身脏腑功能低下。少阴病属于疾病的后期——阳气衰微，阴寒内盛。少阴病有寒化证和热化证之区别。寒化证治疗用四逆汤类方，还包括阴盛格阳之通脉四逆汤证和阳虚水泛之真武汤证。热化证用黄连阿胶汤，少阴热化伤阴水停者当用猪苓汤育阴、利水、清热。临证时应当认真区分。

（六）厥阴病

厥阴即厥阴经脉及其脏腑，是阴之将绝，阴阳交尽的阶段。病在厥阴而为厥阴病上热下寒蛔厥证，治用乌梅丸。寒厥者手足厥冷，恶寒，脉微，此为阳虚寒盛，方用四逆汤；若手足厥冷，脉细欲绝，此为血虚有寒，治宜回阳救逆，温通血脉，方用当归四逆汤。热厥者手足逆冷，烦热，口渴，小便黄赤，舌苔黄，脉滑，治宜清热和阴，方用白虎汤。若热象不显，而自觉阵阵烦热，手足厥冷，这是阳郁于内，阴阻于外的阳厥证，治宜敛阴泄热，方用四逆散。水厥者手足厥冷，心下悸动，汗出口不渴，小便不利，治宜温中化饮，通阳利水，方用茯苓甘草汤。食厥者手足厥冷，胸中痞硬，懊忱不安，

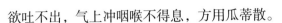

欲吐不出，气上冲咽喉不得息，方用瓜蒂散。

厥阴病下利属湿热痢者，下利里急后重，当用白头翁汤；属实热下利者，下利谵语，腹胀满拒按，苔黄燥，当用小承气汤；属虚寒痢者，下利清谷，四肢厥冷，当用四逆汤。

不管是外感疾病，还是内伤疾病，往往均复杂多变。六经辨证是在辨证过程中既辨病又辨证，为多种外感病及一些内伤杂病的辨证论治提供了总的指导方向。"有是证，用是方"，仲景高度概括为"观其脉证，知犯何逆，随证治之"。

六经辨证思想为中医辨证论治体系的形成和发展打下了坚实的基础，后世提出的其他辨证方法，均受到其影响和启发。

第二节　表不和则里不安，表解则里和，里和则表易解

人体是一个有机整体，气机上下内外运行不息。气者，外可固卫御邪，内可维持脏腑气化，使之功能正常。素有旧疾，无论阴阳虚实，脏腑功能乖乱，气机运行不畅，复因外邪干犯肌表，营卫之气不和，内外气机不通。况六淫犯卫，卫气与邪相争于表，体内正气外出助卫抗邪，里气必相对不足，脏腑功能更易失和。外邪不去，必传入里，更加损伤脏腑气血阴阳或阻滞其气机升降出入，内外相引，诱发或加重旧疾。治疗之法，不能视外感为小恙，不日可自愈而忽视，单治旧疾。当以疏表散邪为主，兼顾脏腑，必使内外气机畅达，常可获表解里和之效；表解后若里证未缓，再治旧疾。部分患者表现里气不和，尤其里气壅滞不通，则以治里为主，使内外通畅，里气出表，一举驱邪外出，获里和表解之功。《灵枢·本脏》云："三焦、膀胱者，腠理毫毛其应。"《金匮要略·脏腑经络先后病脉证》曰："腠者，是三焦通会元真之处，为血气所注；理者，是皮肤脏腑之文理也。"腠理毫毛是三焦、膀胱生理功能正常与否的外在反映。膀胱属太阳，为太阳之腑，位居下焦，与少阴肾相表里，主司气化，以化生太阳阳气，又称太阳经气。太阳阳气通过足太阳膀胱经及三焦输布于体表，以温分肉，充皮肤，肥腠理，司开阖，故曰太阳主一身之表，统摄营卫，抗御病邪侵袭，为六经藩篱。太阳膀胱经腑相连，太阳经气调和，则太阳腑气通畅。《素问·灵兰秘典论》曰："膀胱者，州都之官，津液藏焉，气化则能出矣。"三焦与腠理毫毛相连，三焦气机调畅，则

腠理皮毛卫表开阖有度，卫阳外固，营阴内守；三焦又能沟通内外，外连腠理，内通元真血气所注之处，真元之气所化生的卫气，通过三焦输注于腠理皮毛。因而疏畅三焦气机可以调和营卫，扶正祛邪。

外邪犯太阳之表，里气外出助表抗邪，里气不和，出现脏腑症状，治太阳表，里气和则病自愈。如太阳病致脾胃之气不和，既可出现干呕，也可出现下利，太阳中风以桂枝汤解肌祛风而干呕除，太阳伤寒用葛根汤辛温散寒升阳而下利瘥。里气不和而兼太阳之表，以急者先治其里，或可获里和表自安之效。如少阴下利兼太阳之表，仲景之法是先用四逆汤救里，有可能阳回里和抗邪于外而表解；若表不解，再用桂枝汤攻表。少阳与太阳合病、并病，甚至三阳合病，也可通过转枢少阳，畅达三焦，使表里俱和，甚至和少阳兼泻里实也可使太阳表解；宿疾新感外邪，表里兼顾，以调和三焦枢机为主，佐以疏表治里，常可获良效；正虚之人，感受外邪，不耐发汗解表，可宗《伤寒论》第97条言："血弱气尽，腠理开，邪气因入，与正气相搏……小柴胡汤主之。"以调理三焦枢机，扶正祛邪，达邪于外。

【案例】

曾治一新产腹痛患者，王某，女，34岁。

初诊：2014年9月25日。17天前行剖宫产手术。9月15日出现脐周连及下腹疼痛，脘胀，进食后即作，早餐后明显。自诉过食肥甘。9月18日出现发热，右乳房痛，第2天行输液治疗（具体不详）不解。刻下症：脐周及下腹疼痛剧烈，进食尤甚，痛时欲便，便后痛减，大便多不成形，有时痛而欲便不出，脘腹怕冷，小便后膀胱胀痛，右乳胀痛，扪之硬结，压痛，皮色不甚红，头稍紧痛，以前额明显，动则汗出量多，稍有鼻塞，无流涕，偶咳嗽，无痰，昨日低热、恶寒，现已无发热。发热后恶露量少。舌边尖红，苔薄黄腻，脉浮弦滑。辨证：剖宫产后气血不足，饮食不节，食积肠腑，肝胆郁热，兼有太阳表邪。治则：急则治标。治法：疏肝清热，泻下宿食，冀其里和表解。拟大柴胡汤加味治疗，药物：柴胡25g，黄芩10g，法半夏10g，枳实10g，白芍15g，赤芍5g，大黄3g，生姜4片，大枣3枚。4剂，每天1剂，水煎服。嘱：近期饮食清淡为主。

二诊（2014年9月29日）：服上药后腹痛减轻大半，无头痛、发热、乳房胀痛。服2剂后大便1次，质稀溏，夹有黏液。今日晨起大便干结，排便困难。现症：食后稍腹痛，痛不欲便，动则汗出较多，无口干、口苦，饮食尚可，睡眠欠佳，小便正常。偶有喷嚏，恶露仍较少，色白质稀。舌红胖，苔薄黄微腻，脉浮滑缓。辨证：药已对证，宿食得挫，虑其产后正虚，治疗以扶正祛邪为主，以免攻邪伤正。拟小柴胡汤加味治疗，药物：柴胡18g，黄芩6g，法半夏10g，太子参10g，炒莱菔子20g，白芍15g，北山楂12g，鸡内金15g，炙甘草6g，竹茹10g，生姜4片，大枣3枚。10剂，如法煎服。

三诊（2014年10月2日）：上方未尽剂即提前来诊。服上药后腹痛腹泻，日1次，溏薄，如泡沫状，进食后腹痛，饥饿时不痛，纳可，舌红苔黄，脉滑。辨证：宿食蓄积未尽，补益之品滞气碍邪，宜鼓而进之，继续攻下食邪，稍事兼顾脾胃。拟大柴胡汤合枳术丸加味治疗，药物：柴胡10g，黄芩6g，法半夏10g，枳实6g，白芍15g，白术6g，葛根10g，制大黄3g，生姜3片，大枣3枚。4剂，如法煎服，加葛根意在升清，以防大黄降下太过。

四诊（2014年10月6日）：服药后腹痛、汗出均好转，眼睛干涩、酸胀，迎风流泪，大便时稀时干，小便平。恶露量稍多。舌质红，苔少，脉弦滑。辨证：新产气血损伤，宜调和营卫气血，兼下宿食余邪。拟桂枝加大黄汤加味治疗，药物：桂枝10g，白芍20g，制大黄4g，炙甘草6g，生姜3片，大枣4个，柴胡6g。4剂，如法煎服。

五诊（2014年10月9日）：服上药后，已无汗出，稍遇风或进食生冷则腹痛，伴肠鸣，欲便，便后则缓，眼睛仍干涩，久坐腰酸，昨日腹泻2次，小便平，恶露量少。舌偏淡胖，苔薄黄，中后部稍厚，脉弦软浮。健脾调气血为主，兼和脾胃寒热。拟当归建中汤加味治疗，上方去大黄，加饴糖30g（烊化），当归10g，黄连3g，干姜3g。4剂，如法煎服。

六诊（2014年10月13日）：服上药后腹痛已除，进食寒凉则解大便，大便初成形，后稀溏，日行2次。恶风畏寒，情志不畅时头额重闷，略痛，久坐腰酸，休息后缓解。舌淡红，苔薄白，脉弦，寸浮。柴胡桂枝汤加味，药物：柴胡10g，黄芩6g，法半夏10g，桂枝10g，白芍10g，生姜4片，大枣4个，党参10g，干姜5g，炙甘草6g。7剂，如法煎服。患者因批购了饴糖1kg，遂继加服饴糖。

七诊（2014年10月20日）：服上药后诸症改善，恶风、畏寒、乏力减轻，恶露除。服药期间凌晨1~3点鼻衄2次，大便干结难解、出血，自行停用饴糖，后鼻衄未见。进食寒凉易腹泻。舌稍暗红，苔薄白，脉细滑。处方：上方干姜改3g，桂枝改6g，白芍改6g，生姜改2片，法半夏改6g。7剂，如法煎服。嘱尽此剂后可停药，饮食调理。

患者剖宫产1周即发腹痛。其腹痛特点，一是脐周及下腹痛，二是食入即痛，且每痛则欲大便，便后痛缓。此有形之邪宿食阻滞，阳明肠腑不通则痛。产妇进食多甘美以求尽早体复，而剖宫产耗伤气血，运化不及，故食滞肠胃。土壅木郁，肝经气郁化热，气血相结，则乳痈结块疼痛。产后恶寒未尽，气血阻滞，有如仲景所言经水适来，气血骤虚，卫外不固，感受外邪，邪气乘虚内陷胞宫，与气血相结成瘀，致恶寒减少，而成热入血室，又有肝经气结化热之乳房结块压痛，兼太阳表邪未解。输液治疗后体温虽趋于正常，但由乳房胀痛，扪之硬结，压痛，恶露减少，舌象、脉象可知肝经仍有余热。虚人外感，且热入血室，当用小柴胡汤为正治。治疗产后病应遵循勿拘于产后，亦勿忘于产后原则，考虑产后多虚特点不可轻易用攻下承气汤，然食积腹痛又盛，非攻邪恐无所胜，小柴胡汤难免力薄，又《医宗金鉴·删补名医方论》曰："柴胡证在，又复有里，故立少阳、阳明两解法也。以小柴胡汤加枳实、芍药者，仍解其外以和其内也。去参、草者，以里不虚。少加大黄，以泻结热。倍生姜者，因呕不止也。斯方也，柴胡得生姜之倍，解半表之功捷，柴、芍得大黄之少，攻半里之效徐，虽云下之，亦下中之和剂也。"故胡珂教授以大柴胡汤加味泻下宿食治其标急之证，服药后效如桴鼓，患者服完4剂后腹痛大减。二诊时患者诉腹痛大减，乳房胀痛消失，大便时溏时干，考虑邪已衰其大半，产后毕竟多虚，此时应以调和扶正为主，故以小柴胡汤加味给予调整以善后。三诊时患者诉服小柴胡汤加味后腹痛加重。小柴胡汤方与大柴胡汤方区别在于多补气益脾之人参、炙甘草，而无攻邪通下之枳实、白芍、大黄。小柴胡汤与大柴胡汤相较偏补而无攻邪之力，胡珂教授认为二诊时误以邪已衰其大半，然邪仍占主导地位，仍应参一诊治法以少阳、阳明双解。遂以大柴胡汤合枳术丸加味，加葛根以升清，防大黄降下太过。服后腹痛再减。再诊后邪去里和，继以调和营卫气血以固正，营卫、气血，分而为二，实则一也，营即血，卫即气，故四诊以后，以桂枝汤为主方调气血。先以桂枝加大黄汤扶正为主，佐泻余邪，继以当归建中汤健脾调气血收功。少阳兼太阳，仲景以小柴胡汤扶正祛邪，和解少阳，畅达枢机，转枢太阳之邪。本例为产妇气血不足，属虚人外感，但里积为甚，故以大柴胡汤调枢机，泻里实，气机调畅，里安则表和。通过治里达表，虽然方中未用一味解表药，然里解后表随之除。

临证中，因感受外邪而致所患宿疾复发或加重，出现表不和而里不安者，当重视外邪对脏腑功能的影响，以达表解则里和、里和则表易解之效。一例胃痛老患者，某日来胡珂教授处复诊。诉3日前受凉，现感冒未愈，又胃脘胀痛复发，言胃痛不堪，要求胡珂教授治疗胃病，缓其苦痛，感冒小病，不需用药，移日自然痊愈。胡珂教授辨其素有肝郁脾虚，肝胃不和，风寒表邪，引发胃疾，表里同病，治以疏达少阳枢机为主，兼和内外，方以小柴胡汤去人参合香苏散，患者服用5剂，胃脘痛明显好转，外感亦平，获表解里安，里和有助于表解之效。

第三节　脾胃病当重视气机升降

非升降无以生长化收藏，非出入无以生长壮老已。脾升胃降，以及肝肺之间的左升右降皆为中医学对气机升降学说的高度概括。气机升降学说是中医学从动态角度出发，对脏腑气血津液生理功能特性及整个人体生命活动的高度概括，气机的升降失调是诸多疾病发生的共同病理基础，复其升降，恢复阴阳之间的动态平衡是疾病防治的最高境界。胡珂教授临证强调少阳枢机包括胆经及三焦经，擅长从气机升降失调角度论治脾胃病，经验丰富，启人思路，现分享如下。

一、气机升降是生命运动的基本形式，其升降当以脾胃为枢

（一）升降是生命运动的基本形式

升者，浮也，由下至上，主要是升散、升发、发散、从内向外的开；降者，沉也，由上至下，主要是下降、通降、由外向内的阖。自然界存在气机升、降、出、入的循环运动，而人体内部同样存在升、降、出、入，通过气机升、降、出、入运动，人体内外才能进行信息、物质、能量的正常交换。人体内脏腑经络之间的气、血、阴、阳、营、卫、津、液、精皆需要依靠气机的升降出入运动而相互联系。不论是外感热病，还是内伤杂病，尤其是慢性病、疑难病往往均由气机升降失调所致，恰如王孟英云：人身气贵流行，百病皆由愆滞。因此治疗上多通过调节气机，使紊乱的气机恢复畅达，疾病可向愈。

（二）气机升降的重要性

《素问·六微旨大论》云："出入废则神机化灭，升降息则气立孤危……非升降则无以生长化收藏。是以升降出入，无器不有。"表明气机升降出入的重要性，自然界万事万物的存在都离不开气机的升降出入运动，它是万物变化之根本。人体的生命活动，脏腑经络的气化，气血津液的化生、运行，也无一不体现着气机的升降出入运动。而升降出入又相互关联，欲出必须升，欲入必须降。升与降是既对立又统一，相互制约，相互配合，相辅相成的气机运动形式。

（三）气机升降以脾胃为枢

胡珂教授认为，气机升降学说中脾胃升降理论尤为重要，并认为脾胃是气机升降之枢纽。升降是脏腑气机运动的基本形式，全身气机条达顺畅，离不开五脏六腑彼此之间协调配合。五脏六腑之间气机升降有序，循环无端，共同维持机体新陈代谢的平衡状态。五脏六腑均参与气机升降，然升降之轴心在脾胃。《医碥》言："脾脏居中，为上下升降之枢纽。脾胃居中州，俾气机斡旋，升降功能复常，方可自行仓廪一职，若升降失司则百病皆生。"脾胃一阴一阳，一脏一腑，一升一降，升降相因，藏泄互用，相辅相成，纳运腐熟水谷精微，灌溉五脏六腑，濡养四肢百骸，是气血津液运化、转输的枢纽。同时，脾胃升降也影响着其他脏腑的升降运动。张琦在《素问释义》中指出："脾气左升则肝肾随而上交；胃气右降则胆肺随而下济。"肺气主降，然胃气下降有助于肺气肃降，诚如《四圣心源》所记载："金水之能收藏者，阳明戊土之阴降也。心肺气降，肝肾气升，脾胃居中，为之枢纽，斡旋下焦脏腑气机之升降。"脾升胃降功能如常，升降有序，和缓有度，使当升者则升，宜降者则降，共同维持全身气机动态平衡，使心肾相交，水火既济，肝气左升，肺气右降。

心肺位于上焦，心阳之气必下降于肾，与肾水相交，肺气以清肃下降为顺；肝肾居于下焦，肾阴阳之气须上达与心相交，肝气从左上升以顺其畅达之性。脾胃居于中焦，脾升胃降为上下焦脏腑升降之通道，而有斡旋之功。脾胃升降失常主要引起脾胃病，但也可导致其他脏腑发病，尤其是影响肝胆气机升降条达。辨其他脏腑病，尤其是心肺肾病之要点，一定有脾胃升降失常的病机。如脾胃病兼不寐病（心病）使用半夏泻心汤；上焦心肺病如胸闷、胸痛、心悸、咽喉不利，只要伴有脾胃升降失调的病机及症状，也均有使用的机会。

1.脾胃气机升降的生理特点

脾为脏，属阴，主升清、运化、藏精气；胃为腑，属阳，主通降、受纳，泄浊气。脾以升为健，胃以降为和，这是脾胃的生理特点。精气的输布依赖脾气之升运，浊气糟粕排出依赖胃气之通降。正是由于脾胃这一系列生理特性与功能特点，才能维持水谷消化、吸收、转输及糟粕排泄。脾升胃降乃升降运动中心，是全身气机升降枢纽，人身之精气的转输升降需要依赖脾胃升降得以完成，倘若脾胃升降失司，则百病丛生。

2.脾胃升降失调的病理特点

气机升与降、出与入，相互对立制约，又互相依存。有升有降，升降循环，有出有入，吐故纳新，是人体生命活动维持新陈代谢的基本条件，同时也贯穿生命活动的始终。脾升与胃降是脾胃正常的生理功能特点，一升一降协调配合，既不能升降太过，也不能升降不及，方可使中焦气机达到平衡状态。一旦脾胃得病，机枢不运，只入不出，或只降不升，或只升不降，或升降过度，则周身气机壅滞或逆乱，精微物质无从来源，糟粕浊气无法排泄，疾病丛生。脾胃升降失常主要表现为以下三种情况。

（1）胃气不降：即单纯的胃气不降证，以脘腹胀满疼痛，痞硬不适，按之疼痛，甚至拒按，便秘干燥等症为主，如保和丸证、大承气汤证、小承气汤证、大陷胸汤证、小陷胸汤证、大黄黄连泻心汤证、大柴胡汤证等属于胃腑纯实无虚者。

（2）脾气不升：即单纯的脾气不升证，甚至脾虚气陷，导致久泻不止、滑脱不禁、腹部下坠、肛门坠胀、脱肛等病证，且多不伴或无明显的胃脘症状，如参苓白术散证、桃花汤证、真人养脏汤证、张景岳的举元煎证、张锡纯的升陷汤证。

（3）脾升胃降失调：指脾胃升降失调，是临床上常见的病机，其既有脾不升清，又有胃不降浊，二者并存只是以某者为主。临床表现既有脾的症状，又有胃的症状。其一，脾气不升为主，导致胃气不降。脾气困阻，尤其是脾气虚弱，无力升清，影响胃气正常下降，导致胃腑壅滞不通，引发胃脘胀满、不欲饮食、口疮、口臭、便秘等不适，治疗当升脾为主，佐以和降胃气，调节气机升降。常用方剂如香砂六君子汤、归脾汤。补中益气汤中重用黄芪、党参、白术升发脾气，佐以少量木香、砂仁、陈皮理气和胃；半夏泻心汤重用干姜、党参温升脾气，轻用黄芩、黄连苦寒降胃等皆属于此用法。其二，胃气不降为主，影响脾气升清。胃失通降，不仅可见胃脘胀痛、呃逆、呕吐、嗳气、口疮、口臭、便秘等症，而且同样会影响脾气升发，临床多伴有脾虚不运的表现，如身倦乏力、大便溏。有时便溏与胃实便秘可同时出现，即便溏、泄泻几日，又间以便秘几日。如肠易激综合征的便秘、腹泻交替型，只是这种交替可以表现为两种情况：以便秘为主者，以胃气不降为主；以泄泻为主者，则以脾气不升为主；也可在胃脘胀痛、呃逆、呕吐、嗳气、口疮、口臭的同时出现脾不升清的便溏，这种情况更多是胃实兼轻度的脾虚。恰如高鼓峰所言：阳明伤食，则气阻而脾不运化，其病迁于脾。治疗上当以降胃为主，辅以升清。如张仲景所创的枳术汤、李东垣所创的枳实消痞丸，以及半夏泻心汤重用黄芩、黄连，轻用干姜、党参，均是降胃佐以升脾的用法。若胃气不降为主者，如便秘甚者，或胃中痞满、疼痛，按之甚，可予半夏泻心汤少加大黄或合小陷胸汤降胃为主，但中病即止，不可多用、久用。

二、从脾胃气机升降论治脾胃病

脾胃病具有易寒易热、易虚易实的病理特性，故临床所见证候往往寒热虚实错杂，变化多端，尤其久治不愈，寒热、补泻、温清多法杂投者，更是如此，因此若单纯使用祛邪法、补益法、清热法、滋阴法等往往顾此失彼，难以周全。脾胃病发生多以气机升降失调为基本病机，因此胡珂教授认为，当以调气法为要旨，通过斡旋脾胃气机升降，平衡脏腑阴阳，从而实现脾胃同治的目的。《吴医汇讲》言："治脾胃之法，莫精于升降。"指出调理脾胃升降在脾胃病治疗中的重要意义。胡珂教授提出脾胃升降失常主要包括三方面因素：一是邪阻，饮食积滞、湿热蕴郁、痰饮、气滞、郁热、瘀浊等皆可使脾胃之气阻滞，升降逆乱；二是脾胃本虚，主要是脾胃气虚或脾胃阳气或阴液不足，无力旋转气机，出现升降不及；三是他脏影响，尤以肝胆气机郁滞，亢旺克犯为多；其他如肺气不肃（便秘），肾失温煦濡养（泄泻、便秘）。胡珂教授认为升脾重在调脾，只要是运用调脾作用，帮助脾胃运化者就是升脾，不能理解为只有使用补益、升提脾气的治法才是升脾。脾脏转化运输精微物质，需要依靠脾气升发、升清的作用。同时任何病理因素影响脾运化的功能，也可影响脾升清的功能。单纯降胃法多用苦降、苦泄之品泄热、清热、理气、下降等，如胃腑气机不降，与糟粕相结，常用承气汤类方通腑泄热；宿食停滞于胃脘可用保和丸消滞和胃。然而脾胃互为表里，升降相因，纳运相得，相辅相成，临床病证中常见胃病兼有脾病，或是脾病中兼有胃病，两者难以截然分开。脾胃气机升降相因，脾气升发有赖于胃气通降，胃气通降又有赖于脾气升发，二者不可分割。升脾与降胃并用是就脾胃升降相因的病理变化而言的。临证治疗中，胡珂教授重视脾胃同调，升降气机，分清主次，有所侧重，升脾与降胃两法的药物用量并非完全固定均等，在疾病发展的不同阶段中，依据脾不升与胃不降孰轻孰重，以某一治法为主，另一治法为辅。治疗单纯的、初期的脾胃病时，可以单独使用升脾药或降胃药，但在治疗复杂的、长期的脾胃病时，应升中有降，降中有升，升降并用，或以升为主，或以降为主，或升降并重。胡珂教授谨守整体观治病原则，抓住疾病本质，详察升降之机，灵活运用脾胃升降，具体治法如下。

（一）升为主，降为辅

本法适用于脾胃气弱明显，甚至中气下陷证候。如症见身形消瘦，面白少华或黄滞，怠惰懒言，进食减少，大便稀薄，甚至久泻、久痢，滑脱不禁，腹部或肛门坠胀，脱肛，乏力气短，舌质淡或淡嫩，脉虚或弱等。治疗当以升发脾阳为主，佐以少量降胃气药物，故胡珂教授选择补中益气汤化裁。他认为，升脾并不意味着一定要用升提的药物，脾脏可因自身功能虚弱如气虚、阳虚进而致使脾脏升发的功能受到影响。相关实验研究表明，补中益气汤中单独使用补气药物黄芪、党参有升脾作用，加入升麻、柴胡则升脾作用增强，但是若单独使用升提药物则无升提作用。因此脾升发的功能，关键因素是脾脏自身的功能减弱而无力上升，所以升脾重点还是调补脾胃固本，在此基础上酌情加入升提的药物。李东垣所创的补中益气汤，药物组成中黄芪、升麻、柴胡等七味药均具有升发作用，唯独陈皮降气，可见其组方严谨，如此补中有散、升中有降的配伍特点，仍被后世医家广泛学习应用于临床。临证中胡珂教授常在补益脾气药物中配伍炒枳壳6g降气消胀，既可调气机升降，无升发太过之弊，又可使全方补而不滞，无温燥太过之弊。若脾气虚弱兼轻度胃气停滞者，他常用陈瑞春教授的经验方加减异功散加味（党参10~12g，山药10~15g，茯苓10g，陈皮6g，谷芽15g，麦芽15g，青皮6~10g）。陈瑞春教授认为，异功散中白术偏于温燥，故用药性平和的山药替代，以平补脾胃之气。

胃中气滞，不欲食，也可配合消食和胃的药物，如用鸡内金、神曲、焦山楂加强健运脾气、消食和胃之功。阳气是脾胃升降的原动力，脾胃升降运动需要阳气的激发推动。若脾胃气虚，脾阳不升，运化无权，常因饮冷受寒而诱发，症见手足不温，胃中觉冷，口泛清涎，舌质淡胖，苔白，脉沉无力，胡珂教授常用理中汤（党参12g，干姜6~10g，白术10g，炙甘草5g）温运中阳，补气健脾。若脾阳虚损及肾阳，常佐以菟丝子、补骨脂暖肾止利。

（二）降为主，升为辅

本法适用于胃气不降兼脾气虚弱者。外感风寒、宿食停胃、心下痰饮、胃阴受损、肝胃不调、胃气虚弱、中焦湿热等，皆可使胃气逆乱，导致出现恶心呕吐、泛酸、呃逆等症，故当详细辨析其中病因病机。如胃虚痰阻气逆者，可出现脘中痞闷不适，嗳气频繁，可伴见恶心、呃逆不适，舌淡红，苔白腻，脉滑，胡珂教授针对上述症状，常用旋覆代赭汤治疗，全方共奏和胃降逆、化痰下气之功。旋覆代赭汤首见于《伤寒论》，原方由旋覆花三两、代赭石一两、生姜五两、半夏半升、甘草三两、大枣十二枚组成。代赭石与旋覆花二者相伍增强降逆下气、止呕消痰之功，以治气逆呕噫；生姜五两独重，既可和胃降逆止呕，又可宣散水气以助祛痰；人参、甘草、大枣补脾胃之虚。本方取轻降之品和重镇之药为伍，佐以益气和胃之法，使沉降而无伤正之虞。若腹胀满，尤其是大腹或脐以下胀满，嗳气频作，大便不畅，舌苔白润，脉细弱者，辨为脾虚气滞证，胡珂教授常用厚朴生姜半夏甘草人参汤化裁。本方来自《伤寒论》，原方厚朴半斤、生姜半斤、半夏半升、人参一两、甘草二两。胡珂教授认为此方虽然用于虚实夹杂之证，但从药物组成和用量来看，当是三分虚、七分实。厚朴燥湿下气，除满消胀；生姜辛散通阳；半夏和胃开结，燥湿祛痰。以上三味药量均重，以降气消滞。人参、甘草有健脾气，促运化之能。全方补泻兼施，升降兼顾。临证中，胡珂教授常配合四逆散、枳术丸同用。若肝郁犯胃，肝胃不和，气机逆乱而出现胃脘胀痛牵涉两胁，并且常由情志因素诱发，伴见口干口苦，嗳气则舒，呕吐反酸，舌红苔白，脉弦细，常投以小柴胡汤合四逆散治以疏肝理气、和降胃气。

（三）升降并重

本法适用于脾气虚弱与胃气壅滞二者病机较为均等者。若见脾胃气虚，纳食不运，脘腹胀满不适，可伴有嗳气，大便不畅，胡珂教授常用香砂六君子汤合枳术丸化裁。其中枳术丸本由张元素所创，但未在其原著中记载，李东垣悟出张氏用枳术丸的道理，在《脾胃论》中详细阐述，原方枳实一两、白术二两，白术用量重于枳实，治疗以脾虚为主、气滞为次者。全方以白术健脾气，枳实降胃浊，共调脾胃升降之机。临证运用中，胡珂教授取枳术丸之意，将枳实改成枳壳。他认为枳壳与枳实虽然功效类似，但枳壳力薄性缓，行气而不易耗气。若脾虚无力升清，浊阴不降反逆，引起晨起恶心呕吐、口干、口苦或口中黏腻不爽，口气秽臭，纳谷不馨，大便溏滞不爽，舌苔薄黄或黄白相间，且舌苔常腻，脉软滑，方用藿朴夏苓汤合三仁汤加减，共奏健脾祛湿、升清降浊之功，常配伍荷叶升发清阳。若中焦脾胃虚弱，寒热错杂，升降失调，出现心下痞闷或疼痛，恶心作呕，肠鸣，腹泻，脉弦细或不受按等症，选用半夏泻心汤化裁，辛苦并投以平衡升降，寒热并用以燮理阴阳。胡珂教授强调应用半夏泻心汤，注重参考舌苔的特征。半夏泻心汤以寒热错杂，脾胃同病为关键病机，故其对应的是舌苔黄白相兼而腻。若苔黄而不腻，则属胃热，不宜用本方；而苔白而不黄，为胃寒之象，亦不可用；更有镜面舌者，此为津液伤，阴血虚，皆为本方应用禁忌。胃阴不足，脾气亏虚，使胃失润降，脾不升清，见胃痛痞满，嗳气，嘈杂知饥不食，泄泻便溏，乏力，舌嫩红，苔少，宜养阴和胃，补脾升清，但用药宜甘平，养阴不可过凉，以免碍脾气之升，如石斛、北沙参、冰糖、百合，补脾当避甘温，以防燥伤胃阴，如山药、白扁豆、茯苓、太子参、生晒参等。半夏泻心汤中干姜、半夏味辛，辛能开、能达、能升，性温热，温阳散寒；黄芩、黄连味苦，苦能降、能泻，性寒，清泄胃热。方中辛温、苦寒药物的轻重不同配伍，最能体现升降的孰轻孰重。故升为主、降为主者均可用之。半夏泻心汤备受广大医者宠爱，广泛运用于脾胃病治疗，药效确切。本方药物配伍组合指导思想可以认为是和法的具体应用，其宗旨是调和脾胃寒热，也可认为是由小柴胡汤演变而成，由和解表里转为调和脾胃。本方由张仲景创立，原方用于治疗痞满，分析其药物组成，主要包括三部分：一是干姜、半夏辛开散结，二是黄连、黄芩苦降泄热，三是人参、甘草、大枣补益脾胃。三组药物使本方补泻兼施，苦辛并投，寒热互用，使热者得清，寒者得温，虚者得补，实者得泻，脾气得升，胃气得降。观其全方，药物精简，配伍灵活，与脾胃病易寒易热、易虚易实的病理特点相吻合，故临床应用时，除了根据主方变通加减，更重要的是紧扣病机，辨清寒热虚实、升降主次，从而指导寒温药物剂量增减，使全方升降趋势得以灵活调整，即寒性药物比重大则以降为主，热性药物比重大则以升为主，使全方更具个体性、广泛性，这也是本方一直受到医家青睐的原因。

三、在气机升降理论指导下的临床用药特点

（一）升脾降胃细辨寒热，理气药物灵活运用

脾胃位居中焦，司气机升降之职，气机调顺则百邪不生，胡珂教授辨治脾胃病重视调理脾胃升降，临证用药常配伍理气药疏通气机，在长期临床实践中总结了宝贵的经验。

若脾胃气机升降失司，可影响三焦，波及其他脏腑。故脾胃气机升降功能紊乱，运用理气药物当分辨部位。影响上焦者，出现胸闷窒塞、咽喉梗阻等不适，常选择轻灵之品，如紫苏梗、紫苏叶、枇杷叶、瓜蒌皮、木蝴蝶之类。病在中焦者，主要涉及肝、脾、胃。入肝经者，多选用柴胡、青皮、川楝子、玫瑰花、郁金、枳实、香附、延胡索、八月札、绿萼梅、娑罗子等；入脾胃两经者，多选用香橼、佛手花、陈皮、砂仁、木香、佛手、甘松、厚朴、白蔻仁、荜茇、枳壳等。病在下焦者，多选用路路通、乌药、沉香、槟榔、大腹皮、炒莱菔子等。气逆者，选用旋覆花、柿蒂、丁香、枇杷叶、刀豆；若湿阻气滞明显，多选用藿香、草豆蔻、厚朴、砂仁、白豆蔻、石菖蒲以行气化湿；若气机壅滞，脘腹胀痛明显，可选用行气兼止痛的药物，如延胡索、九香虫、木香、香附；宿食停滞于胃，阻碍气机者，可选用槟榔、莪术、炒莱菔子、三棱、刘寄奴、枳壳等；情志不畅者，可以选择玫瑰花、香附、郁金、绿萼梅、合欢花等；兼有瘀血者，可用五灵脂、莪术、乳香、三棱、没药之类。然理气药多为辛温香燥之品，易伤阴津，易耗气，故临证中属于气虚、阴伤明显者当慎用，避免重剂，避免久用。

（二）权衡轻重，先其所因

脾胃气机升降失衡在疾病发展过程中，并非完全对等，而是有所侧重的，或以脾不升为主，或以胃不降为主。胡珂教授强调临证应辨证施治，审证求因，抓住主要矛盾，击中要害之所在。《素问·至真要大论》言："必伏其所主，而先其所因。"脾胃升降失调所引发的病理变化，应细辨正邪两端。其中脾胃自身不足，主要分脾胃阳气不足和阴血不足两个方面，阳气不足者当培

补脾胃之阳；阴血不足者当滋养脾胃之阴。导致脾胃病产生的病理因素复杂多样，应辨别影响脾胃升降的具体病理因素，或因痰凝，或是湿困，或是气结，或是食滞等，抓住关键病机，伏其所因，随证治之，以复脾胃升降之功能。即使同样是湿邪困阻脾胃，升脾降胃法具体应用也有所不同。若湿邪重或痰湿偏盛者，以燥湿、祛湿、利湿、化痰为主；脾胃素虚，兼湿滞伤阳者，以调脾化湿，升发脾阳为先，兼和中化湿；中气虚陷为本，湿邪阻遏为标者，当补中益气为先，兼升阳祛湿。

（三）疏肝利胆，和调升降

胡珂教授强调，脾胃升降和调有序不但是脾胃自身功能正常的标志，也是肝胆功能正常的标志。脾胃升降功能能够正常发挥有赖于肝胆正常的疏泄。肝胆气机本身需要条达疏泄，肝木恶抑郁，喜条达，且肝的气机条达涉及多方面，如与心神的关系、与生殖的关系、与水液代谢的关系等。脾胃运化水谷，脾升胃降需要靠肝胆的疏泄，肝胆疏泄脾土，脾土才不壅实，气机才舒畅。若单纯依赖脾胃自身的升降，则脾胃运化能力不足。肝胆气机疏达向外，其实也是气机的发散、宣泄，肝胆通过疏泄脾土，使自身气机得以释放。

叶天士云："肝为起病之源，胃为传病之所，治脾胃必先制肝。"这是告诫后人治脾胃勿忘治肝。又曰："肝主疏泄，协脾运化，助胃和降，所谓土得木而达。"叶氏《临证指南医案》关于治疗胃脘疼痛的医案中，常在调和脾胃基础上，配合治肝，或疏肝，或泄肝，或养肝，或柔肝，或温肝等，如此肝胃同治，肝脾同调，疗效显著。胆者，中正之官，为奇恒之腑，形态结构上，胆腑中空与胃腑相通，二者皆具有腑以通为顺的生理特性；胆腑又内盛精汁，与五脏藏精气的功能特点相似，与脾脏相连，二者皆有升发的功能。一方面，脾胃升清有赖于胆气春升之功。李东垣言："胆气春升，则余脏从之；胆气不升，则飧泄肠澼……"胆与脾胃之间在饮食腐熟化精方面关系密切，饮食入胃，除了需要胃的纳腐功能，尚有赖于胆输精汁于胃肠，以辅助化物，然后脾才能运化精微，上输心肺。另一方面，胆腑正常的升发，需要脾胃之气的滋养，故二者是相互为用。

胡珂教授认为，木能疏土，必赖肝之条达，若肝气不疏，则郁陷于土中，即木郁乘土。如吞酸、嗳酸，即木气郁甚，熏蒸湿土而成。临床上胃脘胀痛，牵涉两胁，嗳气频频，喜叹气，干呕，脉弦细，此为肝胃不和、胃气不降的证候，选方以小柴胡汤或四逆散为主，可加郁金、陈皮、青皮增强疏肝理气的功效。肝性刚强，脾性柔弱，脾易致虚，肝易致实，如《幼科发挥》言："肝常有余，脾常不足。"肝主动，为风木之脏，气郁化风，木气横逆，风木疏泄太过（肝之疏泄太过），土虚木乘，且风性善行而数变，故疾病又具有动荡不定的症状，临床多见脘痛及腹，或疼痛走窜，时有肠鸣，矢气则舒，大便不调，或见便前腹痛，便后腹痛缓解，伴排便急迫状，亦可兼眩晕头痛，性情急躁，失眠少寐，选方以柴胡四逆泻心汤加减。若脘腹疼痛明显者，重用白芍30g柔肝安脾，缓急止痛；肝旺甚者，则加乌梅20~30g柔肝泻肝；肝风乘扰者，佐以白蒺藜、钩藤平肝息风；若脘腹不适，伴气从少腹阵发性上冲感，多由肝气亢旺上扰所致，常配伍龙骨15~20g，牡蛎15~20g平肝降逆气。若脘腹隐痛，泛酸受凉则加重，伴吐清涎，四肢不暖，大便不成形，舌苔白润，脉沉弦者，乃肝胃虚寒，浊阴上泛证候，选用吴茱萸汤温肝通阳，和胃降浊。若肝胆郁热，横逆脾胃，气机逆乱，出现脘腹灼热疼痛，恶心呕吐，嗳气泛酸，口苦咽干，食欲不振，大便正常或偏干，舌质红，苔薄黄，脉弦或弦细者，可用小柴胡汤合左金丸加减以清泄郁热，可佐以旋覆花、代赭石降其逆气。

（四）宣达肺气，以助升降

肺主一身之气，诸气之总司，司肃降之职，气机升降受其治节。正如喻嘉言在《医门法律》所言："肺气清肃，则周身之气莫不服从而顺利。"因此宣泄肺气，伸其治节，是调升降、运枢机的重要措施。《素问·至真要大论》言："诸气膹郁，皆属于肺。"胡珂教授治疗肺胃气滞化热之胃痛，喜用陈修园百合汤，重用百合15~20g，乌药6~10g，二者配伍，一凉一温，柔中有刚，润而不滞，共奏清泻肺胃郁气之效，或同时配伍紫苏子、苦杏仁、枇杷叶加强降肺气作用，正所谓肺气降则诸气自调。脾胃不和，肝胆失疏，亦常影响肺气宣降，出现咽中不利，痰滞感，咳嗽，胸闷气塞，胸痛，甚至咳喘，尤其是胃食管反流病更易出现，治疗宜脾肺并治，或脾胃肝肺同调。用方据证常以小柴胡汤合上焦宣痹汤，伴脾胃寒热不调者，合半夏泻心汤。

肺与大肠相表里，肺气肃降与大肠传导紧密相关。肺气正常肃降，有助于肠腑向下传导。倘若肺气壅滞，肺气不降，则大肠传导迟缓；且肺为水之上源，脾运化水液的功能正常发挥，有赖于肺气宣发和肃降功能的协调配合，若肺气失宣，水液不行，则肠道干枯而大便难行。因此，治疗这一类型便秘，胡珂教授常在辨证基础上，用苦杏仁、紫菀、桔梗、枇杷叶开上通下，助大肠传导。同时肺气失肃降，胃气通降常受牵连，又可引发腹胀、脘痞、嗳气、呃逆等不适。

第四节　脾运则肝健

胡珂教授认为，脾升胃降、肝胆疏泄既是对整个消化系统的高度概括，亦代表着气的升降出入，诚所谓非升降则无以生长化收藏，非出入则无以生长壮老已。脾胃居于中焦，受气取汁，变化而亦是谓血，同时饮入于胃，游溢精气，上输于脾，脾气散精，上归于肺，通调水道，下输膀胱，水精四布，五精并行，揆度以为常。脾的功能正常与否，离不开肝的疏泄与条达；同时肝能否藏血，体阴用阳，亦离不开脾的运化，是故脾运则肝健，此之谓也。《难经·七十七难》中亦指出："所谓治未病者，见肝之病，则知肝当传之于脾，故先实脾气，无令得受肝之邪。诸有病者，求诸于脾胃。"又如《金匮要略》云："夫治未病者，见肝之病，知肝传脾，当先实脾，四季脾旺不受邪，即勿补之；中工不晓其传，见肝之病，不解实脾，唯治肝也。"

胡珂教授指出，肝主藏血，主疏泄，寄相火，主升，喜条达而恶抑郁；脾居中州，主运化水谷，喜升清，有生血统血之能。木克土，脾胃之气纳化正常，升降有序须靠肝胆疏泄，肝对脾运化功能的正常与否起着极为重要的作用，同时与脾的升清有密切关系。正如叶天士所云：木能疏土而脾滞以行。张锡纯也指出：盖肝之系下连气海，兼有相火寄生其中……为其寄生相火也，可借火生土，脾胃之饮食更赖之熟腐。肝脾者相助为理之脏也。肝胆疏泄脾胃，人所共知。反之，脾胃对肝胆的影响则多被忽视。肝气固可疏泄脾土，然其也借此使自身气机条达而不郁滞。故脾胃气和，升降如常，则肝胆气机畅达无阻；况肝为刚脏，体阴而用阳，职司藏血，肝阳之气必赖脾胃运化水谷所化生阴血的濡养、制约，方可冲和条达，而不过亢横逆，疏泄太过。另外，脾运健旺，生血有源，统摄有权，则肝有所藏。

病理方面，肝胆气滞，克犯脾胃引起的肝脾不调、肝胃不和多为医者所熟知，不再赘言。若思虑太过，脾气结滞；常涉水卧露，久居湿地，湿邪外侵，或脾运不健，湿浊内生，湿困脾土，土气墩实，土壅木郁，或曰木郁土中，则可影响肝气条达而致郁滞，五行中此属反侮。脾土亏虚，又可招致肝木乘虚凌侮；脾虚失运，后天不足，水谷不化，化源不充，营血不足，肝木失濡，气阳亢旺，反过来又戕克脾土。

临床上针对脾壅肝郁的病机，胡珂教授治以运木疏土为法，健运脾胃，疏肝达木。他认为，健运脾胃不能仅理解为补益脾胃，举凡能助脾胃纳化之法均属健运脾胃，如芳化、苦燥、消导、行气、宽中、化痰，也包括益气、温中、养阴。然临床所见，多病程迁延，脾运失常，水谷不化，气血虚少，脾失充养，日久脾胃自虚，出现脾虚肝郁，可兼夹湿阻、食积、气滞、湿热、痰湿、痰热、郁热、血瘀等复合病机，甚至可多重复合。

胡珂教授在临床上以土壅木郁，土木失衡理论为指导，应用健脾疏肝法治疗功能性胃肠病、脂肪肝、消化性溃疡、慢性胃炎等疾病疗效显著，临床总有效率达96.7%。自拟健脾疏肝方，主要是以柴芍六君汤加味而成，方中黄芪性微温，味甘，入脾、肺经，擅长补中益气，凡脾虚气短，食少便溏，倦怠乏力等，常以该药补气健脾，同时，黄芪还能补气托毒，排脓生肌，常与人参等药合用以生肌敛疮。《珍珠囊》载："黄芪甘温纯阳，其用有五：补诸虚不足，一也；益元气，二也；壮脾胃，三也；去肌热，四也；排脓止痛，活血生血，内托阴疽，为疮家圣药，五也。"党参性味甘温力缓，入脾胃经，健脾益气，补脾而不腻，养胃而不燥，为补益脾胃之要药。《本草正义》载："力能补脾养胃，润肺生津，健运中气，本与人参不甚相远。其尤可贵者，则健脾而不燥，滋胃阴而不湿，润肺而不犯寒凉，养血而不偏滋腻，鼓舞清阳，振动中气而无刚燥之弊。"白术性味甘温，入脾胃经，健脾益气燥湿，脾虚痰湿内生，当以白术健脾除湿。《本草汇言》有云："白术，乃扶植脾胃，散湿除痹，消食除痞之要药。脾虚不健，术能补之，胃虚不纳，术能助之。"茯苓甘淡渗湿，顺应脾喜燥恶湿的生理特性，恢复脾胃运化之职。甘草补脾和中而调和诸药。组方配伍中以黄芪、党参、白术、茯苓、甘草健脾益气，通过调理脾胃，提高机体抵抗力，以改善黏膜屏障功能，从而提高机体抗炎能力。陈皮能行能降，具有理气运脾之功；半夏善化痰涎而降胃气。两药合用重在和胃理气，因六腑以通为用，以通为补，胃气以通降为顺，治胃恒求通降，张锡纯曾云："人之中气左右回旋，脾主升清，胃主降浊，在下之气不可一刻不升，在上之气不可一刻不降，一刻不升则清气下陷，一刻不降则浊气上逆。"因此，恢复胃腑的通降和脾脏的升清功能是治疗慢性胃炎的着眼点和立足点，又因半夏性味辛散温燥，入脾胃经，法半夏和胃降逆，陈皮性味辛温，入脾胃经，善于理气，二者配伍降逆和胃理气，与四君相合使补而不滞，行而不散。柴胡、白芍疏肝柔肝，行气解郁。柴胡味苦、微辛，性微寒，入肝经，为疏肝解郁之要药，柴胡量大则散，量小性升，取其散，意在疏理气滞；白芍性味酸甘，柔肝止痛，敛阴和营。二者配伍一散一收，颇符合肝的生理特性，因为肝者将军之官，体阴而用阳，郁怒易于伤肝，肝郁易于化火，火为阳邪，易耗伤阴血，治疗上火郁发之，用柴胡辛散疏泄，白芍酸收，柔肝养血，同时柴胡、陈皮以疏肝和胃，调节胆汁的分泌和排泄，改善胃肠道的功能，有利于调节胃、胆、肝的分泌，维持正常的体液代谢。酸味药补肝体，泻肝用，柔肝以泻肝，寓泻于补，夹肝之泻，补用酸。儿茶有活血化瘀、敛疮生肌之功。根据病初在气，病久入血，慢性浅表性胃炎多存在循环障碍，配以儿茶类药物，以求改善胃、十二指肠黏膜的微循环，促进受损黏膜的愈合，增加黏膜屏障的防御功能，正如叶天士《临证指南医案》中谓："初病在经，久病入络，经主气，络主血，则可知其治气治血当然也。凡气既久阻，血变应病，循行之脉络自痹，而辛香理气，辛柔和血之法，实为对待必然之理。胃以和降为先，以通为用，故治疗为调畅气血，疏其壅塞，消其郁滞。"在每型中配儿茶末，其目的便在于此。蒲公英、黄芩清热解毒，防止气郁化火，灼伤胃津，损伤胃黏膜，同时这类药物有抑制或杀灭幽门螺杆菌的作用。经初步临床观察认为，以益气健脾，疏肝理气，佐以活血化瘀兼清热的中药，不但从整体调节入手，增强了机体抵抗力，而且增强了胃黏膜的防御功能。砂仁有化湿开胃、温脾止泻之效。《本草经疏》记载了其有关的中医施治机理：盖以风寒湿之邪，多由脾胃而入，脾主肌肉，为邪所侵，则腠理密闭，而寒热诸痹所从来矣，辛温走散开发，故能使风寒湿之邪从腠理而出，即该药具有温经止痛之功效。谷芽、麦芽都具有消食健胃之功。全方合用，共奏益气健脾、和胃降逆、收肝清火、摄涩制酸之功。土德和畅，脾升胃降，肝气得伸；脾运血生，肝木得荣；脾强土旺自可御肝木之侵凌；疏利肝气，木不克土，又间接起到健脾作用。

　　总的来说，胡珂教授认为，生理情况下，脾胃对肝胆的影响可归纳为以下几方面：①脾升则肝升，胃降则胆降。②肝胆得以气和，胆则本气相连。③脾胃运化，为气血生化之源，化生阴血。病理情况下：①脾胃升降失常则影响肝胆升降。②脾土因思虑，湿阻升降失常而壅滞，土反侮木导致木郁土中，肝胆气滞。③脾胃不运，无阴血化生之源，肝木失去荣养而郁滞。

胡珂教授认为，脾胃病也可见肝风犯脾扰胃。肝主藏血，肝为刚脏，内藏相火，以血为体，以气为用，所谓体阴而用阳；肝主动，为风木之脏。《素问·六微旨大论》曰："少阳之上，火气治之，中见厥阴……厥阴之上，风气治之，中见少阳。"其义为，少阳本气主火，少阳也为热，与厥阴相表里。气郁易化热、化火、化风；木气风火上犯、横逆、疏泄太过，克犯脾胃。故其病证特点：一者木火炽盛，逆乘胃腑，消灼胃津，症见心中疼热，气上撞心，消渴；二者横逆脾土，脾清不升，脾络不和，症见泄泻，不耐寒凉，腹痛以脐周为主（脾主大腹）；三者风木鸱张，动荡不定，症见脘痛及腹，腹痛走窜，部位不定，或拘挛较甚，肠胃鸣响较甚，频频发作，甚至可扰人睡眠，可伴眩晕、头痛、急躁、少寐、肢麻、震颤等腹外症状（风善行数变）；四者脾生湿热，蕴结肠腑，症见大便黏滞，腹痛里急，肛门灼热，不耐辛热。治当肝脾同治，寒热共调，泻肝息风，方用乌梅丸。胡珂教授认为，肝胆气郁，失其冲和条达、伸展舒畅之性，也往往亢逆变动而形成肝风。胡珂教授常说，这种病机临床也比较常见。治疗当以疏肝健脾、柔肝息风，方用小柴胡汤合四逆散，重用白芍养血柔肝缓急。可加钩藤、白蒺藜平肝息风，甚者加用虫类药如僵蚕、蝉蜕、全蝎。

胡珂教授认为，土木失衡在脾胃肝胆病中非常多见。脾胃属土，脾为己土，胃为戊土；肝胆属木，肝为乙木，胆为甲木；加之阳明（手大肠、足胃）、太阴（足脾）、少阳（手三焦、足胆）、厥阴（足肝为主，手心包次之）诸条经脉，在生理、病理上联系甚为紧密，一者失常则动其他，因而出现脏腑经络的气血阴阳不和，气机的升降出入紊乱，表现为脾胃不和、肝胆失疏、肝胃不和、胆胃不和、肝脾不调、气血不调、营卫不和、阴阳不调、寒热不和、表里不和、上下不和等。

治疗土木失衡应全面考虑，调衡土木，脏腑、经脉、气血、营卫、阴阳、寒热、升降、表里（内外），以平为期。胡珂教授认为，调衡土木的方剂当以小柴胡汤和乌梅丸为最佳。小柴胡汤长于调畅气机升降出入；乌梅丸重在调衡寒热阴阳。小柴胡汤调和肝胆脾胃，疏肝健脾，清胆和胃，调畅三焦，调和表里（内外），调和营卫，调畅气血，调理升降（上下）。柴胡疏肝，和畅三焦；黄芩既清肝胆郁热，也清胃腑郁热，既清肝胆湿热，也化脾胃湿热；法半夏辛散，和胃止呕，燥湿化痰；生姜止呕化饮，其味辛散，助柴胡以外达，性温以制黄芩之苦寒伤中；大枣健脾养营；生姜、大枣调和营卫；炙甘草健脾和中。乌梅丸可肝胆脾胃两脏两腑、厥阴少阳太阴阳明四条经脉同调，能够泻厥阴、和少阳、护太阴、清阳明。泻厥阴肝者，要用龙胆泻肝辈苦寒直折降泻肝之火（阳、气）。《金匮要略》曰：夫肝之病，补用酸。治肝不忘用酸，酸味药入肝能补养肝体，柔肝敛肝，制其横逆上亢之势，故能泻肝之气（阳），也即补肝体以泻肝用，寓泻于补，所谓酸先入肝，肝苦急，急食酸以泻之。故名曰泻肝，实则养肝、敛肝、柔肝、涵肝、约肝、制肝。肝胃阴虚者，酸味药配伍甘味药，又能酸甘化阴，加强养阴作用。胃纳不佳者，用酸味药还可增进食欲。酸味药的代表非乌梅莫属，剂量宜大，多用20~50g，还可仿仲景用法，加食醋20~30mL，兑入药汁中，代苦酒浸渍乌梅，以增乌梅之酸，加蜜10mL兑入，加大米30~50g，与药同煎，代原方以米饭、蜜制丸，以养脾胃。

第五节　脏腑复合病的诊疗

多重复合性疾病，简称为复合病，呈现出越来越高的发病率，是内外因综合作用下的结果。当今高速发展的社会，工业化进程中空气质量每况愈下；经济的迅速发展，营养过剩成为普遍现象；社会竞争激烈，就业和生活压力不断增加，加之不健康的饮食习惯、不良的生活作息、不利的自然条件等因素，都在严重影响和干扰人的身体健康，而疾病也呈现出多重复杂的趋势。复杂的社会和自然环境加剧了疾病的多重复合性，使复合病成为当今社会的难题。

国医大师周仲瑛提出：病理因素不仅直接致病，还可以在疾病过程中起因果关系，促使病情恶化；内外合邪，每多因果夹杂；病理因素责之风火（热）痰瘀，常可转化并见；邪盛酿毒，毒邪性质多端……正是这些病理因素的演变转化，使得急症多种病证之间相互关联。

复合病是在单一或多重病因作用下，机体多个脏腑或经络阴阳气血失调，表现为多重证候合于一身，因而罹患两种及两种以上相互关联或各自独立的疾病。患者就诊时或已经被诊断，或只是叙述相关症状，经我们医生判断或直接诊断为复合病。所以医生诊治疾病时切莫被一元论思维所局限，而是必

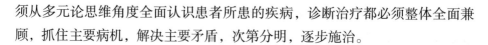

须从多元论思维角度全面认识患者所患的疾病，诊断治疗都必须整体全面兼顾，抓住主要病机，解决主要矛盾，次第分明，逐步施治。

一、复合病的成因

疾病的成因有外因、内因、不内外因。外因是风、寒、暑、湿、燥、火、戾气等；内因是内生风、寒、湿、燥、火、痰、饮、浊、瘀、毒、郁、滞等，以及喜、怒、哀、思、悲、恐、惊七情过激；不内外因即外伤、创伤等。不管是哪一种或哪些致病因素致病，均有可能伤及多脏腑、多器官甚至多系统。《素问·痹论》认为，风寒湿三气杂至，合而为痹，痹可分为五脏痹、六腑痹、奇恒之腑痹、五体肢节痹等。或者病邪一旦损伤身体之后，受损脏腑、气血、经络之间相互影响，逐渐或同时导致身体多种疾病的产生，即复合病的产生。从病邪方面来讲，往往两种或两种以上的病邪兼夹而至，共同侵犯人体而引起疾病，这也常常导致复合病的产生。如果多种病邪兼夹，机体脏腑、经络、气血、阴阳俱损，则更可能直接导致复合病的迅速形成。如果患者素体虚弱，即便是受单一病邪致病，同样可能导致多脏腑、多经络的气血阴阳失调，产生多重复合病。

（一）外邪导致复合病

风、寒、暑、湿、燥、热、火等外邪，时常相兼致病。邪气作为发病的重要因素，与机体阴阳、寒热、虚实、表里均有关联。当邪气侵犯肌表腠理，多形成表证；若邪气侵犯脏腑经络者，多形成里证；若邪气同时侵犯表里两部，则易导致表里同病，表现出复合病，如此则病机、证候、转归都较为复杂。邪气的性质与机体阴阳、寒热、虚实、表里亦密切相关。如风邪轻扬、易袭阳位，多在肺卫肌表；湿邪黏滞，易阻遏气机，多伤脾肾胃肠；倘若风湿相兼为患，则可能肺卫肌表、脾肾胃肠共生疾患。病气发病急骤，传变迅速，邪气既伤于肌表，又由表及里，损伤五脏六腑。然而个体体质不同、受邪情况不一，多种邪气同时侵犯人体，则可能引发表里共病。如《医宗金鉴》有云："人感受邪气虽一，因其形脏不同，或从寒化，或从热化，或从虚化，或从实化，故多端不齐也。"

比如外邪犯肺，就有风寒犯肺、风寒湿犯肺、风寒燥气犯肺、风湿热（火）犯肺、暑湿犯肺、暑热犯肺等，外邪侵袭肺经、肺脏、肺系而致病，若致病力强，肺的气血阴阳不足、经络不通，则可同时伤及肺经、肺脏、肺系，出现肺的经脏同病，或出现肺经、肺脏、肺系均病，单一肺系病如咳嗽、喘病等难以概括之。现代临床又多采用与西医学相对应的疾病名称来作临床诊断，此时可能同时出现咳嗽病、咽痛病、哮喘病、多汗症、腰痛病、便秘或泄泻等。如《素问·阴阳应象大论》中载："故天之邪气，感则害人五脏；水谷之寒热，感则害于六腑；地之湿气，感则害皮肉筋脉。"即外邪可伤及五脏而致病，饮食寒热可伤及六腑而致病，皮肉筋脉分别由肺、脾、肝、心所主，即湿邪可致肺、脾、肝、心发生疾病。如果既外感邪气又内伤饮食，五脏六腑中多个脏腑受累，则可酿成复合病无疑矣。

疾病时常相互传变。《素问·皮部论》言："百病之始生也，必先于皮毛，邪中之则腠理开，开则入客于络脉，留而不去，传入于经，留而不去，传入于腑。"在外感病的传变过程中，合病、并病的发生与患者正气强弱、病邪性质、感邪的轻重及治疗措施是否得当等因素有关，大体可概括为以下三个方面。①邪盛正衰。在正气不足的情况下，如所感外邪较重，正不胜邪，则病邪肆虐，短时间内侵及数经，临证时可同时见到数经症状。如太阳经感受自然界风寒之邪，郁闭较重，未及治疗便又迅速入里化热，出现烦躁、口渴等阳明经症状，此时尚有恶寒症状，从而成为太阳阳明并病。《医宗金鉴》谓"六经为病尽伤寒，气同病异岂期然，推其形脏原非一，因从类化故多端"，认识到病机从化引起疾病变化多端。②素病复感。如某经素有病邪，当他经受邪时即诱发该经症状。如素体少阴阳虚，一遇太阳外感风寒，即见脉沉而反发热的太少两感证。③失治误治。当病邪较盛时，失于治疗，常导致病邪迅速波及他经，而出现合病、并病；若治疗措施不当，损伤他经经气，邪气乘虚入于该经，发展为两经并病。

脏腑之间本身就相互关联，五脏相关、脏与腑在表里之间也保持着相通关系。脏腑以相对的表里关系进行交流，彼此相互影响。如肺与大肠相表里。如果肺系受外邪侵犯后，肺系病变累及大肠而导致相关的复合病。《素问·咳论》曰："肺咳不已，则大肠受之。大肠咳状，咳而遗矢。"《素问·至真要大论》曰："热气大来，火之胜也，金燥受邪，肺病生焉。"唐容川在《血证论》中指出："肺遗热于大肠则便结，肺津不润则便结，肺气不降则便结。"肺与大肠同病而出现复合病，如咳嗽、哮喘与便秘、泄泻共病，还可见泄泻、痢疾、脱肛、腹胀等肠系症状。《丹溪心法》云："肺脏虚寒则肛门脱出。"《症因脉治》曰："肺气不清，下遗大肠，则腹乃胀。"同样，大肠病因其传导和排泄功能的失常又可影响肺气的肃降，还极易传于肺而出现肺的病变或肠肺同病，多表现为肠病致喘、肠病致咳。《素问·至真要大论》曰："寒厥于肠，上冲胸中，甚则喘不能久立。"《黄帝内经素问集注》曰："大肠为肺之腑而主大便，邪痹于大肠，故上则为中气喘争。"《杏轩医案》记载："肺与大肠相表里，肠热上熏，肺燥则痒，痒则咳，此咳嗽之故，非关于风，而实由于燥也。"

由于肺与大肠之间病理相传，临床上肺系病证与肠系病证往往相互影响，如发热、咳、喘、咽痛、喉痹、鼻扇等肺系病证，常与便秘、不便、便不通、下利、便血、脓血便伴里急后重、脱肛等大肠系病证合病、并病、共病，从而出现复合病。以此类推，心与小肠相表里，脾与胃相表里，肾与膀胱相表里，肝与胆相表里。脏腑间又有相生相克、相乘相侮。脏腑经络相互关联。除了外邪侵袭伤及脏腑，由表及里，导致疾病多重化、复合化，内因致病，则更易导致疾病多重化、复合化。

（二）内因导致复合病

内因的产生常是在脏腑功能失调的基础上，出现人体气血津液代谢失常，导致体内的风、寒、湿、燥、火、痰、饮、浊、瘀、毒、郁、滞等内生邪气。内因致病，本虚而标实，更易直接损及人体脏腑气血经络，导致复合病产生。《灵枢·百病始生》有谓：外中于寒，若内伤于忧怒，则气上逆，气上逆则六输不通，温气不行，凝血蕴里而不散，津液涩渗，著而不去，而积皆成矣。即外感寒邪，内伤忧怒，气逆、血瘀、水湿等病邪复合为患导致积聚。

内因之风、寒、湿、燥、火、痰、饮、浊、瘀、毒、郁、滞等内生邪气常常相兼为患，邪气之间又可相互转化，错杂而成多重复合病因。如二重病因就有痰湿阻滞、痰气交阻、痰瘀互结、水湿停聚等；三重病因有痰湿瘀阻滞、痰热（火）气交阻、痰瘀浊互结、水湿瘀血停聚等；四重病因有痰湿瘀热阻滞、痰瘀热毒交结、痰瘀浊毒互结、水湿瘀热停聚等；甚至可出现五重复合病因同时致病。复合病因致病使得疾病更趋复杂化、多重化，表现出寒热虚实错杂。

素有内疾，复由外感引发表里同病。《素问·咳论》提出内外合邪的发病观。如《素问·评热病论》中"邪之所凑，其气必虚"，《灵枢·百病始生》中"风雨寒热，不得虚，邪不能独伤人"。丹波元简亦云：凡人禀气各有盛衰，宿病各有寒热，因伤寒引起宿疾，更不在感异气而变者。假令素有寒者，多变阳虚阴盛之疾，或变阴毒也；素有热者，多变阳盛阴虚之疾，或变阳毒也。外感诸邪之间及其与正虚之间内外合邪，常可出现相互转化、兼夹，进而形成复合病。

二、复合病的生理基础

（一）脏腑相关

1.五脏相关

心主血脉，主藏神，属君火，位上焦；肝藏血，主疏泄，属木，位下焦；脾主运化，为气血化生之源，主统血，为后天之本，属土，位中焦；肺主气，司呼吸，主治节，主宣发肃降，属金，位上焦；肾藏精，主骨，主生殖，司二阴，内寄元阴元阳，为先天之本，属水，位下焦。在生理情况下，先天父母之精阴阳和合，化生新生，先天之精藏于肾中而为元阴元阳，启动生命生长。但生命生长苗壮，则依赖于后天脾胃腐熟水谷，化生精微，滋养生命。心主血脉，保持全身经脉气血运行畅通，心神安定，而调控五脏六腑的功能正常。肝疏泄气机，主藏血，保证人体气机的调畅不紊，血有所藏，精血同源，精血互化。肺主气，司呼吸，主治节，肺气宣发肃降，心血运行有序；肺主出气，肾主纳气，机体呼吸深入。肝升于左，肺降于右；脾主升清，胃主降浊；心火下降，肾水上承，五行生克制化，承制有序，而生命正常无疾。倘若五脏任何一脏失于正常，则五脏之间相互影响，人体阴阳气血运行失常，疾病内生，如果疾病累及两脏以上则容易导致疾病的多重化、复杂化。病理上，常见心肾不交、心脾两虚、肝肾亏虚、肝脾不和、肺肾阴虚、脾肺气虚，甚则表现为多个脏腑及经络并损，多脏气血阴阳俱虚或气机失调，如肝脾、肝肾、肺脾或肝脾肾等功能俱损。人体是一个有机统一的整体，生命活动的细微单元之间存在密切联系与高度统一的关系，任何一脏有病，必然导致他脏亦病，这是形成复合病机的重要基础。五脏传变通常按照生克传变规律而致多脏复合为患，如《素问·玉机真脏论》云：“五脏相通，移皆有次，五脏有病，则各传其所胜。”临床多脏同病者如胃痛、泄泻、呕吐、呃逆等多为肝脾同病，积聚、臌胀多为肝脾肾同病，哮病、肺痨、消渴、水肿等多为肺脾肾同病，而肿瘤、代谢综合征、慢性肝肾疾病等多种急、疑、难、顽症往往涉及多个脏腑，五脏同病者也不少见。

2.六腑相通

胆者，藏精汁，主疏泄，促消化，内寄相火，胆火主降，属木。胃者，仓廪之官，主受纳腐熟水谷，主降，属土。小肠者，受盛之官，化物出焉，泌别清浊，主食物精微的吸收，主降，属君火。大肠者，传导之官，变化出焉，主津，属金。膀胱者，州都之官，津液藏焉，气化则能出矣。三焦者，决渎之官，水道出焉。仓廪之本，营之居也，名曰器，能化糟粕，转味而入出者也。《素问·经脉别论》曰："饮入于胃，游溢精气，上输于脾，脾气散精，上归于肺，通调水道，下输膀胱，水精四布，五经并行。"《难经·三十一难》曰："三焦者，水谷之道路，气之所终始也。上焦者，在心下，下膈，在胃上口，主内而不出……中焦者，在胃中脘，不上不下，主腐熟水谷……下焦者，当膀胱上口，主分别清浊，主出而不内。"上焦主纳，中焦主腐熟，下焦主分别清浊、主出。三焦运行水谷水液，概括了其对饮食物的消化、吸收及排泄的功能。倘若六腑任何一腑功能异常，则六腑之间相互影响，人体水谷精微的运化、吸收、排泄必将失于调控，导致多脏腑疾病的产生。

五脏六腑功能主治有别。脏与腑之间，一方面通过经络联系，表里相合；另一方面又依靠经络的生理活动，气化相通。表里相合与气化相通这两种关系是相辅相成的，把脏与腑在生理和病理上的关系联系得更为紧密。五脏六腑功能失调，病因而生，但五脏六腑患病，往往并非单一脏腑的病变，而是相互影响，相互传变，导致多脏多腑的多重复合病。

（二）经络相通

脏腑表里相合、经气交通循行。表里相合的脏腑，经脉络属，经气相通，血脉相连。非表里的脏腑同样通过经络相互贯通，经气相通，病理上亦相互影响，容易出现脏腑共病。

心肾经脉相通，病则病气相连。肾经经脉病候，除本经症状外，通常有与心经有关的症状同时出现。《灵枢·经脉》载："肾足少阴之脉……其支者，从肺出，络心，注胸中。"《灵枢·经脉》载："心如悬，若饥状，气不足则善恐，心惕惕如人将捕之，是为骨厥。"心烦、心痛等症状，常见于心肾不交证。

心脾经脉相通，病则气血俱亏。《灵枢·经脉》载："脾足太阴之脉……其支者，复从胃，别上膈，注心中。"脾经与心经相互交通，所以脾经经脉病候除本经症状外尚有与心经有关的症状，如心烦、心下急痛等症，常见于心脾两虚证。

　　肝肾经脉相通，肝肾精血同源，病则精血俱亏。《灵枢·经脉》载："肾足少阴之脉……其直者，从肾上贯肝。"肾经经脉病候除本经症状外，通常有与肝经有关的症状，如目䀮䀮如无所见，口热舌干，咽肿，嗌干及痛，常见于肝肾精血亏虚证。

　　肝胃经脉相通，病则气机失调，肝气犯胃。《灵枢·经脉》载："肝足厥阴之脉……抵小腹……挟胃。"脾与胃经有表里络属关系，胃病及脾产生运化失常的症状。肝经经脉病候除本经症状外，尚有与脾经有关的症状，如呕逆、飧泄等症。《灵枢·邪气脏腑病形》载有"肝脉……缓甚为善呕"。《素问·刺热》载有"肝热病者……腹痛"。常见于肝气犯胃、肝胃虚寒等证。

　　肺肾经脉相通，病则肾不纳气，咳喘而作。《灵枢·经脉》载："肾足少阴之脉……其直者……入肺中。"肾经经脉病候除本经经脉症状外，尚有与肺经有关的症状，如咳唾则有血、喝喝而喘等。《素问·咳论》有"肾咳之状，咳则腰背相引而痛，甚则咳涎"的记载。常见于肺肾两虚、肾不纳气等证。

　　脾肺经脉相通，病则气血失调。《灵枢·经脉》载："足太阴之脉……上膈，挟咽……其支者，复从胃，别上膈。"上膈，夹咽，从胃别上膈必定要与肺或肺系发生联系，此外，肺手太阴之脉起于中焦，下络大肠，还循胃口，与脾也不无关系。《素问·咳论》载："脾咳之状，咳则右胁下痛，阴阴引肩背，甚则不可以动，动则咳剧。"常见于脾肺两虚证。

（三）气机升降运动

　　人体的新陈代谢是通过脏腑气化来实现的，升降出入运动是气化的具体表现形式，升降运动的原动力在命门，枢纽是脾胃；肝升于左，肺降于右；心火下降，肾水上承；三焦为气机升降之通道，脏腑精气由此升降出入，完成循环往复，协调有序，循环无端的圆运动。气机升降失常则百病丛生。《素问·六微旨大论》云："出入废则神机化灭，升降息则气立孤危。故非出入则无以生长壮老已，非升降则无以生长化收藏。"某一脏腑气机运行一旦受阻，必将影响多脏腑的气机失常，酿成复合病。

三、复合病的病机阐释

　　复合病往往病程缠绵，日久必耗伤正气，邪气入络入血，影响脏腑气血运行及津液输布，痰浊、瘀血等邪气阻碍气机，日久则寒热虚实兼夹错杂。

因此其常有以下特点：①慢性、易复发性，病势缠绵，病程长久，经治疗后，病情尚可取得短暂好转，停药后不久容易反复发作，难以除根；②复杂性、多重性，病因、病机、病性、病程均复杂，变化多端，伴有多重复合病机，多个脏腑受累，并且不同疾病相互影响。

当人体受到内外邪气攻击时，人体正气必将与之抗争，正邪交争是疾病过程中最重要的病理表现。正盛则邪退，正邪双方势均力敌则病情停滞，正虚邪盛则疾病进展。尤其是当正虚邪盛、正虚邪恋时，正邪交争导致脏腑、气血、阴阳之间相互影响、彼此传变，从而引起病机多重化、复杂化，进而形成复合病机。把握复合病病机多重化、复杂化的特点，有助于我们充分认识和把握疾病动态演变规律，预测疾病传变规律，从而提高中医诊治疾病尤其是复合病的能力，对指导临床辨证和组方具有重要临床意义。

四、复合病的施治思路

中医治疗疾病的总法则就是扶正祛邪。如何扶正、何时扶正？如何祛邪、何时祛邪？何时扶正为主、祛邪为次？何时祛邪为主、扶正为次？必须结合疾病病机所处的正邪交争的部位、主次、层次，施以与病机相应的汗、吐、下、和、温、清、消、补诸法，或相兼而用，攻补兼施，扶正祛邪，恢复人体的经络通畅，气机条达，阴阳气血平衡。如《素问·至真要大论》载："帝曰：善。病之中外何如？岐伯曰：从内之外者，调其内；从外之内者，治其外；从内之外而盛于外者，先调其内而后治其外；从外之内而盛于内者，先治其外而后调其内；内外不相及，则治主病。"一般来说，表里同病，里证不急或病机在表，先治其表；表里同病，里证重急，治里为先；表里同病，病势较缓，表里同治。

胡珂教授曾治一癃闭患者，男，76岁，1992年4月27日初诊。主诉：小便不通2天。患者2天前在自家小商店卖货时无诱因出现小便点滴不通，小腹拘急，连及肛门坠胀，前医导尿2次失败，用行气利水、滋肾通关剂1剂，小便未通。患者小腹急胀难忍，前医只能用注射器自膀胱抽尿以缓其急。B超诊断为前列腺肥大并急性尿潴留。刻诊症见面色红赤，形体丰腴，语声洪亮，无腰痛膝软，纳食、大便正常，舌红，苔黄腻，脉弦滑，双尺脉不沉弱。患者有咳嗽病史1年，近半年来稍喘，痰白黏稠，不易咳出。中医诊断：癃闭（痰热壅肺，水道不利）。治法：清热化痰，宣降肺气，通利水道。处方：

葶苈子10g，前胡10g，桔梗10g，黄芩10g，浙贝母10g，车前子10g，茯苓15g，滑石20g（布包），木通10g。2剂。

二诊：1992年4月29日。服2剂后小便自行排出，小腹急胀若失，舌红，苔黄腻，脉弦滑。处方：守上方，2剂。

三诊：1992年5月1日。2剂后排尿通畅如初，唯咳嗽未瘥。继用清热化痰止咳之剂治疗。

胡珂教授在此案的辨证治疗中，处处体现脏腑复合病的施治观。观其证，属肺、膀胱、三焦复合为患，肺主宣发肃降，位于上焦，中焦脾胃运化水谷精微，需要通过肺气的宣发肃降，布散精微于体表及体内各处，以熏肤泽毛、充腠理、温分肉、濡关节、养脏腑。相对浊者，则通过肺气通调水道，下输膀胱。而三焦者，乃水谷之道路，气之所终也。上焦主纳，中焦腐熟水谷，下焦分别清浊、主出。若因上焦肺气不宣，不能通调水道，可阻碍水津下流，影响下焦分清别浊、主出之功能，导致小便不利。此时治疗可用提壶揭盖法，通调肺气，上窍通畅，小溲自利。此案中患者溲闭为标，肺热为本。但急则治其标，此时先治癃闭为要。患者咳嗽在先，溲闭在后，咳嗽已达1年之久，面色红赤，形体丰腴，语声洪亮，无腰痛膝软，纳食、大便正常，舌红，苔黄腻，脉弦滑，双尺脉不沉弱。观其舌脉症，一派痰热壅肺之象，此时肺气不利，影响下焦水道之通调，致使小便不利。此案中患者虽不知何因致使溲闭，但通过以症测证，可以推断出患者之前可能感受邪气，体内痰热之邪伏于太阴，邪气未透，肺气不利，肃降无权，气不化水，致水道不通。中医有病在下而取其上的治法，选用提壶揭盖法。方中葶苈子泻肺下气，前胡降气化痰，桔梗宣肺，宣降结合，以恢复肺宣发肃降之功，黄芩清热，浙贝母清化肺中痰热，加入利尿通淋之品，可使肺升降而清肃之令得行，三焦水道一通，则小便自利而下。

复合病当依据标本缓急、邪正双方力量对比、正虚所在的阴阳气血虚实、邪气的性质及其所侵袭的经络脏腑深浅等因素，进行分步先后治疗，或者分先后用多种方法治疗，必须强调辨证的层次性原则。同时要依据复合病的病机本质而把握辨证施治的灵活性和动态性。在辨证治疗过程中根据不同人体的差异性、邪正的盛衰、病情发展的不同阶段而给予不同的治疗，或先或后，或缓或急，突出个体性。

第二章 临床经验

第一节 消化系统疾病

一、胃食管反流病

胃食管反流病（GRED）是指胃内容物反流入食管，引起不适症状和（或）并发症的一种疾病。临床典型症状为烧心（胸骨后或剑突下）和反流，非典型症状为胸痛、吞咽困难、胸骨后异物感，以及食管外症状，如咳嗽、哮喘、咽喉炎等。目前临床上治疗本病以抑酸药为主，虽可一时控制，然其复发率高，常常迁延难愈。就其临床表现来看，GRED属于中医学吞酸、梅核气、噎膈等范畴，其病位在胃与食管。笔者跟随胡珂教授临证学习期间，观察到肝胆脾胃同病是GRED的主要病机之一。

（一）土木之间生理上相互为用，病理上相互为病

生理上，肝之余气，泄于胆，聚而成精，胆汁感肝木之气化而成，人食后小肠饱满，肠头上逼胆囊，使其汁流入小肠之中，以消化食物，而利传渣滓。肝胆与脾胃共同运化腐熟水谷。木生于水，长于土，土气冲和，则肝随脾升，胆随胃降，胆汁在肝的疏泄帮助下随胃气下降而入小肠。病理上，邪在胆，逆在胃，胃移热于胆，胆胃相互影响。

（二）胃食管反流病以肝胃郁热、脾胃湿热为主

中医治疗GRED多从肝胃郁热、胃热气逆、痰热内蕴等方面辨证施治，胡珂教授结合南昌地处湿热地带，大有叶天士当年"吾吴湿邪害人最广"之感慨，加上现在社会竞争激烈，人们殚精竭虑，往往易肝胆气郁化热；生活水平提高往往过食肥甘厚味，又喜静少动，困顿脾胃，脾失健运，化生痰湿，阻滞气机升降，也可使痰湿化热，因而提出痰湿热型在临床中非常多见，甚至比肝胃郁热型更多。

GRED绝大多数为胃酸反流。酸为肝之味，肝木曲直作酸。脾胃气机的升降失常也与酸的产生密切相关。若肝气横逆克犯脾胃，引起脾胃气机升降失常，脾气不升，水谷不化，日久脾失所养而阳虚生寒；胃气不降，腑气壅滞，胃为多气多血之腑，阳明为多气多血之经，气有余便是火，胃气壅滞易生内热，"诸呕吐酸，暴注下迫，皆属于热"，因而出现反酸、呕恶、嗳气。由此而形成脾胃同病，寒热错杂，胃热脾寒，虚实并见，升降紊乱。临床多见两大症候群夹杂。①胃实热，气不降：反酸，嘈杂，嗳气，呕恶，呃逆，口苦，口臭，口疮，胃脘胀满疼痛，痞硬不适。②脾虚寒，气不升：倦怠乏力，腹痛肠鸣，大便稀溏，不耐寒凉，四肢不温等。两类病机相互影响，脾气不升影响胃气通降；反之，胃气不降，清阳难升，从而出现脾胃气机升降失司，正如《素问·阴阳应象大论》所云："清气在下，则生飧泄，浊气在上，则生䐜胀，此阴阳反作，病之逆从也。"

（三）化裁小柴胡汤为柴胡四逆散及柴胡温胆汤

胡珂教授认为，GRED在临床中主要有两大病机：一为肝胆气郁，兼脾胃郁热；一为脾胃痰湿热，胃热移胆。前者以柴胡四逆散加减治疗，后者以柴胡温胆汤加减治疗。两方互为姊妹方。

柴胡四逆散即小柴胡汤合四逆散（柴胡、黄芩、法半夏、党参、白芍、枳壳、炙甘草、生姜、大枣），柴胡温胆汤即小柴胡汤合温胆汤（柴胡、黄芩、法半夏、党参、竹茹、枳实、陈皮、茯苓、炙甘草、生姜、大枣）。两方都用了小柴胡汤，小柴胡汤广泛运用于肝胆脾胃病中，在内科病中为首。小柴胡汤立方依据为血弱气尽，腠理开，邪入素体脾气不足之人。与现代人喜静少动、作息无常、嗜食生冷而致脾气不足息息相关。临床上还有一类患者久病不愈而致气郁，进而木郁犯脾而致脾胃虚弱，肝胆脾胃同病。少阳主诸气之枢机，行一身之水火，以手经司令，三焦为水道之腑，病气滞郁热之中，多夹水饮湿痰。以气滞郁热为主，则合用四逆散，少阳与厥阴互为表里，肝为将军之官，其性刚暴，病气滞郁热之中，多夹血少阴短之机，配枳实以升中有降，配白芍以散中有收，气滞郁热以透散为主，佐以清泄，即火郁发之，邪热乃因相火被郁，无以外出而蓄生，故必随宣透外泄而自平。小柴胡汤与四逆散合用即为柴胡四逆散，可疏利肝胆，清解郁热。以水饮痰湿为主，则合用温胆汤，现代生活节奏加快，情志忧郁，烦劳太过，嗜食肥甘，加上南昌湿热气候，内外相引，日久聚湿生痰，郁而化热，脾胃痰湿热壅滞，移热于胆，胃气逆，胆液泄，痰湿热阻滞三焦气机。叶天士云：温胆汤重在分消走泄，透邪外出。小柴胡汤与温胆汤合用即柴胡温胆汤，可化痰清湿热，健脾和胃。临床上若以脾胃痰湿热为主，而气郁化热明显者往往可三方合用，即柴胡四逆温胆汤（柴胡、黄芩、法半夏、党参、竹茹、枳实、白芍、陈皮、茯苓、炙甘草、生姜、大枣）。

柴胡四逆散及柴胡温胆汤的方证鉴别：①症状方面：两方证都可见到烧心、反酸、嗳气、胃脘不适、不欲饮食、疲劳感、忧郁等症。②形体方面：柴胡四逆散证患者可偏瘦，所谓瘦人多火，易气郁化火；柴胡温胆汤证患者偏胖，所谓肥人多痰，易痰湿闭阻气机。③舌象方面：柴胡四逆散证以舌边尖红，或偏红，苔薄白，或薄黄为主；柴胡温胆汤证以舌红，苔黄腻或黄厚腻为主。④脉象方面：柴胡四逆散证以脉细弦为主；柴胡温胆汤证以脉弦滑为主。由此可知，舌苔在选择这两个方子时起着重要的作用。再结合上文所述两大病机在症状上可加以鉴别，从而大大提高临床辨证论治效率。

（四）以小柴胡汤合半夏泻心汤肝胆脾胃同调，以平为期

胡珂教授针对GRED出现的肝胃不和、肝脾不调、脾寒胃热、脾虚胃实的病机，常用小柴胡汤合半夏泻心汤，疏达气机，调理升降，调和肝胆、脾胃、寒热、虚实。其中，干姜、人参、大枣、炙甘草温脾升阳；半夏辛开气机，和胃止呕；黄连、黄芩清肝胆胃热，苦降胃气；柴胡疏肝理气，畅达气机。脾虚甚，重用党参，再加炒白术、茯苓；胃热重，增黄连、黄芩用量；反酸明显者合左金丸，或加用乌贝散；胸脘部烧灼感明显者加焦栀子、豆豉、连翘；气机郁滞，肝胃不和明显者，合用四逆散，加青皮、香附。

临床上GRED常因胃酸反流而伴发胸咽部症状，如咽中异物感、痰阻感、灼热感，胸闷、胸痛、胸中灼热、咳嗽，为上焦郁闭，肺胃气逆，胡珂教授常合用《温病条辨》上焦宣痹汤以疏气利咽、和降肺胃。

（五）医案举隅

【案例一】

衣某，女，58岁。2015年1月29日初诊。患者形体肥胖，胃痛稍胀，曾服相关西药两月余稍缓解，始终不适，情绪不舒，反酸、烧心、嗳气，饮食一般，少寐，大便常溏，舌边尖红，苔黄白腻，脉弦滑。辨证为脾胃痰湿热，

肝胆气郁，胃热移胆。治法：清化脾胃痰湿热，疏肝解郁散热，健脾和胃。

处方：柴胡四逆温胆汤加减。柴胡12g，黄芩10g，白芍20g，炒枳壳12g，太子参15g，法半夏10g，陈皮6g，竹茹10g，瓜蒌皮20g，黄连3g，炙甘草6g，赤石脂30g（先煎）。7剂，水煎服，日1剂，早晚分服。

2015年2月5日复诊：症状明显缓解，较之前服的西药明显有作用，以求巩固，后继以上方加减调之而恢复良好。

按：此胃痛患者形体肥胖，乃痰湿壅盛之体质，加之情绪不舒，肝郁气滞，郁久化热而犯胃，故以清热化痰，疏肝解郁，健脾和胃，施之柴胡四逆温胆汤。从而调畅中焦气机，和解少阳枢机，恢复人体气机调畅，人即安和。

【案例二】

严某，女，56岁。2017年8月5日初诊。胃脘胀满伴灼热感间发10余年，再发加重3月余。患者10余年间反复出现胃胀伴灼热感，食后出现，无嗳气，胃脘部偶有隐痛，食欲尚可。口苦口干不欲饮，偶有反酸。稍有痒咳，痰少。大便偏软，黏腻不爽，日行1次。舌质淡红胖，苔白腻夹黄，脉弦滑细。辅助检查：2017年4月8日查胃镜示非萎缩性胃炎。2017年8月4日查肠镜示无明显异常。

处方：柴胡四逆散合上焦宣痹汤加减。柴胡15g，黄芩10g，法半夏10g，党参10g，白芍15g，枳壳15g，郁金10g，枇杷叶10g，射干10g，苦杏仁10g，白前10g，连翘10g，栀子10g，僵蚕10g，防风6g。10剂。

8月15日复诊：服上方后胃胀及灼热感减，咳嗽减。刻下：时有胃脘灼热感，口干，咽痒，时咳黄白痰，晨起欲呕，大便较前减轻，日行1次，时觉目胀、干涩，天气变化时觉左胸隐痛，温则痛减，无心慌、胸闷，夜寐时易醒，难入睡。舌质淡红，苔薄黄，脉弦滑。

处方：上方改法半夏15g，焦栀子6g，加竹茹10g。10剂。

按：此胃痞患者病位在中焦脾胃，与少阳、三焦，尤其是与上焦关系密切。脾胃为中焦气机之枢纽，肝升于左，肺降于右。因气机不畅，热郁中焦；上焦郁滞则肺失宣降，肝气上升，肺气不降，气者阳也，肝者开窍于目，又阳气聚于上，难以潜于阴，故有目胀干涩，难以入睡。所以应调和肝气，宣降肺气，和胃降逆，清热化痰，从而调畅三焦气机，和解肝脾，左升右降，人即安和。

二、慢性胃炎

慢性胃炎系指不同病因引起的胃黏膜慢性炎症或萎缩性病变，居各类胃病首位。临床表现缺乏特异性，约半数有上腹部不适、饱胀、隐痛、烧灼痛、疼痛无明显节律性，亦常见食欲不振、嗳气、反酸、恶心等消化不良症状，部分患者无临床症状。本病可归属中医学胃脘痛、胃痞等范畴。

（一）慢性胃炎的病机阐析

1.慢性胃炎病机根本责之脾胃气虚

脾胃为水谷之海、气血生化之源，脾胃虚弱是诸疾病发病之基础，更是胃脘痛的重要病因。沈金鳌《杂病源流犀烛》曰："胃痛，邪干胃脘病也，胃禀冲和之气，多气多血，壮者邪不能干，虚则著而为病。"朱丹溪亦强调中气不足是引发胃脘痛的常见因素。脾胃气虚，胃体失于温养、纳化不及，机体后天之精血供源不足，胃体自身也受损。一方面可出现不荣则痛。正气存内，邪不可干；邪之所凑，其气必虚。正气不足，无力抗邪，外邪来犯或气虚气滞，气血津（精）液循道布达不畅以致浊邪内生，阻滞脉络。另一方面可出现不通则痛，且兼他证继生。上言充分阐明了脾胃虚弱是病邪犯胃而致胃脘痛的发病基础。尤其是高龄患者，则更易出现两虚相得，乃客其形的病理状态，成为老年慢性胃炎的发病之本。这应与患者年老体衰、气血阴阳渐亏有关，且日久多种病因积累互相作用，缠杂损伤胃体，导致脾胃气虚，合邪中伤发病。

李东垣《脾胃论》言："夫饮食不节则胃病……胃既病，则脾无所享受……故亦从而病焉。形体劳役则脾病……脾既病，则胃不能独行其津液，故亦从而病焉。故起病之初，或因胃病及脾，或由脾病及胃，终致脾胃气虚。气本属阳，有温煦之功。脾胃之本气虚，实则累伤胃阳。"胃有受纳、腐熟水谷之功，全赖胃中之阳气蒸化。《杂病广要》载："阳气即胃中所禀之性，犹夫火之云热也。"清初程应旄也指出，中焦阳气如灶中之火。食物虽在胃肠中消化，但需靠脾气的推动、激发作用，经灶中之火蒸蕴才能被消化。脾气的推动、激发作用及其主升的特性亦主要依赖脾之阳气。在慢性胃炎患者中，常见诸如痞满、纳呆、饱胀等消化不良的症状，实为脾胃纳运功能明显下降，以推动、温煦功能减退为主，提示脾胃气虚累阳。

2.气血津液调运不畅，因虚致实，因实更虚

慢性胃炎初起发病多由外邪犯胃，饮食伤胃，情志不畅引起。脾胃既虚，风寒湿热外邪感犯，饮食积滞或七情内郁复伤其中，气滞、寒凝、湿阻、食积、热郁、血瘀等各病理因素阻滞为害，留中碍胃，影响脾胃生理之转运，既使气化、温煦功能不及，又使气血津液之布散道路不畅，终致本虚标实，循环相顾为害。

胃在生理上以和降为顺，病理上因滞而病。因此，各病理因素中又以气滞为先。气是维护机体生命活动所必需的精微物质，亦是推动人体脏腑组织功能活动的动力。它既是物质的代称，也是功能的表现。气在人体有推陈致新，温煦脏腑，防御外邪，固摄精血，转化营养等重要职能。人之有生，全赖此气。气能周流不息，如环无端，人体则健康无病。《素问·举痛论》云："百病生于气。"气机失调则百病生。气机受阻会导致其他病理产物的堆积，反之病理产物诸如食积、痰湿、瘀血等阻滞也可引起气机不畅，胃失和降而现慢性胃炎诸症。

（二）慢性胃炎的辨治思路

1.扶正补虚、调畅气机为总则

《类经·摄生类》言："善养生者，必宝其精，精盈气盛，气盛则神全，神全则身健，身健则病少。"明代陈继儒《养生肤语》指出："精能生气，气能生神，则精气又生神之本也，保精以储气，储气以养神，此长生之要耳。"精、气、神共为人身三宝，精气充足，则神全体健。脾胃为后天之本，其本气虚气滞，化源不足，则精不旺、神不全，人何安泰？

胃气可涵盖精气神，为生之所仰，故人以胃气为本。胃气一方面指脾胃共同的生理功能运作，如《医述》言："胃无消磨健运则不化，故言胃气，内已概括及脾气矣。"另一方面广及人体精气，如《灵枢·营卫生会》言："人受气于谷，谷入于胃，以传与肺，五脏六腑，皆以受气。"《类经·脉色类》言："胃气强则五脏俱胜，胃气弱则五脏俱衰。"胃气反映机体正气盛衰，可测疾病进退。《医宗必读》说："有胃气则生，无胃气则死。故凡欲察病者，必须先察胃气；凡治病者，必须常顾胃气。胃气无损，诸可无虑。"

因此，慢性胃炎治疗更当以补虚调气为要，正气得扶，气行得畅，诸邪自散，精血化生充足，神采焕发。具体而言，应以保胃气、顾阳气为法度，

调畅气机贯穿始终。保胃气是要义,顾阳气是根基,调气机是总要。胡珂教授频以党参、茯苓、白术、半夏、生姜、甘草、大枣等相伍健脾卫中焦、保胃助中气。若神疲乏力,面色萎黄,食欲不振或食后胀甚,排便无力,用陈皮、木香、砂仁辅之,取香砂六君子汤之意,益气健脾,和胃除痞。脾胃阳气根于真阳,立于中焦,真阳为薪,中阳为火,以薪燃火,薪火相旺,蒸津化气,纳熟五谷,传化精气。脾胃阳虚则见胃脘隐痛喜温喜按,泛吐清水,纳呆食少,大便稀溏甚则完谷不化,面色无华,四末不温,舌淡胖有齿痕;胃镜常见胃蠕动缓慢,黏膜变薄,炎症减轻或呈苍白,黏液稀薄而多。可用黄芪建中汤去白芍加干姜、半夏或理中汤温中散寒、和胃止痛;若形寒肢冷、腰膝酸软,脉沉迟无力,可加用附子温肾暖脾。

2.分标祛邪,调畅气血阴阳

慢性胃炎病位在胃,与脾肝关系尤为密切。临证以肝胃不和或肝郁脾虚证最常见,表明情志失调、气机郁滞为本病的重要因素。可能与当今社会生活节奏加快,竞争激烈,以及社会和生活压力过大、情志过极有关,故易致精神紧张,情绪易激,肝气郁滞,横逆犯胃,胃病乃生。如《沈氏尊生书·胃痛》所言:"胃痛,邪干胃脘病也……唯肝气相乘为尤甚,以木性暴,且正克也。"《医学原理·心痛门》也指出:"有因心事郁结,致血不生而痛……有因七情内郁,以致清阳不升,浊阴不降,清浊混淆而痛者。"肝胃气机阻滞,发为胃痞、胃痛,胀痛连胁,嗳气频作,嘈杂反酸,胸闷不舒善太息,情绪不遂复发或加重,不思饮食,脉弦。胃镜提示蠕动活跃或减慢;胃黏膜红斑,呈点片状或条状;胆汁反流。施以柴胡疏肝散加佛手、紫苏梗疏肝和胃,理气止痛,气机通达则百病消。疼痛较甚加川楝子、延胡索以加强理气止痛;嗳气频繁,加旋覆花、瓜蒌、柿蒂以宽胸顺气降逆;胀甚者加广木香、厚朴、砂仁;胃中冷痛加高良姜、荜茇。肝胃郁热,胃脘饥嘈不适或灼痛,痛势急迫,心烦易怒,嘈杂反酸,口干口苦,便秘,舌质红苔黄,脉弦数;胃镜见蠕动活跃;胃黏膜充血水肿,可见糜烂或散在出血点;胆汁反流。以化肝煎合左金丸加减或丹栀逍遥散加黄连、吴茱萸疏肝泄热和胃。嘈杂反酸明显者,加海螵蛸、煅瓦楞子、浙贝母;烦躁易怒甚者,加郁金、龙胆草。

胃为阳土,寒、湿、热诸邪犯扰,内克于胃,均可致胃气郁滞,进而发生胃痞,气机受阻,不通则痛,又发胃痛。脾喜燥恶湿,脾气健旺则水精四布，脾运失司则水停痰滞，困遏脾气，气机受阻而胃脘痛。《景岳全书》言："因寒者常居八九，因热者唯一二……盖寒则凝滞，凝滞则气逆，气逆则痛胀由生。"《素问·举痛论》中亦云："寒气客于肠胃之间，膜原之下，血不得散，小络急引故痛。"寒邪致痛之最，常胃脘挛急，冷痛难耐，多以丁香、吴茱萸、豆蔻、乌药、高良姜温胃散寒，行气止痛。寒痰积于胸脾之间，肠鸣辘辘，腹中水流有声，纳呆泛恶，为痰饮停聚，与外邪相搏，气机不畅则胃脘痞痛。病痰饮者，当以温药和之。临证中常用苓桂术甘汤加生姜、半夏温化痰饮，健脾利湿。若胃脘胀痛灼热，口黏且苦而臭，大便黏滞不爽，身重困倦，舌红苔黄腻；胃镜见黏膜充血、水肿和糜烂明显，黏液黏稠混浊。此属脾胃湿热，当以黄连、厚朴、石菖蒲、法半夏、芦根、茵陈、生薏苡仁清热除湿，理气和中。湿偏重者，加藿香、苍术燥湿醒脾；热更盛者，加蒲公英清胃泄热；伴恶心呕吐者，加竹茹、橘皮以清胃降逆；气滞腹胀者，以枳实理气消胀；大便滞结不通，加大腹皮、槟榔理气除湿导滞。寒热错杂者，可见脘痞，饥不欲食，脘腹畏冷或嘈杂，口干或苦，大便干或溏滞不爽诸症，苔黄或黄白相间，可以半夏泻心汤苦辛通降，寒热平调。上用苦寒攻伐者，药量宜轻，宁可再剂，不可重剂，用之欲速则不达，反伤中气，当中病即止。否则，会导致正虚邪陷，一症未愈，他症又起。

阳明胃腑多气多血。胃痛初起，病多在气分，日久深入血分，血行受阻，胃络瘀滞，不通则痛。朱丹溪论述的胃痛八因中瘀血即是其中一种，王清任《医林改错》和唐容川《血证论》也指出瘀血停滞中焦，气机郁阻引发胃脘胀满刺痛。瘀血既为慢性胃炎的病理结果，也是其致病因素，尤其是导致萎缩性胃炎的重要病理基础，更是引发胃炎进展甚至恶变的关键。临证常见胃脘痞满或痛有定处，拒按，日久不愈，黑便，面色暗滞，舌质暗红或紫暗，有瘀点、瘀斑，脉弦涩。胃镜所示以胃黏膜呈颗粒状或结节，其下血管透见或有陈旧性出血多见。胡珂教授常以丹参饮合失笑散加三七、延胡索、郁金、枳壳治之，以收理气活血、化瘀止痛之效。胃痛明显者，加延胡索；大便色黑者，加白及、血余炭。

虽曰分标祛邪，但治疗不离总宗，仍应时时顾护胃气。《中国医学大辞典》明言：胃气，无论治何疾病，皆宜首先保护，而虚证尤甚，故益阴而远苦寒，益阳宜防泄气，祛风勿过燥散，消暑勿轻通下，泻利勿加消导，其他内外诸病应投药物之中，凡与胃气相违者，概宜慎用。脾胃本虚，若妄投克伐之剂，必致正虚邪恋，此张景岳所言胃气虚者攻之不去，盖以本虚，攻之则胃气益弱，反不能行其药力之理，故祛邪之力非正气有复不可达。

脾胃乃气血津液生化之源，脾主为胃行其津液，化生的气血津液不仅供养周身脏腑、四肢百骸，也直接营养胃腑本身。诸邪阻胃，可妨碍脾胃气机之升降；另外因脾胃纳运功能受损，脏虚腑弱，可致气血化生乏源，胃络失养。因此部分慢性胃炎患者，胃镜可见胃黏膜变薄、腺体萎缩、黏液量少而稠。此为胃中化生津液减少，滋润作用减弱，局部黏膜津液亏虚，胃腑失于濡养之故。临床症状以胃脘痞闷，饥不欲食或嘈杂，形瘦食少，大便干结，口干舌燥，舌红少津，苔少或剥或有裂纹，脉细为特征。此类患者当以存津液为宗旨，可以沙参、麦冬、生地黄、枸杞子、当归、白芍、甘草养阴和胃，并添轻灵和缓之香橼皮、佛手、鸡内金理气止痛而不伤津，并助行阴药以免滞中。纳呆者，可加谷芽、麦芽、乌梅、山楂；大便干结者，加枳实、生白术、火麻仁、全瓜蒌；口干甚、舌红赤者，加天花粉、石斛；嘈杂似饥，饥不欲食者，加左金丸。津液得充，又补而不滞，胃气得顾，阴阳自和者，必自愈。师常敦嘱，益阴远苦寒，忌用大剂清热滋阴，或单用、过用滋腻之品，以免壅滞气机，伤伐阳气。

（三）结语

慢性胃炎主要与先天禀赋不足、情志失和、饮食不节、外邪（包括幽门螺杆菌感染及药物损伤）等多种因素有关，以上因素损伤脾胃，致脾之运化失司，胃之升降失常，中焦枢机不利，而发生气滞、食停、湿阻、寒凝、火郁、血瘀等，在不同阶段又各有侧重，从而表现出胃痛、胀满等症状。本病可分为本虚和标实两个方面。本虚有脾气（阳）虚和胃阴虚，标实为气滞、郁火、痰饮、湿热和血瘀，临证以本虚标实、虚实夹杂之复合证多见。脾虚、气滞是疾病的基本病机，血瘀是久病的重要病机，在黏膜萎缩发生发展乃至恶变的过程中起重要作用。

当今社会发展迅速，生活节奏加快，竞争激烈，且人们生活习惯、饮食结构改变，慢性胃炎发病率日益升高。嗜食辛辣炙煿或寒凉甘腻，情志过极，已成为慢性胃炎的主要病因。胃者，五脏六腑之大源也。《灵枢·小针解》曰："寒温不适，饮食不节，而病生于肠胃。"龚廷贤《寿世保元·心胃痛》亦言："胃脘痛者，多是纵恣口腹，喜好辛酸，恣饮热酒煎煿，复食寒凉生冷，朝伤暮损，日积月深，痰火煎熬……故胃脘疼痛。"若饮食自倍，寒温不适，味有偏嗜，食无定律，伤其胃口，受纳腐熟功能失司，胃失和降，令中焦气机壅滞凝结则病。《素问·六元正纪大论》谓："木郁之发……民病胃脘，当心而痛。"气为之一病，内生诸邪纷杂而至，此时之胃腑，已然非推陈致新之器，而为藏污纳垢之所。

故未病之时，应紧扣未病养生、防病于先、欲病救萌、防微杜渐的思想，常人平素应重点调摄饮食、情志。若已发病，则已病早治、防其传变，把握病机症结所在，尤其是本虚与标实的主次判别。以脾胃气虚为根本，审证求因，灵活应变。同时可结合现代先进检查，如呼气试验、胃镜、组织病理等辅助辨证治疗，中药汤剂必要之时适当许以护膜，抗菌消炎，调节胃酸胆汁、胃肠动力等以收佳效。慢性胃炎极易反复，疗之得效者，当继续瘥后调摄、防其复发，使之在祛邪除病的基础上，改善患者体质，调整脾胃内微环境，以增强机体抵御疾病发生、发展的能力。

三、功能性消化不良

功能性消化不良指具有胃和十二指肠功能紊乱引起的症状，经检查排除引起这些症状的器质性疾病的一组临床综合征。主症包括上腹痛、上腹灼热感、餐后饱胀和早饱之一种或多种，可同时存在上腹胀、嗳气、食欲不振、恶心、呕吐等。其中以餐后饱胀不适、早饱为主症者，属于中医学痞满、积滞范畴；以上腹痛、烧灼感为主症者，属于胃痛范畴。

（一）功能性消化不良病机阐析

1.功能性消化不良总病机责之气机失调

《景岳全书》曰："痞者，痞塞不开之谓……凡有邪有滞而痞者，实痞也；无物无滞而痞者，虚痞也。有胀有痛而满者，实满也；无胀无痛而满者，虚满也。"无论虚者实者，或缘于诸因损伤脾胃，脾气虚弱，运化无力，或因气滞、食积、水湿、湿热、痰瘀等病理产物阻于中焦，皆致中气阻滞，升降失常，导致胃肠运动功能紊乱，出现脘腹痞满、疼痛、嘈杂、嗳气等一系列症状。《三因极一病证方论》有云："若十二经络外感六淫则其气闭塞，郁于中焦，气与邪争，发为疼痛，属外所因；若五脏内动，汩以七情，则其气痞结，聚于中脘，气与血搏，发为疼痛，属内所因；饮食劳逸，触忤非类，使脏气不平，痞隔于中，食饮遁疰，变乱肠胃，发为疼痛，属不内外因！"可见古代医家早已认识到胃脘痛、痞证的主要病机与中焦气机壅滞、胃失和降有关。素体脾虚是发病的基础，胃气不降是引发症状的原因。胡珂教授认为，功能性消化不良虽病位在胃，病机中心乃气机斡旋失司，但不独涉脾胃二者，更与心、肝、肺、肾相关，识病辨证均需从全局着手。

2.脾虚气滞，浊邪闭塞是关键

《素问·阴阳应象大论》云："浊气在上，则生䐜胀。"胃痞关键因素是阴浊盘踞中土，清阳不展，导致中焦气机痞塞不通。但凡外感内伤，皆可伤脾，脾虚运化失职，水湿内生，继伤脾气，则成脾虚湿困之态，且可久蕴化热；脾不升清，胃不降浊，中焦困阻，气机壅滞，或肝气横逆，克犯脾土，则脾虚气滞或肝胃郁热；脾虚轻则伤气，久则伤阳，阳虚则寒，终见脾阳虚衰之证。脾虚、食停、湿阻、热郁、气滞、阳衰错综交织，影响脾胃升清阳、转五味、散精气，导致脾胃升降失常，诱发痞满、纳差、恶心等症。脾虚是本，气滞湿阻最易兼夹，湿邪弥漫善黏滞，气滞易结不利散，最易引起痞满腹胀等症，且病程长、迁延反复渐加重。

（二）功能性消化不良的辨治思路

1.以证统病，从五脏论治，调畅气血阴阳

胡珂教授重视调整脾胃升降，把权衡升降视为治疗痞满的契机，灵活运用气机升降理论，并不局限于脾胃脏腑和升提通下二法，临证详参病因病机之迥异，随证治之，扶正固本，使壅塞之病邪或升散，或消导，或旁达，使气机升降顺畅，痞满得除。

2.从脾胃论治，健脾和胃，理气除浊

《素问·太阴阳明论》曰："饮食不节起居不时者，阴受之……阴受之则入五脏……入五脏则䐜满闭塞。"现今多数人嗜食辛辣或肥甘厚味，或过食生冷而导致脾胃损伤，即《黄帝内经》所谓"饮食自倍，肠胃乃伤"，出现心下痞满，脘腹胀痛，嗳腐吞酸，大便臭秽，便后得舒之症。此为饮食积滞，以消食导滞法治之即可，如服莱菔子、焦三仙（即焦山楂、焦神曲、焦麦芽）、保和丸类。若湿热中阻，头身困重，口苦口黏，大便不爽而滞，小便短黄，舌质红，苔黄腻者，用连朴饮加减清热化湿，理气和胃，药用黄连、姜厚朴、石菖蒲、黄芩、法半夏、芦根、茵陈、薏苡仁等。随着市场经济的发展，生活节奏的加快，人们精神日趋紧张，情志怫郁，久思气机阻滞，呈脾虚气滞证候。陈无择《三因极一病证方论》云："思伤脾，气留不行，积聚在中脘，不得饮食，腹胀满，四肢倦怠，故曰思则气结。"其特征为脘腹痞闷或胀痛，纳差而饱，面色萎黄，疲乏无力，嗳气不爽，排便不畅，舌淡苔薄，脉细弦，可以人参、茯苓、白术、山药、炙甘草健脾益气，木香、砂仁、陈皮行气化滞，醒脾助运，使补而不滞。头晕心悸者，加黄芪、白芷、当归、川芎益气补血；脘腹胀满甚者，加紫苏梗、枳壳、大腹皮、厚朴加强理气消胀之功。脾胃纳运失职，易形成湿浊、痰浊等病理性产物，出现咽中有痰，泛吐痰涎，带下多稀，形胖纳少者，加半夏、生姜、豆蔻、扁豆、薏苡仁利湿化痰。

3. 从脾肾论治，温阳散寒

脾虚日久，虚寒内生，脘腹痞满不适，喜温喜按，泛吐清水，食少纳呆，神疲倦怠，手足不温，大便溏薄，舌淡齿印苔白，脉细弱。黄芪建中汤或理中丸加减健脾和胃，温中散寒，药用党参、黄芪、桂枝、白术、干姜、炙甘草、生姜、大枣、肉桂。胃中寒凉者，加小茴香、丁香、吴茱萸、高良姜等温中散寒；泛吐清水明显者，加用苓桂术甘汤类温胃化饮。虚寒之象再甚者，乃脾肾阳虚。胡珂教授认为此证型与肾藏先天之精有关，肾藏精，主生长发育及生殖，胚胎为二五之精，妙合而凝，蕴含父母先天之精，故与后天疾病的易感性密切相关。肾为水火之宅，内寄真阴真阳，是一身阴阳之根本。正如《张聿青医案》所言："脾胃之腐化，尤赖肾中这一点真阳蒸变，炉薪不熄，釜爨方成。"脾阳的运化依赖肾阳的温煦，若肾阳不充，则火不暖土而成脾胃虚寒之证，而其本源在肾。《脾胃论》载："脾胃不足，是火不能生土，而反抗拒，此至而不至，是为不及也！"所以胡珂教授立足于水中补土，以《奇效良方》中所载附子理中汤为基础方，视内寒严重程度改变附子用量，重者可增至50g左右（先煎2小时），另可加肉桂、菟丝子、巴戟天、淫羊藿等药温补脾肾，补火以暖土，滋先天以实后天。胡珂教授指出，脾虚不运而痞塞不开之虚痞证型临床极多，不得因其不食，妄用消耗而致胃气日损，变证百出，治多宜温宜补。既使或实痞除邪，亦应中病即止，免伤胃气，否则，由实而虚者，也不在少数。

4. 从肝脾胃论治，疏肝和胃，理气健脾

《景岳全书》云："若怒气暴伤，肝气未平而痞者。"《类证治裁》云："暴怒伤肝，气逆而痞。"肝主情志，调一身气机，若肝失条达，疏泄失常，

横逆乘脾犯胃，脾胃纳化失常则引起痞满、脘痛、嗳气。《景岳全书》有因病而郁和因郁而病之论：忧郁恼怒，情志失常则肝失疏泄，横逆犯脾而发病，为因郁致病；病久情志压抑，肝失疏泄，加重病情，为因病致郁。两者相互影响，致使病情反复，缠绵难愈。肝为起病之源，胃为受病之所，故醒胃必先平肝，升土必先制木。脾土得肝之疏泄，则运化旺盛，肝木得脾土输布的水谷精微滋养，则疏泄正常，即所谓肝木疏土，脾土营木，土得木而达，木赖土以培。正是由于肝与脾胃在生理上相互依赖，在病理上相互影响，在厘清肝与脾胃关系的基础上，可从肝辨治功能性消化不良，达到郁散而病解，病除而郁开的目的。

肝为将军之官，乃风木之脏，其性暴烈，正克于胃，胃气郁滞，最易致痞，可见胃脘痞满，闷胀不舒，胀及两胁窜走而痛，情志不遂易诱发或加重，胃纳欠香，嗳气呃逆，太息则气郁得达，痞满得舒。胡珂教授常以四逆散合沉香降气散加减疏肝解郁，和胃降逆，药用柴胡、枳实、沉香、香附、砂仁、延胡索、炙甘草。嗳气呕恶明显者，加旋覆花、代赭石、生姜、柿蒂等降逆和胃；气滞腹胀便秘则加槟榔、大腹皮理气通腑。若出现病势急迫，郁而化火，胃脘灼热，心烦急躁，口干口苦，便结舌红的症状，选用化肝煎或丹栀逍遥散；热甚者，予以黄芩清胃热；烧心泛酸明显，予浙贝母、牡蛎、海螵蛸抑酸和胃，或添黄连、吴茱萸，并据寒热轻重调整量比，但苦寒清热药须中病即止，不可久用。有湿邪阻滞者可配合平胃散、二陈汤之类，加用佩兰、草果、藿香、薏苡仁等。胃喜润而恶燥，肝气郁滞，日久易于化火伤阴，且理气之药大多辛香破气，温燥伤阴，出现脘腹胀闷隐痛，饥不欲食，伴口燥咽干，失眠多梦，烦躁多虑，舌红少津之症，为肝胃阴亏。土为万物之母，胃气胃阴得养，则肝阴易复，因此宜在柔养肝阴的同时，配合通补胃气或清养胃阴之法，常用生地黄、沙参、麦冬、玉竹、石斛、炒白芍等滋阴养肝，和胃生津。养阴柔肝之药多滋腻碍脾，故可多加玫瑰花、佛手花、厚朴花等花类药物以芳香行气，醒胃助运。大便秘结者加用瓜蒌仁、玄参、火麻仁。

肝为五脏之贼，木气冲和，可促进精血津液的运行输布，脾胃之气机升降，胆汁的分泌排泄和情志的舒畅等。若肝失疏泄，克伐脾土，会导致脾气郁滞，形成精神抑郁、胸闷太息、纳呆腹胀等消化不良的各种症状。唐容川《血证论》曰："木之性主于疏泄，食气入胃，全赖肝木之气以疏泄之，而水谷乃化，设肝之清阳不升，则不能疏泄水谷，渗泻中满之证，在所不免。"脾失健运，尚可见食后胀甚，肠鸣腹痛，大便溏泄，泻后痛减之症。胡珂教授常以疏肝健脾法治疗，用痛泻要方加小量羌活、甘草治疗肝木乘脾所致腹泻腹痛，屡见奇效。《珍珠囊》曰："甘草和芍药配合，其用有六：一安脾经，二治腹痛，三收胃气，四止泻痢，五和血脉，六固腠理。"白芍酸寒柔润，甘草甘平补益，酸甘化阴以缓肝急，制肝之用而脾有所养，共奏泻肝实脾之效。虽曰肝常有余，但临证遣方用药，勿妄伐生生之肝气而使蓬勃生机受戕，更要始终把握肝脏体阴而用阳的特点，刚柔相济，补虚泻实。若胸脘胀满不适，可加柴胡、香附、紫苏梗、木香等疏肝行气醒脾；疲劳乏力，面色少华，纳呆加党参、茯苓、山药等益气健脾；久泻不止则选用五味子、乌梅、焦山楂等酸甘敛阴、收涩止泻。肝应五行为木，应四时为春，具有生发、条达之特性，要在抚顺，忌在拂逆。《素问·阴阳应象大论》曰："辛甘发散为阳，酸苦涌泄为阴。"辛温发散，顺乎春生之象，且肝气禀性温和向阳，必得温和之气亦即肝阳的培养，方可生生不息。故临床中若伴四肢不温、腰膝冷痛者又以温肝为重要法则。而肝阳有赖于肾阳的温煦，故可加附子、桂枝、杜仲等以温肾暖肝，抚顺其性，又兼暖土扶脾。

5.从肺胃论治，调畅气机

五脏生克相依，胃土生肺金，肺金制肝木，金得土养而不亏，木受金制而不横。今脾胃不足，土不生金，肺金也亏，肺虚不能平木，木无所制而横侮于胃，是故肝升太过，胃降不及，诸症蜂起。此脾肺两虚，肝胃气逆，胃脘痛或痞塞不和，有气短自汗，但无吞酸、烧心者，胡珂教授常配以百合乌药汤。此方出自陈修园的《时方歌括》，原方主治心口痛，服诸药不效者，亦属气痛。方仅百合、乌药二味，重在通气和血，药简效专。《神农本草经》谓："百合，味甘平，主邪气腹胀心痛。"《本草从新》道："乌药……疏胸腹邪逆之气，一切病之属气者皆可治。"百合补中益气，润肺补虚，以制约肝木太过。乌药顺气畅中，既可行脾胃气滞，又可疏肝气郁滞，使气机升降有序，且可散寒止痛。两药一温一凉，一走一守，柔中有刚，润而不滞，辛而不燥。脾以升为健，胃以降则和。《临证指南医案》曰："六腑以通为用，胃气以降为和。"《内经》认为降浊为受纳之前提。肺主一身之气，肺气通过宣发、肃降调理一身之气机，故胡珂教授主张功能性消化不良的治疗当注重肺胃之气同调，常用桔梗配紫苏梗或紫苏叶宣降肺气、宽中理气，以求肺胃安和，如薛雪《温热经纬》载："苏叶以通肺胃，投之立愈者，以肺胃之气非苏叶不能通，分数清者，以轻剂恰治上焦之病耳。肝升于左，肺降于右，调节全身气机升降，若肝气不调，木旺侮金，也影响肺气的宣降，形成左升太过，右降不及之局面，全身气机失调，脾胃之气亦为之郁滞。"胡珂教授常选用旋覆花、紫苏子、大腹皮、厚朴、紫菀等以求肺气得降，肝有所制，胃气得和。

6.从心脾论治，养心安神

思伤脾，是因为思虑过度而伤及脾，导致倦怠食少、健忘怔忡、消瘦、但昼欲寐、脉沉结的状态。其实思伤脾应该称思伤心脾，因思本伤心，才会涉及脾。《医学衷中参西录》云："盖心为神明之府，有时心有隐曲，思想不得自遂，则心神怫郁，心血亦遂不能濡润脾土，以成过思伤脾之病。"思是反复思考，靠的是心神，若思虑过度，首先会劳伤心神、心血。此乃《灵枢》里面所述"心怵惕思虑则伤神"。脾之所以能正常运化水谷，有赖于心神的统率、心血的濡养、心阳的温煦和推动。如心神怫郁，心血不足，母病及子，就会致脾胃失养，健运失司，外在表现就是痞满不食、倦怠乏力等。李东垣《脾胃论》云："故夫饮食失节，寒温不适，脾胃乃伤！此因喜怒忧恐，损耗元气，资助心火，火与元气不两立，火胜则乘其土位，此所以病也。"那么，心属火，脾属土，心火生脾土，心为母脏，脾为子脏。火旺则乘土，土虚易招火乘，心火乘脾土，则脾胃不和，失于运化，气血生化乏源，形气衰惫，故云火与元气不两立，不仅母病及子，心火旺能令母实，母者，肝木也，肝木旺则夹火势，无所畏惧而妄行也，脾胃先受之！临床详察其症，功能性消化不良患者常伴有多梦，心烦不寐。《景岳全书·不寐》云："盖寐本乎阴，神其主也，神安则寐，神不安则不寐。"思虑犯脾，心脾血虚，虚阳内扰，会引起心神不安、脾气异常，而若脾胃不健，水谷不运，气血生化乏源，血不养心，也会加重心神不安，造成恶性循环，可谓胃不和则卧不安，而卧不安则胃亦不和。此时若仍以健脾和胃或肝胃不和论治，时有不效！故胡珂教授认为当从心论治，辨心脾两虚或心火上炎之证，临证时常以疏肝健脾、滋阴潜阳、养心安神为治法，辨证加酸枣仁、柏子仁、莲子心、合欢花、煅磁石、龙骨、牡蛎等养心潜阳安神之药，实现功能性消化不良、不寐、郁证的共病管理，药简效捷，还可以减少多重用药带来的胃肠不适感。

7.久病证机复杂，从寒热虚实论治

胃痞寒热错杂者，胡珂教授认为与脾胃脏腑阴阳属性相关。结合脾胃生理病理特点，胃为腑，属阳，多热多实，脾为脏，属阴，多寒多虚；故在疾病发展过程中，常因脾胃功能失常而出现易寒易热的病理改变，此类患者临床多胃腑郁热和脾脏虚寒证候并见，具体可表现为胸脘痞满疼痛，脘腹灼热，嘈杂不适，烦躁易怒，稍进食辛辣则易发口疮，或咽喉不适，口苦口干，虽欲饮冷，但稍进食生冷则腹中寒，肠鸣明显，大便稀溏，舌质红，舌苔薄白或黄腻。若用一派清热药则胃热未除，反损脾阳，若用一派温补之品则腹中寒邪未散，反助胃火，故胡珂教授认为此胃热脾寒者，应选用半夏泻心汤化裁，寒热并用，燮理阴阳，辛苦合用平调升降。半夏泻心汤中黄芩、黄连寓有附子泻心汤泄热除痞之意，而人参、干姜、甘草寓有理中汤温阳扶脾之意，乃调理脾胃，湿热同治的良方。若脘腹痞满，胃中怯寒，绵绵隐痛不休，大便稀薄，常佐以甘松、花椒、山药温中散寒，健脾止泻；若湿热壅塞未除，加厚朴伍黄连以清热厚肠，下气除满；嘈杂反酸者，加吴茱萸、煅瓦楞子制酸止痛；餐后腹痛，心下痞软拒按，可加瓜蒌实、枳壳、厚朴、神曲荡涤痰热、开胸利膈；心下满，咳喘清稀，黄芩、黄连减量，佐加桂枝、细辛、白芥子效好。

胡珂教授认为不少患者偏嗜肥甘炙煿或烟酒伤胃，更兼劳倦无度伤脾，嗔怒督闷伤肝，戕伐脾胃，且经多方更迭求医，往往症非单一，虚实夹杂。实为脾胃元气虚衰，阴火亢盛，浊邪滞中。脾胃本虚表现为倦怠嗜卧，四肢不温，面色萎黄，脘腹坠胀，大便溏稀，脉沉细缓；阴火浊邪表现为嗳气泛酸，口苦口臭，或口舌生疮，大便臭秽。脾胃乃阴血之源泉，如脾胃阳气下陷，阴火便有余，随气上炎更伤脾胃。内伤脾胃，百病生。脾胃一虚，气血生化无源，五脏无所受益，抗邪防御能力减弱，百病则易滋生。胡珂教授善用乌梅丸为主方裁化，温下清上，平调寒热，补虚泻实，通利三焦。乌梅丸酸、辛、苦、甘四味兼有，刚柔两性俱备。苦以泄热燥湿，辛以宣化通阳，共奏开宣气机、廓清湿热浊邪之功。酸能敛肝之用、柔肝之体以制木潜火，甘能补气养血以益土，酸甘合剂，可伏厥阴补太阴。方中乌梅味酸性平，敛阴柔肝以制木；黄连、黄柏苦寒，可泻阴火、降滞气；附子大热，乃补火助阳第一要药，雄壮剽悍，通达十二经脉，力宏效捷，与细辛相须，温一身之元阳；干姜、桂枝、花椒辛热，药力直达脾胃；人参、当归甘温，补益气血。全方寒热并施、刚柔并济，能扶太阴，护阳明，泻厥阴，补虚泻实、调和肝脾以和阴阳、调气血。嗳气明显者，加旋覆花、代赭石潜镇降逆；若浊盛口黏，苔腻者，可加苍术、草果、豆蔻加强祛秽化浊之功。气陷明显者，加升麻、柴胡以增升阳之力，更辅小量羌活以助升浮，使肝胆抑郁之气条达，成冬后初春万木欣荣之势；且伍黄芪与人参、甘草甘温相须寄于升药之中，使邪火发散于阳分，而运行气血，通利九窍。如此升阳足以御外，益气足以强中，使虚实传变以治脾胃为本，这也是胡珂教授治病的中心思想。

（三）结语

胃痞患者临证多见寒热错杂，虚实夹杂，疾病发展中，既可因虚生实，又可因实致虚；或见寒郁化热，或见寒热错杂。其临床证型多样，如中虚气滞、水火交痞、气郁湿阻、肝胃郁热、湿热伤阴等，又往往症状繁冗，病机复杂，所以应以证统病，从五脏气血、寒热虚实全面分析，以辨主证候为要。

由于功能性消化不良患者以脾虚气滞型最多，且其他证型患者中均伴有此证型相关症状，故在治疗本病时健脾理气应贯穿始终，通过补脾来壮后天之本，扶助正气，且使气血生化之源得充，肝木得润以使气机条达，也有平抑肝木之效。此外，基于西医学生物–心理–社会的医学模式，平素若不消除精神心理因素，脾胃始终处于高敏易激惹状态，消化不良症状难以改善，时易复起。如《东医宝鉴》强调："欲治其疾，先治其心，必正其心，乃资于道。"所以要重视对患者进行心理疏导，有助于疾病恢复。

四、胃癌

胃癌（gastric cancer）系指源于胃黏膜上皮细胞的恶性肿瘤，主要是胃腺癌。2008年全球新诊断出胃癌近100万例，病死人数74万，分别居全部恶性肿瘤诊断病例的第4位和恶性肿瘤病死率的第2位。胃癌2/3病例分布在发展中国家。地理分布上，以日本、中国等国家高发。胃癌在我国是高发的恶性肿瘤之一，每年新检出人数超过40万，死亡人数超过30万，占全世界胃癌死亡人数的40%以上，其发病率在不同地区之间有很大差异，北方高于南方，农村高于城市。由于我国人口多，经济水平不高，胃癌早期诊断率偏低，一经诊断多为中晚期，5年存活率低于20%，而发达国家胃癌的早期诊断率高达50%，5年存活率可达60%以上。男性胃癌的发病率和死亡率高于女性，55~70岁为高发年龄段。全国平均年死亡率约为16/10万（男性21/10万，女性10/10万），近年来死亡率下降并不明显。

中医历代文献中虽未明确提出胃癌病名，但与癌相关的记载颇多，远在殷墟甲骨文中就有瘤的记载。《说文解字》云："瘤，肿也，从病，留声。"《圣济总录》说："瘤之为义，留滞不去也。"对瘤的含义做了精辟的解释。而癌字首见于宋代东轩居士所著的《卫济宝书》。中医对胃癌相关病证也早有认识。《黄帝内经》中提到食痹，指食后不能消化，闷痛气逆，必吐出乃止。此为针对胃癌相似症状较早的称谓。此外，尚有胃脘痛、心痛痞满、膈中、伏梁、心腹积等，都是对胃癌相关症状的描述与称谓。宋代杨士瀛《仁斋直指方论》曰："癌者，上高下深，岩穴之状，颗颗累垂……毒根深藏，穿孔透里。"其中穿孔透里的性质，是对癌症易于浸润转移的形象描述。张锡纯在《医学衷中参西录》中提到胃癌一词，言：至西人则名为胃癌，所谓癌者，如山石之有岩，其形凸出也。

（一）对胃癌病因病机的认识

胃癌，古人以岩或积聚命名，当责之于虚、郁、痰、瘀、毒，以痰瘀郁毒，阴伤气耗，虚实夹杂及气郁为主要病机，与体质内虚、六淫邪毒、七情内伤、饮食失调、素有旧疾等因素相关，在正虚的基础上，气郁、血瘀、痰结、湿聚、热毒等多种病理产物相互交结，导致机体阴阳失调，脏腑、经络、气血功能障碍，日久引起病理产物聚结，留滞不去，聚而成癥而发生质的改变，形成有形之肿块。胃癌病位当以脾胃为主，涉及肝肾，其病机关键为本虚标实，即以脾胃虚弱为本，郁、痰、瘀、毒等邪实为标。

饮食不当及恣食肥甘厚腻，或辛辣煎炸烧烤，或烟酒海鲜发物，导致脏腑功能失调及气血津液的紊乱，使正气亏虚，邪自内生，脾虚有湿，脾胃运化失健，水湿不化，聚而成痰，流注体内。气滞先因肝失条达，肝气郁结；或因痰、湿、热毒阻滞气机，进一步妨碍血运，形成瘀血。痰湿、气滞郁久可以化热，而毒则与湿、瘀、热等邪相互搏结，造成本病复杂的病机，不易治愈。病位在胃，涉及脾、肝，病理改变可分为三个层次：初期病情较轻，主要因情志不舒、饮食不节，损伤脾胃所致；中期因初期脾胃气滞所致肝气郁结，进而气机失调，血滞成瘀，日渐成积；最后即形成本虚标实，是由气血进一步瘀积所致。证属本虚标实，脾胃亏虚为本，气滞、痰瘀、热毒为标。

（二）扶正祛邪为治疗胃癌的基本原则

胃癌的西医学治疗强调手术，以根除治疗为主，当胃癌发生全身转移，无法根除治疗时，退而求其次考虑化疗、放疗、生物治疗、免疫治疗或中药治疗。当下面临的最大问题在于无差别攻击使得很多人谈癌色变，论及化疗基本放弃，转而求助于中医药治疗。然而我们很多中医人受西医学影响太大，临证选方用药一味追求猛打猛杀，用西医的检查结果来代替辨证论治，结果可想而知，不但没有治好患者的顽疾，还可能加速患者的死亡。留人治病，带瘤生存的理念已经深入人心，在胡珂教授40年的职业生涯中，亦创造了不少带瘤生存的奇迹，只有抓住症，分析证，随症加减，辨证施治才是疗效的关键。他强调肿瘤患者往往心情抑郁，肝脾失和，脾胃亏虚，土虚木乘，加之外邪乘虚而入是发病的关键，遣方用药时就必须牢记以补养脾胃、条达肝气、化积消坚为原则。

1. 以调畅气机为法，提出脾运则肝健

胡珂教授认为，气机失调这一病机贯穿于胃癌病程的始终。《素问·六微旨大论》云："非出入则无以生长壮老已，非升降则无以生长化收藏。是以升降出入，无器不有。"脾胃互为表里，同居中焦，为气机升降之枢纽，脾主升，胃主降，只有脾胃升降协调，饮食消化才能正常。故治疗胃癌必先调理气机。他在具体诊治中发现，大部分胃癌患者或性情暴躁，或默默寡言，或焦虑不安。故肝气不疏为其主要病机，胃的和降功能有赖肝之疏泄，肝胆气机不畅，疏泄失职，木横犯胃。且肝气具有疏通调畅气机，使脏腑之气运行通畅的特点。脾胃的运化、升降功能，有赖肝之疏泄。叶天士言：肝为起病之源，胃为传病之所。因此，若要治胃，必先调肝，即所谓治肝可以安胃。《素问》言"土得木则达"。《血证论》曰："木之性主疏泄，食气入胃，全赖肝木之气以疏泄，而水谷乃化。"肝气条达是脾胃健运的重要条件。治疗胃癌首先需调畅气机。肝气不舒临床表现为胸胁胀满，脘腹疼痛，食欲不振，嗳气，呃逆，恶心，呕吐，口苦咽干，泛酸，大便不调，时干时稀，舌苔薄白或薄黄腻，脉弦或弦细。胡珂教授主张使用调和肝脾、抑木扶土法，予小柴胡汤、四逆散等来调和肝脾，疏肝解郁。喜用柴胡10g，白芍15g，枳壳10g，甘草6g，党参10g，姜半夏10g。如口苦咽干，泛酸明显，可加黄芩、黄连清肝胆之火；腹胀，嗳气明显，可加乌药、香附等行气止痛。胡珂教授告诫我们临证时应注意，理气药物大都辛香燥烈，恐耗气伤津，更伤脾胃，用量不宜过大，待患者气滞症状有缓解时，可改用绿萼梅、玫瑰花、佛手片等平和不燥之品。

2.抓住本虚是关键，强调补脾养胃为本

胡珂教授认为，肿瘤的发病是由于机体的正气不足，导致邪毒留聚而成。《诸病源候论》谓："凡脾肾不足，虚弱失调之人，多有积聚之病。"《素问·刺法论》说："正气存内，邪不可干，邪之所凑，其气必虚。"胡珂教授指出，正气不足是肿瘤发病的根本原因，发病后，包括手术、化疗伤正后，更应顾护胃气。有胃气则生，无胃气则死。后天之本运化正常，气血津液、阴阳之气化有源。正气足，自可抗癌、抑癌，带瘤生存，提高生活质量，延长生存期限。胡珂教授认为治疗脾胃虚弱方法有二，其一为健脾气，在胃癌治疗的全程当以健脾益气为法。《丹溪心法》云："脾能使心肺之阳降，肾肝之阴升，而成天地之交泰，是为无病。"用药遣方强调益气健脾，使运化受纳功能恢复，则气血渐充，正气益盛。脾气亏虚的表现：面色少华，神疲乏力，少言懒动，胃脘隐痛，便溏，舌淡胖，苔白或腻，脉细弱。胡珂教授临证以振奋中州为首务，选用四君子汤加黄芪为主方加减，如党参15g，黄芪30g，薏苡仁30g，白术15g，茯苓20g等健脾益气之品。其中，党参益气生津、润而不燥，怀山药、白术补中益气，薏苡仁、茯苓健脾渗湿；如纳差、食积可佐以鸡内金、炒谷芽、六神曲、焦山楂、荞麦、花粉等健脾助运、资生化源，则气血充盛，正气存内。胡珂教授认为，如为脾虚之人，运化不及，胃纳呆钝，脘腹胀满，党参甘温满中滞气，易致虚不受补，壅滞胃气，和降失司，加重胀满，临床上可改党参为太子参，清补气阴。健脾不在补而贵在运，故健脾益气的同时需加枳实、香附、陈皮等药助其运化，补而不滞。由于太子参补益之力相对不足，气滞症状减轻后可加少许党参，即党参与太子参同用，情况稳定时再酌情只用党参并加大党参用量，必要时可用生晒参。其二为益胃阴，胃为六腑之一，与脾相为表里，吴瑭认为十二经皆禀气于胃，胃阴复而气降得食，则十二经之阴皆可复矣。正是由于胃阴是消化腐熟水谷的重要物质基础，所以胃阴的存耗关系整体的生理功能。五脏皆禀气于胃，只有胃阴充足，人体津液才有化生之源，充分说明了胃中阴液是人体生命活动的物质基础，人体吸收水谷精微，输布全身，促进人体的生命活动。《临证指南医案》载："太阴湿土，得阳始运，阳明燥土，得阴自安。以脾喜刚燥，胃喜柔润故也。"胃的特性为喜润恶燥，故在健脾理气的同时，切勿过于温燥伤阴。胃阴匮乏的常见症状：胃脘嘈杂不适，泛酸嗳气，口燥咽干，心烦，舌嫩红少苔，脉细。胡珂教授喜用其师陈瑞春先生的加减异功散，并酌情加入黄芪、

石斛、麦冬、北沙参等益胃养阴之品。胃癌患者后期往往脾虚及肾，致脾肾两虚。因肾为先天之本，全身阴阳之根；脾为后天之本，气血生化之源，脾非先天之气不能化，肾非后天之气不能生，两者相互滋生以维持人体的生命活动。胡珂教授在临床治疗中注重脾肾并重，尤其是化疗后，表现为乏力明显，血细胞下降。可根据病情加入益肾填精之品，如女贞子、菟丝子、熟地黄、枸杞子、补骨脂、鹿角胶、阿胶等，但不宜过量，以免腻膈碍脾，影响运化。

3.强调痰、瘀、毒为标，提出豁痰化瘀、解毒活血治标

胡珂教授在补养脾胃、调理气机的同时，将活血化痰、清热解毒作为胃癌治疗的又一个重要法则。痰瘀不仅是病理产物，又是致病因素，其可见于胃癌发生发展的整个过程。痰饮为阴邪，阻滞气机，使气血运行缓慢，久之形成血瘀，瘀血阻滞体内，影响津液运行，又会产生痰饮。胃癌多在脾胃虚弱的基础上痰气交阻、瘀血热毒搏结而发病，为本虚标实之证。正如《儒门事亲》所言："邪去而元气自复。"临床症见胃脘部刺痛，夜间尤甚，拒按，舌暗红，有瘀点，脉涩。胡珂教授予失笑散合二陈汤加减治疗。药用五灵脂、蒲黄、丹参、八月札等活血理气止痛，陈皮、半夏降气化痰。若疼痛甚者，加白芍、延胡索等；热毒盛者，加白花蛇舌草、半枝莲、山慈菇、藤梨根、八月札、露蜂房等。胡珂教授在临床上不一味使用苦寒清热解毒药物，尤其是毒性药物抗癌，以免伤正，苦寒败胃。只是在患者一般情况较好，脾胃功能尚佳时，适当选用1~3味，且剂量不宜过大，一般在15~30g。

（三）医案举隅

李某，男，70岁，因上腹部隐痛3年至我院就诊，行胃镜检查示胃体溃疡增殖性病灶，考虑胃癌可能性大，2017年5月，在外院行胃癌根治术。胃大部分切除标本：（胃体）低分化腺癌，肿块大小约1.3cm×1.3cm×0.5cm，浸润胃壁肌层，标本两切缘及大网膜未见癌侵及，胃小弯侧淋巴结（0/10）、胃大弯侧淋巴结（0/2）未见癌转移。在该院行6周期化疗，末次化疗时间为2017年9月22日，化疗结束后患者感神疲乏力，一直自己在家中调养。于2018年3月15日因再发上腹隐痛半个月请胡珂教授行中医治疗。症见：胃脘隐痛不适，自诉与天气变化相关，平日易泛酸，心悸，胃纳可，双下肢乏力，腰背部酸痛明显，夜寐安，小便调，夜晚大便频，每晚2~3次，质软成形，色黄，舌淡暗，体胖，苔白，中根部黄腻，舌下脉络迂曲，脉细弦。

辨证：脾肾两虚，胃失和降。

治法：健脾益气，和胃降逆。

方药：异功散合四逆散加减。党参20g，茯苓10g，白术10g，陈皮10g，黄芪20g，柴胡12g，白芍20g，枳壳12g，黄芩10g，白扁豆15g，乌药10g，石斛10g，菟丝子10g，当归10g，炙甘草6g。每天1剂，水煎服，共14剂。

2018年4月19日二诊：患者服药半个月后，胃脘部隐痛、腰背部酸痛症状较前好转，偶有发生，无泛酸烧心，夜间口干，小便调，夜晚便频，每晚1~2次，质软成形，色黄。舌淡红，体胖，苔白、中根部黄腻较前好转，脉细。守上方加香附10g，八月札10g，再14剂。

2018年5月24日三诊：诉服药后胃脘部无明显不适，现腰背部酸软，夜间口干，饮水后缓解，活动后易疲乏，平素易外感，胃纳可，小便调，大便同前。阴部湿冷感。舌淡胖，苔薄白，脉沉细。上方加益智仁20g，覆盆子20g，补骨脂20g，继14剂。加强温补脾肾之功。

末诊时间为2018年6月15日，患者诸症可，近期头晕，上方加天麻10g，白蒺藜10g，30剂。

按：本例患者胃癌术后以胃脘隐痛不适为主症，行6周期化疗。胡珂教授认为此患者病情有以下两个特点。①患者胃癌术后、化疗后，正气尚未复原；脾胃一阴一阳，一升一降，相互为用，转化输送水谷之精微化生营血，滋养全身四肢百骸，共为人体后天之本。由于以上两个因素致患者纳差，营血不生，气血亏虚，脾阳不化，故见神疲乏力，胃脘胀痛不适，根据脾喜燥恶湿，胃喜润恶燥的生理特点，故胡珂教授选用健脾益气、补土生金之代表方异功散加减治疗。方中异功散健脾益气、燥湿化痰；味甘性平之党参补中健脾益气；甘温之黄芪补益中土，温养脾胃；白术燥湿健脾，健运中州，增进纳食，化生营血；甘淡性平之茯苓，既可祛邪，又可扶正，与黄芪相须为用，加强其健脾益气渗湿之功；白扁豆、陈皮配伍，加强健脾和胃降逆、化痰除湿之功；石斛、菟丝子滋补肝肾之阴；以甘温之当归补血活血。②患者病后情绪低落，思虑过度，肝气不舒，郁而化火。取四逆散疏肝理脾之意，黄芩性寒味苦，苦入心，寒胜热，泻心火，治脾之湿热。乌药气味辛温，能疏胸腹之气，加强理气止痛之功。全方使脾胃之气得以顾护，中州得健，气机得疏。谨守病机，可使患者生活质量提高，生存时间延长。患者三诊时，症状较前缓解，以腰背部酸软为主，考虑系脾气虚弱，损及肾阳，治疗上加益智仁、覆盆子、补骨脂温补脾肾之阳。

消化不良，常合生白术、炒莱菔子、紫苏梗、炒枳壳理气消胀；若伴胃中刺痛，偶有呕血或黑便，常合失笑散以活血化瘀，通络和胃；放化疗期间若伴有外周血白细胞偏低等，用鸡血藤、桑椹、菟丝子、覆盆子养血益精；如胃痛、痞胀、泻痢等属湿热内蕴者，用黄芩10g，仙鹤草15g，菝葜15g，清热燥湿，健胃补虚，止痢止血；中焦湿热者，见舌苔厚腻用茵陈、竹茹，或用三仁汤畅通上、中、下三焦；湿浊甚可加藿香、佩兰、厚朴；若肾阳虚兼有脾阳虚，夜尿多，则加益智仁、煅牡蛎；若脾肾不足者加川续断、怀牛膝、枸杞子滋水涵木；若有淋巴结转移者，则在此基础上加浙贝母、夏枯草、山慈菇、猫爪草化痰散结；若兼骨转移，周身疼痛者，加补骨脂、骨碎补、炒杜仲；若兼有反酸、烧心感，常配伍煅瓦楞子、乌贼骨、白及等制酸，保护胃黏膜；对于顽固性胃脘疼痛，痛处固定者，还可选走剔搜刮的虫类药，如九香虫、蜂房等直达病所，引药入络；如遇到胃纳不佳者，配伍生麦芽30g，鸡内金15g，一主升脾气，一主降胃气，二者配伍，脾胃之枢得运转而开胃；合欢皮15g，夜交藤15g，珍珠母30g治疗因焦虑所致多梦易醒，难以入睡之失眠；阴虚便秘者用增液汤加火麻仁；阳虚者用肉苁蓉；若症见畏寒肢冷伴腹胀便溏，温温欲吐等症，常合用黄芪建中汤，以温中散寒，健脾和胃，临床此类症状广泛存在于晚期阴阳俱虚的患者中。若腹胀者，加厚朴、大腹皮；食欲不佳者，加代代花、佛手花。若完谷不化者，加补骨脂、肉豆蔻；畏寒者，加高良姜；大便次数多者，加益智仁、肉苁蓉等。若有胃脘灼痛、口干、口苦、大便干结者，可以白花蛇舌草、半枝莲相须为用，加少量大黄、瓜蒌而起釜底抽薪之效；若胃脘痞满、恶心呕吐者，可予香苏散加黄连、半夏，辛开苦降，复中焦升降之枢；胃痛难止者，予失笑散加徐长卿以活血祛瘀止痛；痰浊久蕴，甚或与瘀血、热毒等相兼为害，常选用僵蚕、半夏、山慈菇燥湿化痰，软坚散结。遇两胁胀闷，肝气不舒者，用四逆散以疏肝理气，并酌情选用佛手、八月札、合欢皮、郁金等性平和缓之品；嗳气不舒者，配木香、枳壳以宽中下气；食后胀甚或胀由食滞者，配莱菔子、焦山楂；胸膈痞满者，选用桔梗、瓜蒌皮；胀甚不解者，配厚朴、槟榔；胀由痰阻者，配法半夏、陈皮。

五、肠易激综合征

肠易激综合征（irritable bowel syndrome，IBS）是指一组以腹痛或腹部不适，伴排便习惯改变为主的症候群。根据ROME Ⅳ标准，可分为腹泻型、便秘型、混合型及未定型。从文献调研及临床实际工作看，以腹泻型肠易激综合征多见，约占IBS就诊患者的75%以上。根据IBS临床表现，将其归属于中医学"泄泻"范畴。胡珂教授临证中提出泄泻之要在于"脾失升清"，其他病因最终导致脾不能升清，清气下泄，"清气在下，则生飧泄"。提出IBS的发生发展与五脏均有关，但与脾、肝关系尤密，其中体质差异、情志因素、饮食不节是其重要致病原因，脾胃升降失司、肝胆疏泄失常、三焦气化不利是其重要发病机制。胡珂教授在临床上将IBS大致分为肝郁脾虚、脾胃气虚、下焦湿热、寒热错杂、脾肾阳虚五型，并提出升脾降胃、疏肝利胆、通利三焦的治疗大法，配合情志调摄、饮食控制等治疗方法，取得了较为满意的临床疗效。

（一）从体质、情志及饮食因素分析IBS的形成机制

现代医学模式早已从过去简单的生物医学模式转变为复杂的生物-心理-社会医学模式。胡珂教授在坚持中医理论指导下，亦强调体质因素、情志因素及饮食因素在IBS的发病中占据不容忽视的重要地位。从体质因素看，他认为，辨别个人体质的差异对指导IBS的临床辨治有着至关重要的作用。总结出痰湿体质、湿热体质、气郁体质、阳虚体质这四类人群多发IBS，"脾虚湿盛"是泄泻的关键病机。如痰湿体质，多见于外形看上去偏胖，形体偏肥厚之人，亦可见于虽形体偏瘦，但诉平时易晨起咽堵甚至咯痰多，不喜油腻或稍食易恶心呕吐之人，因平素痰湿内蕴，痰湿为有形之阴邪，易阻碍脾胃气机升降，导致腹泻或腹泻、便秘交替发生。对于湿热体质来说，多见于平素喜食煎烤油炸，日常活动易出汗，汗味较重、汗质较黏之人，因体内湿热内壅，阻碍气机，耗伤脾胃，引起脾胃运化失司，出现腹痛腹胀、大便不畅、黏滞不爽、肛门灼热不舒等临床表现。而就气郁体质来说，因肝性喜条达，主疏泄、调畅气机，气郁不舒多与肝相关，故平素郁郁寡欢、易生闷气、脉弦者多为气郁体质，加之现代社会生活工作压力大，气郁体质的人群日益增多，因肝气郁结，易亢易旺，乘犯脾土，引起肝脾不和，导致腹痛、泄泻等相关症状出现。而阳虚体质，多见于平时面色偏白，形体怕冷，精神不佳，时时欲寐之人，多为脾肾阳虚，因肾阳虚，脾土得不到温煦，水谷运化不利，故临床多

见泻下清冷，甚至完谷不化；此外，因肾阳虚，导致水气不得以化，聚于下焦，壅遏气机，致肠腑传导不利，亦可引起便秘，但便质稀软；因脾阳虚，寒湿不得以化，趋于下焦，阻滞气机则泄泻、腹痛，稍受凉即诱发。

从情志因素看，当今社会，随着外在工作生活节奏的加快及内在心理压力的加大，消极的心理因素已然成为各种疾病发生发展的重要诱发因素。因肝主疏泄，性喜条达，而肝又主导情志的调畅，故肝容易受情志的影响而表现为各种不同的临床表现。如长期的思虑忧愁、情绪抑郁，容易影响肝主疏泄的功能，导致疏泄不利，肝气郁结，风木不达引起脾土不运，脾土不运引起肝木不疏，最终导致肝脾不和，肝气郁滞，脾运失司，胃气不降，导致湿浊内停，蕴久化热，引起便秘、大便黏滞不爽等不适。若素体脾胃虚弱的患者，复受精神紧张或忧思恼怒等情志影响，致肝气郁结，失于疏泄，横逆乘犯脾土，加重脾胃衰惫之势，引起脾胃运化失职则水湿下注而成泄泻，气机壅滞而见腹痛等症。《医方考》中指出："痛责之于肝，泄责之于脾，肝责之于实，脾责之于虚。故名痛泻。"脾不升清表现为脾虚、脾湿、湿热、积滞、痰湿、肝郁、肝旺、肾虚（火不援土）、脾寒胃热、脾寒肠热。IBS易重叠胃食管反流、功能性消化不良等，更易表现出寒热错杂，肝旺脾虚之证。

从饮食因素看，缺乏良好的饮食习惯，起居生活没有规律，饥饱不均加之学习工作压力的刺激，长年损害着脾胃，影响其功能正常的运行；尚有些人过度挑食或恣食膏粱厚味、辛辣酒食，或咖啡饮料，或食减肥药等刺激品，也会损伤脾胃之气。具体表现：如外出就餐时，食用不洁食物，壅滞体内，引起脾胃升降功能失司，日久损伤脾胃，致其运化失常；或嗜食肥腻之物，酿生湿热，壅滞脾胃，致脾胃运化不及，反过来又加重湿热的蕴积；或饮食无节制，如过分饱餐，滞碍脾胃运化，导致宿食内停，或嗜食生冷之品，致寒邪伤中，运化不及，化生寒湿之邪。无论湿从寒化或热化，无湿不成泻，湿盛则阳微，导致腹泻、腹痛诸症。诚如《素问·太阴阳明论》中所云："饮食不节，起居不时者，阴受之……阴受之则入五脏……入五脏则腹满闭塞，下为飧泄，久为肠澼。"

（二）从升脾降胃、调和肝脾、辛开苦降及清热化湿谈IBS的治疗

1.斡旋脾胃气机升降，平衡脏腑阴阳为治疗IBS的基本原则

胡珂教授认为，治疗IBS应以调气法为要旨，通过斡旋脾胃气机升降，平衡脏腑阴阳，从而实现脾胃同治的目的。诚如《吴医汇讲》所言："治脾胃之

法，莫精于升降。"指出调理脾胃升降在脾胃病治疗中的重要意义。脾胃升降和调有序，不但是脾胃自身功能正常的标志，也是肝胆功能正常的标志，脾胃升降功能能正常发挥有赖于肝胆正常的疏泄。肝胆自身气机需要条达疏泄，与脾胃气机升降畅达相关，土松木才能达，脾胃气机不壅，肝气方条达不滞。肝木恶抑郁，喜条达，且肝的气机条达涉及多方面，如与心神的关系，与水液代谢的关系等。脾胃运化水谷，脾升胃降需要靠肝胆的疏泄，肝胆疏泄脾土，脾胃气机得以升降协调，纳化正常，脾土才不壅实，气机才舒畅，而脾土气顺又有利于肝木条达疏泄，肝藏血，体阴用阳，脾运化水谷，化生阴血而柔养肝木，使不亢旺。若无肝胆之气疏泄，单纯依赖脾胃自身的升降，往往导致脾土呆钝而运化不及。肝木通过疏泄脾土，于土中泄木以遂自身条达之性。肝胆气机疏达向外，其实也是气机的发散、宣泄，肝胆通过疏泄脾土，使自身气机得以释放。升者，浮也，由下至上，主要是升散、升发、发散、从内向外的"开"；降者，沉也，由上至下，主要是下降、通降、由外向内的"阖"。自然界存在气机升、降、出、入的循环运动，而人体内部同样存在升、降、出、入的气机运动，通过气机升、降、出、入运动，人体内外才能进行信息、物质、能量的正常交换。人体内脏腑经络之间的气、血、阴、阳、营、卫、津、液、精皆需要依靠气机的升降出入运动而相互联系。不论是外感热病，还是内伤杂病，尤其是慢性病、疑难病往往由气机升降失调所致，恰如王孟英云："人身气贵流行，百病皆由愆滞。"因此治疗上多通过调节气机，使紊乱的气机恢复畅达，疾病可向愈。同时，胡珂教授认为气机升降以脾胃为枢，升降是脏腑气机运动的基本形式，全身气机条达顺畅，离不开五脏六腑之间协调配合。五脏六腑之间气机升降有序，循环无端，共同维持机体新陈代谢的平衡状态。五脏六腑均参与气机升降，然而升降之轴心在脾胃。《医碥》言："脾脏居中，为上下升降之枢纽。"脾胃居中州，俾气机斡旋，升降功能复常，方可自行仓廪一职，若升降失司，则百病皆生。脾胃一阴一阳，一脏一腑，一升一降，升降相因，藏泄互用，相辅相成，纳运腐熟水谷精微，灌溉五脏六腑，濡养四肢百骸，是气血津液运化转输的枢纽。同时脾胃升降也影响着其他脏腑的升降运动。张琦在《素问释义》中指出："脾气左升则肝肾随而上交；胃气右降则胆肺随而下济。"肺气主降，然胃气下降有助于肺气肃降，诚如《四圣心源》所记载："金水之能收藏者，阳明戊土之阴降也。"心肺气降，肝肾气升，脾胃居中，为之枢纽。脾升胃降功能如常，升降有序，和缓有度，使当升者则升，宜降者则降，共同维持全身气机动态平衡运动。

2.泻肝理脾，复其升降

胡珂教授认为肝郁脾虚型的IBS患者重在泻肝理脾。泻肝者，即寓泻肝于养肝体中，非苦寒泻下降火；理脾即健脾祛湿助运，非单纯补脾土。胡珂教授善用当归芍药散加减以恢复脾胃升降、肝胆疏泄之功，最终达到三焦气化通利的目的。该方出自《金匮要略·妇人妊娠病脉证并治》。全方配伍特点为三气三血、三肝三脾，即白术、茯苓、泽泻入气理脾，川芎、当归、芍药入血调肝。尤多用于腹痛为主的腹泻型肠易激综合征。因肝为血脏，《素问·脏气法时论》曰："病在肝……肝欲散，急食辛以散之，用辛补之，酸泻之。""肝苦急，急食甘以缓之。"故方用当归、芍药、川芎调血和肝。肝阳亢旺，肝木克脾土，故重用养血柔肝之品，如白芍，胡珂教授常用20g~30g，取其味酸入肝以敛肝阴，合当归以养肝血，合甘草以缓急止痛，阴血藏于肝，肝体得以柔养而肝阳得以潜敛，此即"补肝体以泻肝用，寓泻于补之法也"。辛能发散肝郁，故用川芎、当归之味，则肝木得以条达。白术、茯苓、泽泻合用以健脾祛湿，助运行气，土旺不易招致风木的侵犯。肝风甚，白蒺藜、钩藤等草木不效，可用僵蚕、蝉蜕甚至全蝎等虫类药，可获佳效。故谓本方是一首调肝理脾，疏气和血，祛湿化浊的良方。此外，临床上若伴见腹痛游走不定，肠鸣辘辘有声，乃肝旺化风，肝风乘犯脾土所致，可加用乌梅20~30g以柔肝泻肝，更可酌加钩藤、白蒺藜以平肝息风；脾虚甚者，表现为饮食稍有不慎，如进食稍多，或略进肥甘则引发便溏，可加党参10~15g以益气健脾；兼有湿浊蕴结者，临证表现为腹痛伴欲解大便，但便出难，解便黏滞不爽，治疗可加用薤白、路路通10~15g以燥湿通阳，行气助运；临床兼有大便色深、味重，肛门灼热，可去白术，加用黄连4~6g，败酱草15g以清肠祛湿，或用白头翁清化肠腑湿热；伴有痔疮，用力解大便则肛门出血，加用槐花、赤小豆、地榆以清热凉血祛湿，赤小豆量宜大，可用至25~30g，取当归赤小豆散之意。肝气郁结明显者，表现为胁肋满闷，腹胀明显，矢气后缓解，可加柴胡、枳壳、炙甘草成四逆散以加强全方疏肝理气之功。临床上亦不能一味疏气理气，因香燥之品易耗气伤阴，非但未能疏理肝气，反而加剧肝木亢逆之性，则脾虚气滞益甚，终致腹痛腹胀逐渐加重，反复发作，故在理气的同时重用酸甘之白芍、当归以补肝血，以养肝用。

3.辛开苦降，燮理阴阳

大肠属腑，其气亦当通降，湿热蕴结肠腑，气机不畅，传导失司而泄，此证泄泻病机有二：①脾寒不能升清。②肠热传导失常。多属脾寒肠热，即上（脾）寒下（肠）热，临证特点主要为腹中冷痛，喜得温饮，不耐寒凉，稍受寒冷即腹痛便溏，肠鸣辘辘，大便溏而不爽，黏滞后重，黄褐秽臭，便后肛门灼热。治疗予半夏泻心汤寒温并用，温脾清肠，恢复脾胃正常升降之功。若脾胃同病，脾寒胃热，临床症见大便稀溏，腹痛喜温，胃痛痞满，胸脘灼热、嘈杂反酸。多为肠易激综合征重叠胃食管反流病者，也属寒热夹杂，上（胃）热下（脾）寒，亦予半夏泻心汤清胃温脾。该方主要由三部分组成：一是干姜温脾升清，干姜、半夏辛开散；二是黄连、黄芩苦降泄热，胃肠同治，既能清胃除痞，又可清肠止利，厚肠止泻，所谓"厚肠"，实因清肠，清热燥湿，肠腑湿热之邪得去，传导功能恢复，自可"止泻"；三是人参、甘草、大枣补益脾胃。三组药物使本方具备补泻兼施，苦辛并投，寒热互用，使热者得清，寒者得温，虚者得补，实者得泻，脾气得升，胃气得降。观其全方，药物精简，配伍灵活，与脾胃病"易寒易热，易虚易实"的病理特点相吻合，故临床应用时，除了根据主方变通加减，更重要的是紧扣病机，辨清寒热虚实，升降主次，从而指导寒温药物剂量增减，使全方升降趋势得以灵活调整，即寒性药物比重大则以降为主，热性药物比重大则以升为主，使全方更具个体性、广泛性。脾虚气机阻滞，多腹胀隐痛；湿胜多便溏，热多而口渴，热在湿中，缠绵不已，大便次数多，且溏而不爽。其病多久治不已，虽能暂安，亦多反复。所以，取半夏泻心汤温清并施，寒热平调。可加木香（有香连丸之意）温以行气，加枳壳以宽肠。临床应用可据脾胃升降失调的轻重，或辛开为主，或苦降为主，有时甚至可短时少佐制大黄增强苦寒降下的作用，待病情稳定，腹痛、大便不爽基本控制之时，辅以参苓白术散，补土益肺，实为有效的巩固方法。

若肝脾同病，虚实错杂，即木土失和，相互影响，肝胆气郁，疏泄失职，则脾胃纳运失常，升降失调。临床特征为大便溏滞不爽，日二至四行，稍受凉则腹痛肠鸣，泄泻加重，大便次数增多，有时痛引两胁，矢气后胁部不适可减，舌体胖，边有齿印，脉偏弦，欠有力；治疗予乌梅汤（取乌梅丸做成汤剂）以温脾清胃，泻肝降胆，即扶正气，和寒热，调升降，利三焦。临床有时按仲景全方之意于煎药时加米以护脾，加蜜补虚缓急，煎成后于药汁中加米醋（苦酒）2匙，助乌梅治肝。乌梅丸是《伤寒论》中治疗厥阴病的主方，全方配伍精当，结构严密，用治上热下寒证甚是合拍。文中所述主久痢，被现代很多医家重视，患者多反复求医，然病机是恒动的，各医师所用的方必不等同，或补或泻或温或寒，终致病情发展到寒热虚实错杂的地步，然基本病机仍为肝气疏泄不利，易郁易亢，肝强脾弱，肝木易乘犯脾土，导致肝脾不和，脾虚失运，湿热夹寒。乌梅丸组方旨在酸苦辛甘合用，寒热同治，肝脾同调，气血兼顾。方中乌梅、苦酒敛肝止泻，干姜、附子、川椒、桂枝、细辛辛温刚燥，党参补脾益气，共同温脾散寒，脾强则御肝胆之侵凌；黄连、黄柏苦寒降下，清热和胃，降泻胆火；当归养血助乌梅泻肝，肝胆得制，不能犯脾胃，则间接地起到补脾的作用。从药味配伍来看，酸与甘合则化阴，酸与苦合则泄热，辛与甘合则温阳，辛与苦合则通降（辛开苦降，或苦辛通降）。所以乌梅丸是一张脾胃肝胆同治的方子，能扶太阴，护阳明，泻厥阴，和少阳，调寒热，燮阴阳。胡珂教授运用此方时，乌梅多用至30~60g，取其酸以敛肝之性。临证时根据寒热虚实的轻重，药量的调整亦至关重要，寒多者附子、干姜多用至15~20g，而黄连、黄柏用至4~5g；热多者黄连、黄柏量增加至10~12g，而附子、干姜等热药则相应减量，多用至6~10g。乌梅丸立足肝、脾，兼顾肾、胃，涵盖湿、寒、热等直接病因，重在调畅气机，恢复脾胃升降、肝胆疏泄，故临床上寒热错杂、虚实相兼、肝脾不和之肠易激综合征，治疗予乌梅丸切中病因、病所、病机，故取效颇著。脾寒肠热，有时肝肠热甚，见大肠急迫，里急后重，夹有黏液，予乌梅丸合白头翁汤，二厥阴方同用。但应中病即止，不可苦寒过用，伤脾败胃。

4.清热化湿，升提止泻

胡珂教授认为，下焦湿热型临床多见于偏嗜肥甘厚味、烟酒之年轻人，因肥甘为痰湿之源，辛辣易助阳热。临床特征主要为胸闷腹胀，甚至胸腹灼痛，口气秽浊，或兼咽喉肿痛，排便不畅，大便不成形，便后肛门灼热，小便偏黄浊，苔黄白相间或黄腻，治疗予葛根芩连汤清热解毒、祛湿化浊。湿浊易困遏脾胃，热毒易壅滞肝胆，导致脾胃升降不利，肝胆疏泄失司，终致三焦气化不畅。葛根芩连汤出自《伤寒论》，方中葛根辛甘而凉，入脾胃经，升举脾胃清阳之气而治下利，故为君药；黄连、黄芩清热燥湿、厚肠止利，故为臣药；甘草甘缓和中，调和诸药，为佐使药。若热势明显，热重于湿者，症见发热，热势明显且汗多、手足漐然汗出，口干口黏不喜饮，解大便时伴见里急后重的坠胀感，此乃热壅气滞之故，加用苦参、黄柏加强清热祛湿之力，酌加木香、枳壳理气通滞，使气顺热散。实践中还可根据病情再加减，如大便异臭，可加入少量生大黄、赤芍清热凉血通腑；如肛坠明显，可加白头翁清热凉肝；气滞可加路路通、槟榔行气通滞。总之，根据热壅气滞这个病机，加减用药在临床很有必要。临床上脾虚湿热泄泻，不耐寒凉不明显，脾虚为主，湿热较轻，用资生丸（缪希雍方），曾治一例用半夏泻心汤不效，用本方疗效颇佳。

（三）医案举隅

【案例一】

刘某，男，22岁，2014年12月8日初诊。因"反复发作腹痛伴腹泻10年余"就诊。患者腹痛，受凉及食油腻食物后发作伴见腹泻，日5~6次，泻下急迫，偶夹有不消化食物，腹不耐寒凉，偶有反酸、嗳气，无烧心、胃痛，无口干口苦，腹泻时伴怯寒、恶风，平素多食荤食，不喜蔬菜，纳可，精神体力欠佳，平素脾气易急躁，小便一般，舌尖红，舌体胖，苔黄白厚腻，脉细弦偏滑。辨证为肝脾同病，寒热虚实夹杂，治疗予乌梅丸加减以温脾清胃，泻肝降胆。处方：乌梅20g，白芍20g，党参10g，防风10g，花椒6g，干姜10g，附片6g，黄连8g，黄柏6g，细辛3g，桂枝10g，焦山楂15g。上方进7剂，腹泻缓解，受凉后腹泻日2~3行，伴见腹痛；腹泻时未见怯寒、恶风。上方乌梅改15g，干姜改6g，黄连改4g，焦山楂改10g。进服15剂后，上述症状明显缓解，上方制丸服用1个月余，上述症状未再发，随访1年一般情况尚可。

按：患者系青年男性，但易感寒而发泄泻，可见患者素体脾气亏虚，复因肝气不舒，肝郁乘脾，加之素体饮食喜好，湿热内蕴，故选用乌梅丸，酸甘合用，辛温并施，寒热同调，肝脾胃同治，加防风助乌梅祛肝风，并辅以焦山楂以消宿食清胃，助党参益脾之功，故泄泻、腹痛得除，食欲得好转。

【案例二】

陈某，男，16岁，2014年12月3日初诊。因"腹泻、腹痛3月余"就诊。患者近3个月因学习紧张而出现腹泻、腹痛，日4~5次，情绪紧张则腹痛，伴欲泻下，泻后痛缓，食冷易解出溏薄大便，伴见腹痛不舒，体质偏瘦，纳食较少，睡眠尚可，舌淡红稍胖，苔薄白中间略腻，脉偏沉细弦，肠镜未见明显异常。辨证为肝郁脾虚，气血不和。治以调肝和脾，益气和血。治疗予当归芍药散加减，以泻肝理脾，调气和血。处方：白芍25g，当归10g，川芎6g，炒白术12g，茯苓15g，泽泻8g，党参10g，干姜10g，炒枳壳8g，柴胡10g。上方进4剂，嘱患者调整心态，自我释放压力。复诊时诉服药后情绪较之前改善，但情绪紧张仍易腹痛、解稀便，守上方再进7剂。再诊时诉大便日解2~3次，腹痛缓解明显，食冷后无腹泻。上方白芍改20g，党参改12g，去干姜、泽泻，进服7剂后，上述症状未再发，随访3个月情况尚可。

按：患者系临近高考学生，日常学习压力较大，心理负担重，日久肝气不得疏泄导致肝气郁结，易克犯脾土，引起木郁乘土，脾土亏虚，运化不利，治疗重在柔肝养肝，并辅以补脾土，脾气充足亦可以抵制外来肝气的乘犯，选方当归芍药散，重用芍药、当归主治肝，辅以党参、茯苓、白术健脾益气祛湿。脾气健旺可以抵御肝木之克犯，肝木柔和，不致随意克犯他脏，故肝舒脾健，泄泻得止。

【案例三】

朱某，男，45岁，2014年1月10日初诊。因"反复大便黏滞1年余"就诊。患者大便1~2日1行，质黏，色深，不成形，便后肛门灼热，脐腹胀满，小便偏黄，口气偏重，口干不欲饮，无反酸、嗳气；食欲可，易饥，睡眠尚可；舌质偏红，苔薄白略腻，脉滑缓。辨证为湿热蕴阻大肠，治疗予甘露消毒丹合葛根芩连汤加减以清热解毒，祛湿化浊。处方：白豆蔻12g，藿香12g，茵陈10g，黄芩10g，葛根15g，黄连4g，滑石10g（包煎），荷叶12g，佩兰10g，厚朴10g。进10剂，大便色转黄，略成形，解出时间较前缩短，腹胀明显缓解。再进10剂，诸症明显缓解，后改香砂六君子汤再服10剂，诸症未见复发。

按：患者中年男性，大便反复黏滞伴肛门灼热，湿热症状凸显，故予甘露消毒丹合葛根芩连汤加减以清热解毒，祛湿化浊，并酌加荷叶、佩兰、厚朴以燥湿化浊。脾胃为生湿生痰之源，湿浊去，热自清，后予香砂六君子汤以健脾补土，湿痰之源断则病无所得，故予香砂六君子汤缓补善后。

六、溃疡性结肠炎

溃疡性结肠炎（UC）是一种以持续或反复发作的腹痛、腹泻、黏液脓血便、里急后重为主要表现的慢性非特异性炎症性疾病。其病变主要限于大肠黏膜与黏膜下层，多从直肠开始，呈连续性、弥漫性分布，病情轻重不等，并且可能发生严重的局部和远处并发症。UC的病因和发病机制目前仍未完全阐明，加之病程缠绵，多反复发作，治愈难度大，复发率高，被世界卫生组织列为现代难治病之一。中医学并无溃疡性结肠炎的病名，根据本病的临床表现当属于中医学的"久痢"或"休息痢"等范畴。中医治疗UC有其独特的理论依据，通过辨证论治、整体调节治疗UC有丰富的临床实践。胡珂教授临证中提出UC发病当以脾胃虚弱为本，湿、瘀、热、毒为标，并贯穿疾病始终，其发生发展与五脏均有关，病位在肠，与脾、肝、肾关系尤密，病情迁延，反复发作，伤及脾阳，日久甚至由脾及肾。故UC病机以脾虚失运，大肠湿热为主，常兼肝郁气滞，瘀阻肠络；在此基础上，时因外邪、饮食、情志、劳倦加重或诱发。临床上寒热虚实夹杂，本虚标实证型也较多见，且多见于病程较长、反复发作、多方治疗、寒热补泻误诊误治的患者。临床以脾胃虚弱、大肠湿热、肝脾失调、瘀阻肠络为主要病机，胡珂教授根据UC的发病机制临床上以健脾清热化湿为治疗大法，兼顾泻肝健脾、平调寒热及结合局部保留灌肠为主，配合调畅情志、控制饮食等方法，取得了较为满意的临床疗效。

（一）对溃疡性结肠炎病名及其发展变化的认识

胡珂教授提出中医辨证，强调方、证、药合一，提出病、症及证的区别，中医学的优势在于改善患者的症，而非抓住病的认识，如果应用西医学的范式来评定中医的疗效，那么显然我们只能说近期疗效可靠，但缺乏远期疗效的证据。中医学在漫长的历史长河中不能抱残守缺，而是必须与时俱进，否则终将被抛弃。溃疡性结肠炎属于西医学的病名，其发现距今不超过100年，目前对于该病的病因，具体的发病机制，包括临床诊断均缺乏"金标准"，因此治疗上亦只是以共识意见为主，诱导缓解，减少复发，防止并发症是主要目标。从这一点上看，无论中医、西医，对于溃疡性结肠炎的终极治疗目标，殊途同归，都以改善症状为主。

中医学对于溃疡性结肠炎的认识，更多的是抓住症，以症命名，因此我们说，对于类似本病的记载较早，有时亦难逃牵强附会之说。《黄帝内经》中将本病称为肠澼。《素问·太阴阳明论》云："饮食不节，起居不时者，阴受之。阴受之则入五脏……入五脏则䐜满闭塞，下为飧泄，久为肠澼。"此可谓类似本病的最早记载。晋代葛洪在《肘后备急方》中，首先用"痢"称本病，将痢疾与泄泻从病名上彻底区别开来，为后世医家所接受。宋代严用和《济生方·痢疾》云：“今之所谓痢疾者，古所谓滞下是也。”倡导痢疾病名，至今沿用。课题组在中医药理论指导下，结合临床实践，指出溃疡性结肠炎病机是本虚标实，以脾虚为本，痰瘀贯穿疾病始终。脾虚无以运化水液，聚湿成痰，痰随气而升无处不至，日久阻塞经络，化为瘀血，痰瘀互结，损伤肠络，初病在经，久病入络，此之谓也。气虚运血无力，则气血阻滞肠络，局部则为黏膜循环障碍、缺血、缺氧，肠黏膜屏障功能低下，食物抗原及内生抗原更易侵入，造成肠上皮细胞损伤，不断修复，重构异常、息肉样化生、异型增生直至恶变。因此，胡珂教授提出，脾虚血瘀、痰湿内蕴是溃疡性结肠炎癌变发生的内在本质，控制炎症，诱导缓解，改善症状对于溃疡性结肠炎的治疗无疑是有利的。

（二）从感受外邪、情志及饮食因素分析溃疡性结肠炎

胡珂教授在临床中认为UC的病机主要是脾虚湿盛，湿邪最易侵入，损伤脾胃，运化失职，发生泄泻，如《景岳全书》云：“泄泻之本，无不由于脾胃；或脾虚失运，湿邪内生，而致泄泻。”正如《内经》曰“湿胜则濡泄”，《医宗必读》有“无湿不成泄”之说，可见泄泻的病理因素主要是湿邪。然而风、寒、湿、热皆能引起泄泻，正如《素问·至真要大论》曰：“暴注下迫，皆属于热……澄彻清冷，皆属于寒。”《素问·风论》曰：“食寒则泄。”《素问·生气通天论》云：“春伤于风，邪气留连，乃为洞泄。”外邪长期入侵致脾气受损，无以司职运化，水湿停聚，或从热化，或从寒化，或湿热，或寒湿，与水谷相杂，流注肠间而成泄泻。脾失健运，运化无权，清浊不分，故大便溏泄；脾阳不振，运化失常，则饮食减少，倦怠乏力，神疲懒言，受凉或进食寒凉、辛辣之物泄泻加重；脾失运化，湿滞日久，多从热化，湿热熏蒸，壅滞肠间，搏结气血，脂络受伤，腐败成病，化为脓血，而下利赤白，气机阻滞，腑气不通，所以腹痛，里急后重，湿热下注，则有肛门灼热，溲赤；湿热熏蒸，则发热。故胡珂教授认为，泄泻的主要病因是脾虚湿盛，病理因素主要是湿热。在藏象学说中，脾为阴中之至阴，喜燥恶湿，脾主运化，有“后天之本”“气血生化之源”之称。UC病机以脾虚为本，湿热为标，肠腑湿热损伤血络，日久血络瘀阻，可兼阳虚、肝郁、肾虚。

从情志因素看，随着现代社会的发展，城镇化速度加快，生活在城市中，人们的学习、工作压力越来越大，生活节奏加快，抗压能力下降，心理因素已成为各种疾病发生发展的重要诱发因素。肝主疏泄，为刚脏，性喜条达而恶抑郁。肝疏泄功能正常，则气机调畅，气血和调，心情就易于开朗；反之，在反复持久的情志异常情况下，必然影响肝的疏泄功能，而导致肝气郁结，久则郁而化热，从而出现肝旺。正常情况下，肝的疏泄功能正常有助于脾胃的运化，但在肝疏泄异常时易出现肝气犯脾，五行中，肝属木，脾属土，则出现木旺乘土，故《内经》云："土得木而达。"肝气郁结则肝及其他脏腑功能障碍，诸症丛生，尤以脾胃变证为主，生理上肝木对脾土有疏泄作用。唐容川在《血证论》中曰："木之性主于疏泄之，而水谷乃化。"在病理情况下，如因情志所伤，肝气横逆，克伐脾土，导致肝脾不和，则可出现腹痛、泄泻、肠鸣等。如《素问·举痛论》指出："怒则气逆，甚则呕血及飧泄。"《三因极一病证方论》在论述个性心理因素致泄时曰："喜则散，怒则激，忧则聚，惊则动。脏气隔绝，精神夺散，必致溏泄，皆内所因。"《景岳全书》明确指出："凡遇怒气便作泄泻者……此肝脾二脏之病也。盖以肝木克土，脾气受伤而然。"由此可知，肝木过盛，则克伐脾土，而致运化失司；若肝木疏泄之力过弱，无以疏通脾土，亦可出现纳呆、腹胀、泄泻等症。

从饮食因素看，现代社会随着人们生活水平的提高，日常生活中常饮食不规律，饥饱无常或饮食不节，或饮食肥甘厚腻，或辛辣烟酒，或咖啡饮料浓茶，或生果冷饮、奶制品等刺激品以致脾胃不足，久则出现脾胃虚弱。而食肥甘厚腻辛辣之物，易酿生湿热，壅滞脾胃，致脾胃运化不及，反过来又加重湿热的蕴积；或饮食无节制，如过分饱餐，滞碍脾胃运化，导致宿食内停，或嗜食生果冷饮之品，致寒邪伤中，运化不及，化生寒湿之邪。无论湿从寒化或热化，无湿不成泻，湿盛则阳微，导致腹泻、腹痛诸症。由于本病反复发作，病情缠绵难愈，故易致脾虚症状进一步加重，脾失健运，水谷不化，酿生湿浊，混杂而下，发为泄泻。《景岳全书》称："泄泻……或为饮食所伤，或为时邪所犯……因食生冷寒滞者。"而严用和在《济生方》中述："夫人饮食起居失宜，运动劳役过其度，则脾胃不充；饮食失度，过劳伤身，复感外邪所致。"

（三）全身治疗与局部治疗须有机结合

1.健脾清热化湿为治疗UC的基本大法

胡珂教授认为，脾虚湿热是UC的重要病机。从临床来看，本病多为慢性复发或慢性迁延型，以湿热为主较少，虚实夹杂多见。发作期，尤其初发，肠腑湿热为主要矛盾，临床表现主要为腹泻，有脓血或黏液，腹痛，里急后重，纳可，肛门灼热，溲赤，腹胀，肢体倦怠，神疲懒言，舌质淡红或红，舌苔薄白或黄腻，脉濡数或滑数。治疗重在清肠止痢，以葛根芩连汤或白头翁汤加味为主。有脾虚，兼顾治脾，但甘温不能太过，整个过程较短，湿热得以顿挫，湿热之邪减轻，脾虚甚必然显露，本病湿热多较缠绵，难以彻底清化，故清热化湿之法当贯穿治疗全程，脾虚湿热乃本病复发病机之所在。临证用药当减苦寒、增补脾之药，后期重在治脾兼清湿热，以四君子汤加黄芪为主，具体药物以黄芪、党参、茯苓、白术、炙甘草、葛根、黄芩、黄连、制乳香、槟榔为主。方中重用黄芪、党参健脾益气，托疮生肌以为君；白术苦温，助党参健脾，黄芩、黄连苦寒清利湿热，三者共为臣药；茯苓合党参、白术健脾利湿，葛根升清止泻，乳香活血止痛、敛疮生肌，槟榔行气导滞，以除腹胀、腹痛、腹泻，均为佐药；炙甘草健脾，且能调和诸药，以之为使。全方共奏健脾益气，清热利湿，消导助运，止痛生肌之功效。若脾虚较甚者重用黄芪30g；湿较重者茯苓改15g，加扁豆10g，薏苡仁20g；湿热盛黄芩、黄连均加量至10g；黏液便甚加败酱草15g，白头翁10g；便血者加地榆炭15~30g，槐花10~15g；腹痛加白芍20g；兼肝郁者加柴胡10g，白芍20g；兼血瘀加儿茶10g，三七6g；兼食滞者加焦山楂15g，麦芽15g。运用健脾清热利湿法对脾虚湿热型溃疡性结肠炎进行治疗，能明显缓解其主要症状，以达到标本兼治的目的。

因UC病情多迁延不愈，反复发作，损伤脾阳，病久由脾及肾。病性属本虚标实，脾阳虚为其本，湿热为其标，病情重可见脾阳不足，阳虚生寒。若病情进一步发展为肾阳不足，病情好转则由脾阳不足转为脾气虚。标实为湿热，病情进一步发展为热毒炽盛，甚至引动心火与肝火，病情好转则转为脾虚湿阻。而本病病位虽然在肠腑，但其本质属脾虚。脾喜燥而恶湿，脾虚则湿盛，湿邪郁而化热则致病，脾胃虚弱易感受外邪致病。《素问·评热病论》载："邪之所凑，其气必虚。"胡珂教授强调，脾胃虚弱在本病中具有非常重要的地位，补益脾胃为治本之法。本病往往病程久，久病入络，活血化瘀、理气行滞是重要治法。经常运用温运脾湿、调和寒热、导滞化瘀法治疗溃疡性结肠炎，切中病机，而健脾清肠贯穿治疗始终，临床疗效确切。

2.泻肝健脾，平调寒热

胡珂教授认为UC的病机特点为脾（虚）寒、肠（湿）热、肝旺，证属脾虚肝旺、寒热夹杂者也较为常见，而提出泻肝健脾、调和寒热法为治疗本病基本原则，主方选用乌梅丸改剂为主。乌梅丸出自《伤寒论》，为厥阴主证之主方；厥阴主证之中，有肝风内动，横犯脾胃之机，因为厥阴之上，风气主之，而其足经司令，主脏在肝，肝病必（多易）犯土，故厥阴之为病，必以肝风内动为其主要病机，而于传变，则脾胃中土首当其冲。在厥阴主方中，针对木土失和之证，有泻木安土之作用者，当选乌梅丸。乌梅丸中，虽药过十味而其味酸苦辛甘，但重心未离治肝与安中。方中重用乌梅之大酸，以酸属木味，酸先入肝，酸性收敛而属阴静，与风性疏散而偏阳动者相反，故厥阴司天……风淫所胜……以酸泻之，正属对治，故方中以乌梅为君而名方，即敛肝祛风之意；方中佐苦辛甘，以黄连、干姜之类，辛开苦降相伍可升降脾胃，调和中焦，以党参、当归之类亦用甘味，可以补虚安中，此总体构成，一泻风木之有余，一补中土之不足，使风木得静则中土自安，脾胃得和则扶土抑木。由上述可知，乌梅丸可用于治疗木土失和之证。而乌梅丸在《伤寒论》中用于治疗胃热肠寒的蛔厥证，又主久痢，其主要功效在于温脏祛寒，养血通脉，调和阴阳，其病机为肝胃热、脾肠寒，故乌梅丸可治疗厥阴木火上炎，脾虚肠寒，寒热错杂之证。全方健脾泻肝，平调寒热，使虚者能补、实者能泻、热者能清、寒者能温、湿者能除、标本兼顾。温、补、涩、调、清等法融为一体，方药对证，使寒热升降调和，气机通畅，气血并调，有利于调整脏腑气血和阴阳的平衡。另外，由于UC患者中，脾虚者以脾阳虚为主者居多，故用较大量附子及干姜，用于治疗UC患者中脾阳虚较重者，取得了较好的疗效。

　　胡珂教授认为单纯肝脾不和型UC临床也较为常见，治以调和肝脾，具体言之，则以泻肝理脾为主。泻肝者，非用苦寒降下泻火，而是寓泻肝于养肝体中；理脾亦不是单纯补脾，乃是健脾化湿、利湿、助运。方剂以当归芍药散加减为主。《素问·脏气法时论》曰："肝欲散，急食辛以散之，用辛补之，酸泻之。""肝苦急，急食甘以缓之。"故是散之即所以补之也。肝脾不和，气阳亢旺，应柔之，酸为肝味，芍药为主药，常用至20~30g，取其味酸入肝敛肝阴；合当归养肝血，阴血藏于肝，则肝体得以柔养，肝气、肝阳得以潜敛而无亢逆之虞，此即所谓补肝体，泻肝用，寓泻于补之法。欲散肝郁，莫如用辛，川芎、当归之味辛能发散肝郁，则肝木得以条达。白术、茯苓、泽泻健脾化湿、利湿、助运，土旺不易招致风木的侵犯。本方为调理肝脾，调和气血，利湿化浊的良方。如肝阳上亢甚者，加乌梅20~30g柔肝泻肝；脾虚甚者，加党参、山药益气健脾；脾虚寒者，加干姜、附片温脾散寒，振奋阳气；湿浊阻滞者，加炒苍术、薏苡仁、厚朴苦燥化湿；湿郁化热者，加败酱草、黄连或白头翁清化肠腑湿热；肝气郁结，胁肋满闷者，加柴胡、枳壳疏肝理气；便血者，加地榆、血余炭、槐花。

3.保留灌肠或直肠滴注等局部治疗在控制UC症状方面优势明显

诚如张景岳云："举凡痢疾，其病所在肠最远处，其根在脾肾也。"西医学亦证实UC患者，其病变可分为E1（病变以直肠、乙状结肠为主）、E2（病变以降结肠以远为主）、E3（病变以全结肠为主，可累及部分回肠）。胡珂教授结合临床经验指出，局部用药包括直肠滴注或保留灌肠在UC的治疗中具有不容忽视的地位，这一点与最新的炎症性肠病共识意见相吻合，强调局部用药为主，全身用药为辅。胡珂教授认为，溃疡性结肠炎病变70%位于直肠及远端结肠，保留灌肠一是使药物直达病所，通过药物作用使肠道的溃疡、糜烂面得到保护，局部血运得到改善，促进病变向愈。二是避免消化液和多种消化酶对药物的影响。三是能延长药物的作用时间。外治之法，即内治之理，此之谓也。胡珂教授根据长期临床经验，自拟敛疮生肌、化瘀止血、清热利湿为主的灌肠方（溃结灵），疗效尚佳，尤其是针对便血者，止血作用较好，起效快。其具体方药如下：青黛15g，马勃15g，鸡冠花30g，煅牡蛎30g，儿茶30g。如泄泻或便血重者加五倍子15~30g，或赤石脂30g；湿热重者加黄柏15g或败酱草15~30g。灌肠方法：水煎，取汁60~150mL，药液温度37~40℃，置引流袋内，肛管前段涂以石蜡油或植物油润滑，插入直肠至乙状结肠，缓缓滴注药液，垫高臀部，保留1小时以上，其间轻轻变换体位（左侧、右侧、仰卧），使药液充分作用于病变部位，每日1~2次。若便意感明显，难以控制保留，可于灌肠液中加利多卡因1支，起局麻作用，降低直肠神经的敏感性。疗程可较长，一般3~6个月。青黛有清热解毒、凉血止血、清肝泻火之功效；马勃，《名医别录》言虽主治恶疮马疥，盖既能散毒，又能燥湿，以疗湿疮，固得其宜，故陶弘景亦谓敷诸疮甚良。现代药理研究显示，马勃具有机械性止血作用。二者皆粉末状，敷于结肠糜烂、溃疡疮面，更能止血敛疮，二药合用具清肠道湿热毒邪、止血敛疮之功效，另有泻肝扶脾的作用。败酱草有清热解毒、消痈排脓、活血行瘀之功效，可见此药可清除肠道脓疡，并有活血化瘀之功效。鸡冠花功能收涩止血、止带止痢，与五倍子、煅牡蛎共奏收敛固涩止血之效。五倍子敛肺降火，涩肠止泻，敛汗止血，收湿敛疮。对于久泻、久痢者，与煅牡蛎合用可加强固涩之效。煅牡蛎收敛固涩，取其收涩之效，促进脓疡吸收。儿茶苦涩凉，功能止血生肌敛疮，此药与败酱草相伍，不但可祛腐生肌止血，还可敛溃而不留邪。全方融敛疮生肌、化瘀止血、解毒祛湿、固涩为一体，内服、外用配合标本兼顾，有利于调整全身脏腑气血，清除局部湿热毒邪。

（四）医案举隅

【案例一】

王某，女，45岁，职员。主诉：患慢性溃疡性结肠炎3年余。自发病起服用美沙拉嗪肠溶缓释片1年余，症状缓解，此次复发前来就医。就诊时电子结肠镜示黏膜弥漫性充血水肿，点片状红斑糜烂，可见散在假性息肉，上覆污秽苔及脓性分泌物，诊断为溃疡性结肠炎。现症见腹部隐痛喜按，腹泻便溏，大便夹有黏液脓血，饮食一般，食后腹胀，肠鸣，舌淡红、苔黄腻，脉细弦。

治以温运脾湿，调和寒热，导滞化瘀为法。处方：党参20g，白术30g，干姜10g，乌梅10g，酒大黄炭9g，秦皮15g，黄连6g，木香6g，炙甘草6g，败酱草20g，仙鹤草20g，山楂15g，山药12g。每日1剂。治疗1个月后，症状基本消失，继续巩固治疗，随访1年，病情稳定。

按： 患者为中年女性，病情迁延不愈，反复发作，损伤脾阳，脾气运化失司，湿邪内生，则腹泻、便溏；湿滞日久化热，湿热熏蒸，壅滞肠间，损伤脉络则脓血便，故选用温运健脾汤，党参、白术、山药、干姜健脾温阳祛湿；乌梅调和寒热；酒大黄炭、仙鹤草清热化瘀止血；秦皮、黄连、败酱草清热化湿解毒；木香调理脾胃之气，山楂消食导滞。此方日久服用，而标本兼治，不易复发。

【案例二】

患者，女，40岁，下岗职工，2010年10月12日初诊。主诉：腹泻、腹痛、解黏液血便2年。2年前无明显诱因出现腹泻、腹痛，解黏液血便，每日5~6次，症见里急后重、乏力、纳差，到某医院经肠镜检查，结果为乙状结肠黏膜有溃疡形成，结合病理诊断为溃疡性结肠炎，予西药为主治疗，症状缓解，后因惧怕西药副作用，便求治于中医。诊查：腹泻，大便日行4~5次，质稀以黏液血便为多，左下腹疼痛不适，纳差，口淡，神疲乏力，舌淡红胖，边有齿痕，苔黄白厚腻，体质偏瘦，脉弦细，重按较软。辅助检查：血常规示血红蛋白67g/L，大便常规示红细胞、白细胞（++），肠镜示溃疡性结肠炎。西医诊断同上。中医辨证为肝脾不和，气血不和，湿热蕴肠。

治以调和肝脾，益气养血，清利湿热。胡珂教授用当归芍药散加减化裁，处方：当归10g，白芍30g，川芎6g，白术15g，茯苓15g，泽泻10g，党参15g，败酱草15g，黄连10g，木香6g。3剂，并嘱患者清淡饮食。服药后大便每日解3次，便质未变，腹痛、神疲乏力有所好转。再后大便溏烂带黏液，血量减少，纳食略增，症状大有改善，上方加减化裁。后又就诊6次，症状体征消失，治疗3个月后复查肠镜，肠镜示结肠及直肠黏膜大致正常。

按：患者中年女性，病情日久，对西药副作用惧怕，产生焦虑情绪，日久伤肝，肝气疏泄失司，易致肝气郁结，肝郁乘脾，脾失健运，水谷不化，酿生湿浊，混杂而下，发为泄泻，故选用当归芍药散加减治疗，重用芍药为主药，取其味酸入肝敛肝阴；合当归养肝血，阴血藏于肝，则肝体得以柔养，肝气、肝阳得以潜敛而无亢奋；茯苓、泽泻、党参健脾化湿，使肝气得以疏泄、脾气得以健运、泄泻得以停止；加用败酱草、黄连，清热解毒，化湿排脓，使得脓血便好转；木香理脾胃之气而纳食增加。

【案例三】

魏某，女，42岁，2012年8月16日初诊。患者腹痛，大便不爽，里急后重，下利赤白脓血，赤多白少，日行4~5次，肛门灼热，平素易倦怠乏力，少气懒言。舌质红，苔腻微黄，脉滑数。其病迁延6载，时轻时重。肠镜示乙状结肠黏膜表面充血水肿，伴节段性糜烂。病理示送检黏膜呈慢性炎症样改变，伴炎性渗出物。西医诊断：慢性非特异性溃疡性结肠炎。中医诊断为肠澼。辨证属脾虚湿热。治以清热解毒，止血固涩，收敛生肌。灌肠方处方：青黛15g（粉状），马勃10g（粉状），红鸡冠花30g，牡蛎30g（粉状），儿茶30g，败酱草15g，黄柏15g。水煎，收滤液150mL，候温至40℃左右，患者左侧卧位，保留灌肠，每日1次。

2012年8月30日二诊：腹痛大减，大便渐成形，兼夹少许黏液，日行2~3次，仍感乏力，少气懒言。舌质微红，苔薄黄略腻，脉稍滑。湿浊渐化，去黄柏，鸡冠花改红为白。

2012年9月27日三诊：腹痛消，大便日1~2次，基本恢复正常，无里急后重，无黏液脓血，体力渐复，但仍不耐劳作。舌淡红，苔薄黄，脉沉稍无力。后在上方基础上加减进退1个月余，诸症均消失。复查肠镜示结肠各段可见散在充血点，血管纹理清，未见溃疡及出血点。

按： 患者为中年女性，患病日久，久病必瘀，湿、热、寒等诸邪与肠间气血凝滞，壅滞肠中，血败肉腐，内溃成疡，瘀血不去，新血不生，瘀血越甚，气血越虚，病程迁延，缠绵难愈。故血瘀、脓疡是UC局部病理变化之所在，在治疗上仅内服药往往达不到理想效果，选用灌肠药直达病所，提高疗效。

七、便秘

便秘是消化科的常见病、多发病，患者以老年人、产妇及肥人多见。中医谓之大便难、便闭、阳结等。《伤寒论》中提出："其脉浮而数，能食，不大便者，此为实，名曰阳结也……其脉沉而迟，不能食，身体重，大便反硬，名曰阴结也。"仲景将本病分为阳结和阴结两类。历代医家多从脏腑、气血、阴阳论治，病因主要是热结、气滞、寒凝、气血阴阳亏虚引起肠道传导失司等。胡珂教授临证多年，提出便秘不外寒、热、虚、实，但是重点在于升降失司，病位虽在大肠，但与肝之条达舒畅，脾胃之升清降浊密切相关，治疗便秘时不可一味追求下利，图一时之快，而留殁世之殇。诚所谓冰冻三尺，非一日之寒，须缓图之。胡珂教授指出除了药物治疗外，还必须注意饮食调护，不可偏颇，同时加强运动，比如慢跑、揉腹等，注意多喝水，少喝茶，切记不能服用通便茶、润肠茶之类的保健品，此类保健品往往含有较多蒽醌类泻药，会导致泻剂依赖性肠炎而加重病情。现将胡珂教授治疗经验总结如下：

（一）治疗便秘必须整体分析，便秘是全身功能失调在肠道的具体表现

便秘基本病变在于大肠传导失常，因此治疗便秘多以"通"字立法。临床上常见医者滥用大黄、番泻叶、芦荟等药物通便。胡珂教授常说，泻下通便，法虽简便，又能图得一时之快，日久反可加重便秘，当慎用之。盖苦寒泻下之品最能伤人正气。攻邪之药，有邪者邪气当药，无邪者正气当药。证之临床，病多慢性便秘，属肠腑热结，需硝黄辈者较少，多为气滞、气血阴阳亏虚证。泻下剂性寒，伤阳败中，凝滞气机；味苦化燥，伤阴耗血。正气受损，则便秘益甚。中医治疗便秘，并非单纯的通，也非是单纯的下。早在《黄帝内经》中就提出六腑以通为用，这里的通，应包括两个方面：一是指治则治法，二指脏腑功能状态。因此临床上中医治疗便秘，应该是依据中医四

诊收集的病情资料，进行辨证论治，判断机体阴阳气血的盛衰，立足整体平衡，纠正阴阳气血的偏盛或偏衰，达到阴平阳秘状态，从而治疗便秘，达到六腑以通为用的目的，临证之时，切忌头痛医头，脚痛医脚，切记虚虚实实之戒。

（二）大肠传导糟粕功能也是脾升胃降

脾升清、胃降浊是对消化系统功能的高度概括，临床上，饮食不节，肥甘厚味，烟酒炙煿，酿生湿热，脾胃升清降浊失常，形成便秘者亦不少，该类型患者运用单纯清热泻下之法，部分患者不效，病情易反复缠绵难愈。针对上述类型便秘，胡师多以升清降浊法论治，胡珂教授本《灵枢·本输》"大肠小肠皆属于胃"之要义，指出肠腑亦属广义的胃，即仲景所说的胃家，降胃气在便秘治疗中实际是降肠腑之气，腑气下降则便自出。中医学对脾胃升降理论早有认识。追溯至《黄帝内经》中记载："饮入于胃，游溢精气，上输于脾，脾气散精，上归于肺……"其中"脾气散精"描述了脾胃参与升清降浊的机制。生理上，胃主通降，以降为顺；脾主升清，以升为健。脾胃升降相互为用，脾气之升有赖于胃气之降，而胃气之降有赖于脾气之升。虽便秘基本病变属大肠传导失常，治疗上以通下为常法。但脾胃湿热蕴积，升降失常，肠腑气机壅滞，则腑失通利。胡珂教授治以升清降浊法，自拟方：苍术30~40g，白术30g，厚朴10g，枳壳10g，荷叶6g，苦杏仁10g。他认为运用大剂量苍术，既能和胃降浊，又能运脾敛精。王学清等关于香砂平胃散及其组成药物对小鼠胃肠排空功能影响的实验结果表明：苍术的排空效益最大。胡珂教授在临床引用魏龙骧先生的经验，重用生白术20~30g，治疗气虚不运型便秘，屡试不爽。

该类型辨证要点：第一，患者反复便秘，常用通便药如大黄、番泻叶等，虽暂时可排便，但常有反复，反而出现脾胃不适表现；第二，脾胃湿热表现，大便排出困难，量少，常黏滞不爽，秽臭，常有排便不尽感，可伴有口气重、口干、口苦，或伴有胃脘胀满疼痛不适、腹痛、嗳气、易发口疮或颜面痤疮、舌红或淡红，舌体胖，边有齿痕，苔薄白或黄厚腻，脉多弦滑或缓；第三，常有脾胃偏虚之象，食欲较差，乏力。

胡珂教授强调脾胃升降失常所致的慢性便秘主要有以下两种情况。一者，以脾虚不升为主，导致胃气不降，浊气内滞，大便多不干结，排便费力，虚坐努责，大便数日一行，无明显便意感，以气虚症状为主，方用补中益气汤升清为主，选加枳壳、路路通、槟榔、炒莱菔子等降气。炒莱菔子本身具有消食化痰之功，尤其对于小儿大便数日不行，又兼伤食之象，更是首选之品，祛邪而不伤正。二者，以胃气不降为主，兼有脾虚轻度病机，常呈现大便较干，可兼脘腹胀满、嗳气等，舌体偏胖，常有齿印，苔黄白，脉多偏软，弦细、弦软、弦滑软等，一定不是有力的实证脉，可兼乏力、神疲、不耐劳等气虚症状。以半夏泻心汤化裁，黄芩10g，黄连6~10g苦寒降胃为主，干姜3g温升脾阳为辅。若便秘重，且多日未排便，脘腹胀痛明显时，可视其程度短时用制大黄或生大黄3~6g降下通便，但中病即止，不可久用，以免苦降太过，妨碍脾升。

（三）强调肝气不舒在便秘治疗中的重要性

肝主疏泄，对大肠传送糟粕的运动有着重要的影响，肝的功能失调是引起便秘的重要原因。唐宗海在《中西汇通医经精义》中论述："肝内膈膜下……前走膀胱后连大肠，厥阴肝脉又外绕行肛门，大肠传导，全赖木气疏泄……肝病宜疏通大肠……大肠病……宜平肝和血润肠。"由此可见，肝经通过经络与魄门相通，肝脏疏泄功能正常与否可直接影响肠腑传导功能。《医学求是》记载："肾司二便，其职在肝……故司二便。"肾开窍于前后二阴，主司二便，必须与肝之疏泄相互协调。且大便异常往往与情志因素息息相关。随着社会竞争压力与日俱增，压力也来自诸多方面，如家庭生活、人际交往、工作生活、社会环境等，人们更容易出现情志抑郁，肝失疏泄，气机壅塞不通，可致便秘，同时便秘又可加重情绪焦虑不安，如此形成恶性循环。

《金匮翼》言气内滞而物不行也。由此可见，忧思郁结，气滞不畅，津液不行，肠腑失于传导而致便秘。临床上多见于情志忧愁、沉闷、喜叹息、矢气频者，多为秘而不结。胡珂教授强调，临证当注意辨析秘与结：秘未必结，秘者常数日不解，结者多秘，其为便质干燥，艰涩难行，甚至状如羊屎。情志忧愁郁结，肝失条达而疏泄不利，常致便秘，且便秘未必结，便泄未必畅，又多伴气滞之症，如胁腹胀满疼痛，得矢气而舒。胡珂教授治疗便秘中因阳气郁结，气滞不畅，大肠传导迟滞者从疏肝理气论治，首选四逆散化裁，疗效明显。为何四逆散能平淡出奇功呢？胡珂教授强调，当从脏腑生理、病理和理法方药三个方面来解释。首先，消化吸收功能离不开脾胃肝胆协调配合。脾胃升降和调有序，不仅是脾胃自身功能正常的标志，也是肝胆功能正常的标志。大便闭结，病在肠腑，这是现象，究其本质问题是肝疏泄失调，气机壅塞，进而导致腑气不通，自然当选疏肝大法治疗。其次，疏肝理气是脾胃运化之机的主宰。脾胃升降功能能够正常发挥有赖于肝胆正常的疏泄。肝气舒展，有助于脾胃气机升降协调运行，促进水谷运化和糟粕的排泄。通过疏肝理气斡旋气机，肝脾之气得以舒畅，便秘可自行缓解。因此，治疗便秘大法，关键在于条达肝脾。最后，从四逆散组方配伍特点分析。四逆散由柴胡、枳实、芍药和甘草组成，其配伍特点可分为五个部分：一是柴胡、芍药相配为肝胆药；二是枳实、甘草同用为脾胃药，故能疏肝理气、调和脾胃；三是芍药、甘草相伍，可以除血痹、缓挛痛，有缓急止痛之功；四是枳实、芍药相配，一气一血，有行气和血之效；五是柴胡、枳实，一升一降，运转枢机，推陈致新。简而言之，本方肝药、脾药各两味，柴胡、芍药疏肝，枳实、甘草理脾，共奏疏肝理脾、畅达气机之效。

胡珂教授临床运用四逆散强调原方中芍药与甘草用量比例为1∶1，在治疗便秘时生白芍用量可调整为30g，生甘草10g，效仿芍药甘草汤配伍比例3∶1，如此取其酸甘化阴、滋养阴血之功。《本草疏证》曰："芍药能入脾开结……合甘草以破肠胃之结。"临床试验证明，白芍主要成分是白芍总苷，且白芍总苷具有较好的通便作用。或加苦杏仁、桔梗开提肺气，取其肺与大肠相表里之意，如此肝脾条达，肺气畅利，行气通便。若大便秘结甚者，常选四逆散合小承气汤治疗，以行气为主，而大黄量小（3~5g），白芍量大，疗效显著。

（四）重视便秘从三焦论治

三焦，作为六腑之一，有主持诸气，总司全身气机和气化的功能。《中藏经》言："三焦者，人之三元之气也……总领五脏六腑、营卫、经络、内外、左右、上下之气也。三焦通，则内外左右上下皆通也，其于周身灌体，和内调外，营左养右，导上宣下，莫大于此也。"三焦是一身气机运行的通道，通过调节气机升降运行，助水谷运化，而布达气血津液，荣养周身。三焦又为决渎之官，主水道之疏利。《太平圣惠方》曰："夫大便不通者，是三焦五脏不和，冷热不调，热气偏入肠胃，津液竭燥，故令糟粕痞结，壅塞不通也。"由此可见，三焦不和，气机壅塞，升降失调，阴阳失和可致便秘。《伤寒论》第230条曰："阳明病，胁下硬满，不大便而呕，舌上白苔者，可与小柴胡汤。上焦得通，津液得下，胃气因和，身濈然汗出而解。"此胃气实含广义的胃，也即包括肠腑之气。可见三焦气机不利，影响上焦肺通调水道、输布津液之职，导致肺气壅塞，不能下降大肠；而三焦气道不畅，水道不利，津液不行，肠腑亦失濡润，噫逆泛满，肠腑气壅，便秘难行。此条文乃是从三焦辨治便秘的经典诠释。虽然条文以阳明病冠首，不大便是阳明之症，而胁下硬满、呕是少阳之证未罢之象，综合而言，此条文病机是少阳阳明并病或少阳阳明合病，那为何不选用大柴胡汤？大柴胡汤证不大便，伴见心下急、郁郁微烦、呕不止，而舌苔应黄（阳明热象所致）。可见上述二者鉴别关键在于舌苔，"舌上白苔者"说明邪仍在少阳，尚未入阳明，不大便并非是阳明燥热所致，而是肝胆之气郁结，上焦不通所致，因此不可使用通泄阳明，即不可选用大柴胡汤。三焦为气、水（津液）运行通道，三焦不畅，气郁不能行津则便秘，小柴胡汤调畅三焦，行气则津运，津液得下，胃气因和，肠腑得濡，大便自通。

小柴胡汤，方中药物分为两组：一为柴芩是肝胆药，柴胡疏肝解郁，黄芩清泄胆热，二者一升一降，可疏泄肝胆；二为人参、法半夏、甘草、生姜、大枣是脾胃药，人参、甘草益脾，半夏和胃降逆，生姜、大枣养胃和营。全方寒温并用，攻补兼施，调节升降，可疏利三焦，条达上下，宣通内外，和畅气机。《伤寒论》第230条高度概括了小柴胡汤的功用。由此可推出小柴胡汤可以用于上焦不通，津液不下，胃气不和者。

胡珂教授使用小柴胡汤治疗便秘的辨证眼目如下：辨证寒热之象不显著，或微有肝胆郁热，主证为肝胆气郁，枢机不利，临床症状除了便秘外，可伴见口苦、胸胁满闷、少腹胀痛、嗳气、肠鸣、矢气，情志烦躁易怒或郁郁寡欢，饮食减少，舌质淡红，苔薄白或苔微腻，舌体可略胖大，脉弦等。以女性、喜静少动、气机不利者多见。若气滞明显，常用小柴胡汤合四逆散加减。胡珂教授在临床中还将小柴胡汤用于治疗外感导致大便秘结不通的患者，此证型的病机属于表邪外袭，气机受阻，三焦不畅，脏腑不和，胃气不降，传导不利，简而言之为表不和则里不安，则给予小柴胡汤加减扶正达邪，疏利气机，畅达三焦，加疏散外邪，和降胃气。总之，小柴胡汤在治疗内科杂病时，当横看表里，竖看三焦，外连肌表，内合脏腑，才能真正做到全面整体地认识本方的病机，将其灵活运用到杂病治疗中。

（五）温脾肾阳，开关通便

阳气具有兴奋、推动、温煦及发散功能，黄元御《四圣心源》指出："阳主开，阴主阖，阳盛则隧窍开通而便坚，阴盛则关门闭涩而便结。"郑钦安《医法圆通》认为："因阳虚者，由下焦火衰，不能化下焦之阴，阴主静而不动，真气不能施其运行之力，故大便不利。"临床上不少患者素体阳虚，或过食生冷，或年老体弱，真阳不足，或久服苦寒药物等，均可致脾肾阳气耗损，肠道失去温煦，以致阴寒内结，阳气不通，津液不行，肠道艰于传送，终致便秘。

《金匮要略·腹满寒疝宿食病脉证治》曰："趺阳脉微弦，法当腹满，不满者必便难，两胠疼痛，此虚寒从下上也，当以温药服之。"便秘当分虚实论治，阳虚便秘当以温阳之法。阴寒凝结证含虚实两端，实者为阴寒内盛，虚者为阳虚生寒。但不论实寒或虚寒，均有寒凝的病机，即寒与肠腑糟粕相结，成为有形之邪，所谓以阴结冷凝，或谓冷秘。阳虚阴盛，阴寒与糟粕凝结，除便秘外，当有形之邪（冷凝寒结）以腹满、腹痛、不喜按压，甚至拒按为辨证要点，属虚中夹实，据寒结与阳虚的主次，选大黄附子汤或温脾汤。

阳虚便秘证也有因阳虚不能温煦肠腑，致肠腑无力传导，糟粕不能排出。此证见便秘，数日一行，腹无所苦，不感胀满疼痛及压痛，甚至十几日不大便亦无腹满胀痛，大便或干或不干，同时伴见一派肾阳亏虚之脉证，临床可伴见精神困倦，腹中冷痛，手足不温，小便清长。胡珂教授选用四逆加人参（红参）汤加减。制附子剂量常用15~30g，根据用量先煎30~60分钟甚至更久，以尝至不麻口为度，并伍以炙甘草20~30g，以制附子之毒。临床中可以酌情加入温肾阳药物，如锁阳、肉苁蓉。《本草汇言》曰："肉苁蓉，养命门，滋肾气，补精血之药也……此乃平补之剂，温而不热，补而不峻，暖而不燥，滑而不泄。"《素问·生气通天论》云："阳气者，精则养神。"意为阳气健旺则神志清晰，思维敏捷，精力充沛，动作协调。《素问·阴阳应象大论》云："清阳实四肢。"肾阳虚者，常见肢体懈怠，困顿乏力。虽然气虚证也可导致肢体无力，懒于动作，不耐劳作，但与阳虚证比较，以阳虚证表现更为明显，证情更加严重。胡珂教授认为，在脉象具备的基础上，身困无力甚至可以作为阳虚证的辨证眼目，而形寒肢凉等典型的阳虚寒象有时反不一定具备。阳气能够推动血脉运行，阳气旺盛则脉象平和，表现为脉来不浮不沉，不大不小，从容和缓，柔和有力，节律一致，也就是脉有胃（气）、神、根。若阳气虚衰，则脉运无力，微弱无根。故仲景将脉微细，但欲寐作为少阴病提纲；

火神派开山宗师郑钦安也把脉息无神、人困无神视为阳虚证的重要依据。胡珂教授在临床上也常根据脉象、精神来辨别阳虚证，尤其沉弱无力、微细欲绝，或浮大中空之脉，更是确认阳虚是否使用附子的主要指征。刘渡舟提出，附子脉是脉沉而缓，或微细如丝，而按之无神……少阴病当凭脉辨证，其方法不论脉之浮沉大小，但觉指下无力，而按之筋骨全无者，反映了内有伏阴，阳气不足之候。

阳不化津之便秘者，临床上并非少数，却常常易被忽略。该类患者往往存在多服、久服寒凉泻下药物的病史，临床可见便秘伴眩晕、身重、肢体浮肿、小便不利、口干不欲饮等症。患者虽有水湿留滞体表之征象，肠道却现燥涩之象，此系肾的气化不及，以致水津不能四布，五经不能并行所致。肾为水脏，主司二便。肾阳亏虚，气化不利，气不化津而致便秘者，因水液不能化生阴津以润肠腑，可致水液内停泛溢肌肤，前不利则小便短少而不利，后不利则大便干秘而不利。阳虚水湿不化，故可伴见湿象，苔白腻或舌面润，胡珂教授则选用五苓散或真武汤加减。

胡珂教授选用以上两张处方治疗便秘，取其化气行水之功，阳气得振，水气得化，津液得生，肠腑得濡，不治秘而便自通，真正做到治病求本。正如《素问·经脉别论》所言："饮入于胃，游溢精气，上输于脾，脾气散精……下输膀胱，水精四布，五经并行。"临床中五苓散不仅可用于治疗气化失常所致的泄泻，而且可以用于治疗津不化水的便秘，如此灵活运用，可谓真正理解"水精四布，五经并行"的真谛。阳不化津之便秘与冷秘虽均为阳虚所致，但病机并非完全相同，因此，治疗有所差别。前者为津液不化，肠失濡润，当温阳通阳化津，不需通下；后者或为阴寒与大肠糟粕相结，腑气不通，当温阳通便，即温阳与通下并行，标本兼治，或为阳虚肠腑失煦，传导失司，不伴水津失于运化之机，当以温补肾阳为主，可兼加温润之品。

大肠为传导之官，主传送糟粕，排泄大便，与之相关的脏腑主要包括肺、脾、肝、肾、胃、三焦等。临床实践中，胡珂教授在传统辨证论治基础上，强调整体观念，辨病与辨证相结合，重视调节气机升降，兼顾脾胃肝胆功能，临证不拘古法，灵活加减，屡获奇效。

（六）医案举隅

【案例一】

涂某，女，49岁，职员。2005年4月16日初诊。主诉：便秘多年。初诊：患者数年前即有便秘，具体时间难以明确。大便4~5日一行，干结难解，无明显便意，腹无胀痛，眼睑及双下肢水肿，腰痛，小便短少，舌淡边有齿痕，苔薄白，脉沉细。中医诊断：便秘，证属肾阳亏虚，水气不化。治法：温阳利水，化气生津。方药：拟真武汤加味。处方：制附片8g（先煎），白芍15g，白术10g，生姜3片，茯苓15g，防己15g，黄芪15g。7剂。

2005年4月22日复诊：服药后大便通畅，每日一行，水肿减轻，腰痛消失，尿量增加。处方：上方去防己，加猪苓15g，泽泻20g，连服15剂。大便通畅，水肿消除。停药后大便一直正常。有时水肿复发，但较轻，用上方仍效。

按：肠道的蠕动依赖阳气的推动作用。脾肾阳虚，阳虚生内寒，阳不化气行水，故有便秘、水肿同现。予真武汤加黄芪、防己，再合五苓散之意施之，便秘、水肿皆除。

【案例二】

范某，女，63岁，退休职工。2012年7月13日初诊。主诉：大便困难3年余。初诊：患者自2008年岁末起出现大便排出困难，2~4日一行，质软黏滞，有排便不尽感，肛门灼热。治疗多时，前医多从湿论治，以藿、佩、薏苡之辈芳化淡渗，少效。刻诊：大便2日一行，排便艰难，大便细软，黏滞不畅，便后腹部不适，肛门灼热，胃纳可，口干口黏，欲饮但不敢多饮，小便调。神疲乏力，全身沉重感，上半身汗多，动则加剧，气短，夜寐差，不易入睡。腰软，背部疼痛感，乏力，舌淡胖，边有齿痕，苔黄白腻，脉沉细无力。中医诊断：便秘，证属脾虚气弱，脾清不升，胃浊不降，兼夹肠腑湿热。治法：宗《灵枢·口问》中气不足，溲便为之变之旨。治以益脾升清，化湿降浊，佐以清热。方药：补中益气汤合平胃散加减。处方：黄芪30g，党参10g，白术10g，当归10g，防风10g，柴胡10g，升麻6g，黄连3g，苍术6g，葛根10g，炙甘草6g，白蔻仁10g。7剂。

2012年7月20日二诊：服上药症减。现症：乏力、全身沉重感减轻。腰软背疼痛，头晕，视物昏朦。自汗多，上半身汗出。大便2日一行，难解，解不尽感，稍黏滞，稀软便，口干，喜温饮，饮水多，矢气频，纳可，口中酸苦，眠可，夜尿2次。排尿无力。舌淡胖，边有齿痕，苔薄黄腻，脉沉细。处方：上方去苍术、葛根、防风，加川厚朴10g，槟榔10g，枸杞子12g。7剂。

2012年7月27日三诊：自觉乏力稍有好转，大便仍黏滞不畅，2~3日一行，解不尽感，矢气多，纳可。小便可，夜尿2次。自汗多，上半身尤甚，全身沉重感，腰软，夜寐差。舌淡红，苔薄黄，脉沉细无力。处方：黄芪30g，白术20g，党参15g，升麻6g，柴胡10g，当归10g，苍术20g，陈皮10g，厚朴10g，黄连5g，炙甘草5g，槟榔15g，生姜3g，大枣3g。7剂。

2012年8月3日四诊：大便量少，排便不畅，口干，咽干，咽喉不利，嗳气，小便不利、灼热。动则头汗出，齐胸而还，面赤如醉，头晕眼朦，前天曾眩晕欲仆。腰酸，精神不振，体力不支，极易疲乏，稍事劳作则气喘嘘嘘，汗出加重，白天思睡，夜卧不安，身不怕冷，反时觉烦热，四末温暖，舌体胖偏红，苔薄黄腻，脉沉弱，按之空豁若无。乏力神困，补气升提非但不应，反增气阳上浮之象。疑为肾阳衰惫，虚阳上浮。拟温肾扶元，潜纳浮阳法，方用潜阳封髓丹。处方：制附片15g（先煎50分钟），砂仁20g，炙甘草25g，黄柏10g，龟甲10g，白豆蔻10g。4剂。

2012年8月7日五诊：服上方诸症皆减。诉药后排出宿便尺许，大便成形、通畅，困顿乏力大减，头汗出少，小便正常。舌淡红略胖，苔灰黄，脉沉细紧。处方：上方黄柏改6g，龟甲改6g，加煅龙骨15g，煅牡蛎15g。7剂。

2012年8月14日六诊：寐差，入睡难，多梦易醒。大便2日一行，成形，夹不消化食物，小便正常，乏力减。上半身汗出，动则汗出。舌红，苔黄腻，脉沉细。处方：制附片15g（先煎50分钟），龟甲6g，砂仁20g，黄柏5g，肉桂6g，黄连3g，炙甘草25g。7剂。

2012年8月21日七诊：服上方后，睡眠改善，易入睡，多梦，自汗，动则汗出，乏力，纳可，目眵较多。大便1~2日一行，成形，黏滞。小便可。舌淡胖边有齿痕，苔薄白黄，脉沉细。处方：上方肉桂改3g，7剂。

2013年1月12日八诊：口苦偏干，寐少，肢软乏力，舌淡胖，苔薄黄，脉弱。处方：附片15g（先煎50分钟），干姜10g，葱白4根，炙甘草25g。5剂。

2013年1月18日九诊：服上方精神好转，寐改善，乏力好转。口干，晨起两颧红，头汗出，纳可，小便白，大便成形。舌质淡红胖，苔白，脉细沉软。处方：上方附片改20g，干姜改15g，炙甘草改30g，7剂。

2013年1月26日十诊：服上方精神明显好转。舌淡胖，苔薄少许腻，脉沉细。处方：上方干姜改10g，7剂。

按：此患者虽以便秘来诊，但周身上下表里病症颇多。论其病机概之为本虚标实。初诊时容易从中气亏虚与湿邪阻滞考虑，予以补中益气汤加理气化湿施之。服药后患者出现虚火上炎，阳不入阴之证。故转以投之潜阳封髓丹、四逆汤类方，潜阳归根，坎中真阳得以重建，阴寒自除，脏腑阴阳气血运行通畅，诸疾自愈。

八、腹痛

腹痛是指胃脘以下、耻骨联合以上腹部疼痛的病证。《症因脉治》云："痛在胃之下，脐之四傍，毛际之上，名曰腹痛。"俗称肚子痛。腹痛名称，最早记载于《黄帝内经》，《黄帝内经》开创了中医论治腹痛的理论先河。如《素问·气交变大论》云："岁土太过，雨湿流行，肾水受邪，民病腹痛。"《灵枢·五邪》亦云："邪在脾胃……阳气不足，阴气有余，则寒中肠鸣腹痛。"《灵枢·邪气脏腑病形》曰："小肠病者，小腹痛，腰脊控睾而痛，时窘之后。"《素问·举痛论》曰："寒气客于肠胃，厥逆上出，故痛而呕也……热气留于小肠，肠中痛，瘅热焦渴，则坚干不得出，故痛而闭不通矣。""寒气客于经脉之中，与炅气相薄则脉满，满则痛而不可按也，寒气稽留，炅气从上，则脉充大而血气乱，故痛甚不可按也。"《灵枢·上膈》曰："其痛在管内者，即而痛深。"《素问·举痛论》曰："血泣脉急，故胁肋与少腹相引痛矣……血泣在下相引，故腹痛引阴股……血泣不得注于大经，血气稽留不得行，故宿昔而成积矣。"《素问·平人气象论》曰："寸口脉沉而横，曰胁下有积，腹中有横积痛……脉盛滑坚者，曰病在外……脉滑浮而疾者，谓之新病。脉急者，曰疝瘕少腹痛。"阐述了腹痛的病位及其累及的脏腑经脉，腹痛的病机及脉诊对腹痛的诊断意义。

（一）腹痛的病因病机

腹痛病因病机主要是寒邪直中，虚寒凝滞，湿热内蕴，热结胃肠，饮食积滞，壅滞气机，气滞血瘀，肠络失荣。

1.寒邪直中，虚寒凝滞

外寒直中者，多因身受寒邪侵袭或过食生冷，其病急，腹痛较剧，伴腹胀便溏，呕而不欲饮食，脉多迟而紧。虚寒凝滞者，多因命门火衰，脾阳不足，脏腑得不到温煦而见疼痛隐隐，缠绵而剧，恶寒喜热，得温则舒，受寒或进食生冷则大便溏泻，手足厥冷，面色苍白，苔白而滑，脉沉迟。

2.湿热内蕴，热结胃肠

湿热蕴结者，多因平素饮食辛辣炙煿、肥甘厚腻之品，脾胃运化失常，气机阻滞不畅，郁久化热化火，而致热结胃肠；纳化呆滞则水湿内蕴，郁久化热，湿热互结而蕴结胃肠，症见腹胀腹痛，大便不通，或泄泻、便血，伴发热、心烦、口苦、咽干、小便黄赤，苔黄而厚腻，或苔黄燥，脉弦数。

3.饮食积滞，壅滞气机

多因饮食不节，食滞中焦，或宿食不化，脾胃纳化失常，气机郁滞不畅。症见上腹痞硬胀满而痛，拒按，恶心呕吐，反酸嗳腐，不思饮食，心烦不安，脉沉实而滑。

4.气滞血瘀，肠络失荣

以气滞、气郁、气逆、瘀血阻滞肠道经络，导致肠腑失于濡养为主。症见腹胀腹痛，痛有定处，呈持续性，在上则嗳气反酸，呕吐呃逆；在下则少腹胀痛，泄泻，便血。

一般而言，腹痛尤其是急性腹痛，早期正盛邪轻，以气郁、气结相兼多见；中期正盛邪实，正邪相争剧烈，常以结、热、瘀三者互相兼夹转化为主；甚者，由于热、结、瘀互结不散，以致血肉腐败，熟腐成脓，热毒炽盛，深入营血，而致厥证；晚期正虚邪实，常呈瘀热或瘀结之邪内陷，同时兼见耗阴损阳之候。

气机郁滞三焦，肠腑经络不通，常有腹胀、腹痛或窜痛，伴有恶心、呕吐、嗳气，由脾胃肝胆气机郁滞所致。本病既可气郁互结，亦可气郁化热，可兼热证，或气滞血瘀，可兼瘀证。常用行气、降逆、消导、化湿、化瘀以治之，达到理气降气、开郁散结、气行血行的目的。

实邪结聚腹中，除腹部胀痛、拒按、恶心、呕吐、泄泻、下血、苔厚脉实等实结证候外，可兼有食滞、气滞、瘀血、实热、湿热、湿浊、寒实等实邪结聚的证候。实邪结聚可由气机郁滞转化而成，或因食、热、湿或寒邪直中入里结聚所致，并可与热证和瘀证兼夹或互相转化。如有痞、硬、燥、实证候出现，均提示有实邪结聚证存在。实邪结聚证当用攻下、泄热、导滞、逐寒等法，以达到去除有形实邪的目的。

实热内盛，热邪可由气郁化热而成，亦可因饮食不化，食积肠胃，导致肠胃积热，或湿邪蕴结化热所致，并常与郁、结、瘀证互相转化和兼夹。表现为发热，或寒战高热，或出汗，或烦躁，口渴喜饮，舌苔黄燥，脉洪数；或发热持续，汗出不解，渴不欲饮，腹胀腹痛，大便秽臭或便血，苔黄腻，脉濡数或滑数。常采用清热、泻火、解毒、凉血、清湿热等法，以达到清除实热之邪的目的。

血行瘀滞，疼痛剧烈，如刺如掣，或如绞如锥，部位固定，痛处拒按，皮肤、舌或见瘀斑，舌多紫暗，脉沉涩。瘀由气滞导致，或由无形之热与有形之结互相兼夹转化而致血瘀。其中以热、瘀互结，蕴结不散，血肉腐败，熟腐成脓，热毒炽盛，深入营血者尤为严重。多采用活血、祛瘀、排脓、消癥等方法，以达到活血化瘀的目的。

（二）腹痛的辨证

1.辨腹痛之表里

本病以急腹症之里证多见，且以里实热证居多。病邪大多直接入里，急剧发病，病情进展迅速，可见发热，甚至高热、腹痛、泄泻、便血等。或可兼见半表半里证，如寒热往来，心烦喜呕，口苦咽干，不欲饮食，舌边红，苔白，脉弦。多见于发病初中期，正盛邪实，正邪交争，各有胜负。早期或可见到表证，如恶寒、发热、恶风、全身不适。因病邪大多直中入里，故表证少见。

2.辨腹痛之寒热

（1）寒证：症见腹痛喜温，面色苍白，肢凉怕冷，口不渴或喜热饮，小便清长，大便溏薄，舌淡，苔白而润，脉迟。

（2）热证：症见腹痛喜冷，发热自汗出，口渴喜冷饮，面红，烦躁，尿短赤，大便急迫，或大便秘结，舌质或红或绛或紫，苔黄腻，脉洪数。

3.辨腹痛之虚实

（1）实证：症见腹痛有定处，有压痛、肌紧张，腹胀，无矢气，或矢气则舒，二便不利，皮肤发热，脉弦滑有力，苔黄。

（2）虚证：症见腹痛隐隐，时发时止，压痛、肌紧张不明显，疲倦少食，小便清长，腹泻，舌淡苔薄，脉沉细弱。

腹痛多由外感六淫、饮食不节、七情失调、气机郁滞、血脉瘀阻及虫积等因素引起，胡珂教授认为，在辨治腹痛过程中，首先需分清寒热虚实。腹痛拒按或不喜按多属实，或虚中夹实；喜按属虚；与按压无关者，多为气滞、肝脾不和。其主要病机为肝脾不调，寒气郁滞。脾主大腹，肝主胁肋、少腹，故腹痛多位于大腹，或连及胁肋、少腹。如《医学求是》云："腹中之痛，称为肝气……木郁不达，击而贼脾土，则痛于脐下。"说明腹痛与肝郁的关系密切。肝脾两脏，生理上相互为用，病理上彼此影响。脾主运化，又主升清，为后天之本，脾运化水谷精微，化生阴血，滋养肝体。肝主疏泄，主藏血，内藏相火，助脾健运，以血为体，以气为用，体阴用阳，为风木之脏、将军之官。患者或因饮食不节，恣食肥甘酒醴、辛辣炙煿、生冷瓜果，损伤脾胃，日久导致脾虚失运；或因情志伤肝，肝失柔和，气机疏泄失职，郁勃之气亢旺横逆，脾土受伐，而运化失职。肝木乖戾亢逆，克犯脾土，脾络不利，气血不和则腹痛。脾气虚弱，肝气更易乘势凌侮；脾失运化、升清之职，阴血化生无源，肝体少得涵养，肝用益加亢旺。另一方面，脾不运湿，湿困脾土，致木郁土中，也影响肝气之条达舒畅。

（三）治法与处方原则

腹痛病机演变的一般规律，通常是在脏腑和全身功能失调、抗病能力低下等内因的基础上又加之饮食不节、寒温不适等外因作用，首先使脏腑气机郁滞，通降失司而发病，继则导致气滞阻结，气郁化热或气滞血病，进而成为气机郁滞、实邪蕴结、实热或湿热内盛、血行瘀阻四个环节互相兼夹转化为病。

本病以肠腑病为特点，六腑的共同生理特点是以通为用，共同病理特点是不通则痛。因此，基本治则就是一个通字。六腑以通为和、以通为补，即是此意。

本病是实邪暴病，以发病急、病情重、变化快为特点，因此，祛邪是否及时有效，直接关系到疾病的转归。所以，祛邪乃急中之急，重中之重，尤其在早中期。根据其病位、病因、病机和基本证候等特点，以清、下、消、和、补五法为主。

1.清法

清法是通过泻火、解毒、凉血以清除体内热邪的治疗大法，用于实热或湿热证者，凡清热泻火、清热凉血、清热解毒、清热燥湿等的处方均属此类，并常与下法配合应用，以收速效。

2.下法

下法是使体内停滞的有形实邪从大便而解的治疗大法，用于里实结聚的结证，凡导滞、泄热、清肠、逐瘀的药物方剂均属此类。根据方药药力强弱有峻下、缓下之分；根据药性不同有寒下、温下之别。一般常用于以下情况：

（1）泄热：用于实热结聚者，攻下实热，多用峻下、寒下，但药力不宜过猛，得利即可，并常与清法配合运用，以加强清热作用。

（2）导滞：用于有形之食水邪气聚结于肠腑，当用泻下实结，开结通下，根据实结的性质不同而用寒下或温下，对肠内积液多者还需攻逐水饮，得快利后方止。

（3）润肠：用于肠中燥屎停滞、津液亏虚者，滋阴润肠药当和行气、活血药配伍使用。

3.消法

消法是通过消散、软坚、祛瘀、化积等作用，以去除体内食滞、瘀血、结聚等有形之邪的治疗大法。凡活血、祛瘀、排脓、消导的药物方剂均属此类。因血瘀证常与郁、热、结三证相互转化兼夹，常与理气、清热、泻下等法配合运用，恢复期则常与补法配用。

4.和法

和法是通过调理脏腑，协调脏腑之间的功能，或调和表里三焦以解除病邪的治疗大法，用于脏腑功能失调的病证。凡疏肝、行气、开郁、降逆、和胃、化湿及和解寒热的药物方剂均属此类。其临床表现伴有寒热往来、胸胁满闷、食少欲呕等少阳证者，应配用和解法。

5.补法

补法是运用补益方药恢复正气的治疗大法，用于各种原因造成的脏腑气血阴阳虚弱诸证，主要用于本病的恢复期或手术后。运用补法时，当辨清阴、阳、气、血虚损之所属而调之。

（四）腹痛辨治选方用药

1.清法

清法即清解火热之法。气郁化热者，当清热泻火，常配合理气开郁药，常用石膏、知母、金银花、连翘等，结合厚朴、枳实、枳壳、佛手等；熟腐成脓者，应配合化瘀排脓药，常用桔梗、芦根、败酱草、冬瓜子、赤芍、桃仁等；热毒炽盛，甚至迫血妄行，或伴严重感染者，应清热凉血，常用金银花、连翘、蒲公英、紫花地丁、赤芍、牡丹皮、生地黄、大黄等；湿热蕴结者，应予苦寒燥湿或清热利湿药，常用黄连、黄芩、黄柏、栀子、龙胆草、茵陈等；热重而津竭液枯，如高热伤阴者，不能单用苦寒清热药，而应配合甘寒养阴清热药，常用石膏、知母、牡丹皮、生地黄、玉竹、石斛、赤芍等。

2.下法

下法即通腑泻下之法。根据泻下药力强弱分峻下和缓下。根据药性不同分寒下和温下。

（1）泄热：实热结聚胃肠者，当攻下实热，多用峻下、寒下，常用大黄、芒硝、番泻叶、黄连、黄芩等，常与清法配合运用，以加强清热作用。泻下药常配用枳实、厚朴等行气药以加强通下作用。

（2）导滞：饮食水饮积聚胃肠者，当泻下实结，开结通下。饮食积滞者当消食导滞，常用山楂、麦芽、神曲、莱菔子等。水饮积聚者，当攻逐水饮，严重者可用大戟、甘遂、芫花配合大枣，以取十枣汤之意，中病即止；程度和缓者，常用桂枝、茯苓、白术、干姜、泽泻、椒目等温化水饮。

（3）润肠：肠道津亏，大便干涩难下者，常用生豆油、生菜籽油、郁李仁、火麻仁、蜂蜜等润肠通便。

3.消法

瘀血结聚于胃肠之间者，当活血散结止痛，常用川芎、延胡索、郁金、蒲黄、五灵脂、乳香、没药；化瘀消坚，轻者常用桃仁、红花，重者常用三棱、莪术；祛瘀排脓常用穿山甲、皂角刺；消食导滞常用神曲、山楂、麦芽、莱菔子。

4.和法

肝胃或肝脾不调者，当用调和肝脾、调和脾胃的药物，调和肝气常用柴胡、香附、郁金、川楝子、青皮、香橼；调和脾胃气机常用枳实、枳壳、厚朴、莱菔子、陈皮、砂仁、白蔻仁、藿香、紫苏梗；行气止痛常用延胡索、木香、乌药、香附；降逆和胃常用半夏、竹茹、旋覆花、沉香；清解肝热常用柴胡、黄芩、青蒿。

5.补法

脏腑阴阳气血亏损者，运用补法时，当辨清阴、阳、气、血和脏腑所属分别调治。阴伤者滋阴养血，常用太子参、西洋参、玉竹、石斛、麦冬、生地黄、阿胶、白芍、熟地黄等；阳虚者补气温阳，常用黄芪、炙甘草、干姜、制附子、荜茇、吴茱萸、丁香等。脏腑以调补脾胃为要，常用党参、炒白术、茯苓、干姜、炙甘草、砂仁、木香等。在调补脾胃时需配用芳香醒脾和消食化滞药，忌用大量参、芪等呆滞药，免得壅滞气机，滞脾碍胃。

腹痛进展急剧者，则可能导致阴阳气不相顺接而致厥证。由于热、结、瘀互结不散，以致血肉腐败，熟腐成脓，热毒炽盛，深入营血，而致阴阳气不相顺接之厥证。若一旦出现热深厥深之厥证，则应果断采用中西医结合，手术与非手术疗法辨证对待的治疗原则来制定全面治疗方案，以免进展为脱证。

胡珂教授在选方治疗方面颇具特色。他认为，腹痛尤其是慢性腹痛、发作性腹痛，以肝脾不调、气血不和最为多见。《金匮要略·妇人杂病脉证并治》云："妇人腹中诸疼痛，当归芍药散主之。"临床只要属肝脾、气血不调之腹痛，不论男妇，当归芍药散皆可用之；证之临床，慢性腹痛又多兼有寒凝脉络，气机郁滞，郁而化热。胡珂教授以当归芍药散为基础方合《金匮要略》之薏苡附子散加小茴香、黄连，拟归芍止痛方。他认为，仲景用薏苡附子散治寒湿凝闭，脉络拘急之胸痹缓急，取附子温阳散寒止痛，薏苡仁利湿，舒缓拘挛之筋脉。无郁热者去黄连，寒甚者加肉桂、吴茱萸、花椒、高良姜等散寒止痛之品。

虚人腹痛，气血不足，阴阳亏虚者用小建中汤。患者腹痛，反复发作，余无所苦，舌淡红，苔白，无明显热象，脉较细者，为营卫不足，脾络不和，予桂枝加芍药汤以调补营卫，和络缓急；肝旺乘脾，脾络不和，亦可用本方，取大剂量白芍柔肝缓急；若腹痛不喜按，或按之痛加剧，甚至拒按，大便不畅者，乃在以上病机基础上兼有实邪，用桂枝加大黄汤虚实兼顾。腹痛而伴四肢厥冷，易生冻疮，妇人常伴痛经，脉弦细者，用当归四逆加吴茱萸生姜汤治之。腹痛而兼腹部隆起聚块，或走动，或固定，痛缓矢气后包块自散，伴脾寒证候，为脾虚寒气凝滞，予大建中汤治之。腹痛而肠鸣，呕吐，舌淡苔白腻者，附子粳米汤治之。腹痛痉挛，发则四肢厥冷，舌淡脉细无力者，多选芍药甘草加附子汤，以芍药甘草汤缓急止痛，附子温阳散寒止痛。对于肝脾不调，寒热失和，或伴风木不宁者，腹痛较剧，部位走窜不定，无明显压痛，伴肠鸣腹泻，腹痛即泻，便意急迫，舌质淡红，苔黄白腻或黄白相兼，脉沉弦无力或弦细者，予乌梅丸酸敛息风止痛，平调寒热，方中当归可改白芍，另加木瓜酸柔泻肝，舒缓脾络，缓急止痛。

实证腹痛，腹痛以脐为中心，不大便，腹痛，伴实热证者用大、小承气汤；胀满为主者用厚朴三物汤；腹胀痛甚不大便，又伴有汗出恶风（不拘泥于自汗盗汗），脉不甚有力，或兼外感风寒者，为里实表虚，用厚朴七物汤。心下、胁痛及腹部俱实痛者，用大柴胡汤或根据情况合用小承气汤；腹痛拒按，痛甚而面白肢厥，脉滑弦而实者，为寒凝大肠糟粕，腑气不通，予大黄附子汤温下治之。

（五）医案举隅

张某，女，40岁，2010年10月12日初诊。主诉腹痛、腹泻、解黏液血便2年余。2年前无明显诱因出现腹痛、腹泻，解黏液血便每日5~6次，症见里急后重，乏力，纳差。到某医院经肠镜检查结果为乙状结肠黏膜有溃疡性改变，诊断为溃疡性结肠炎，予西药为主治疗，症状缓解，后因惧怕西药副作用，便求治于中医。诊查：左下腹疼痛不适，大便日行4~5次，质稀以黏液血便为多，纳差，口淡，神疲乏力，舌淡红胖边有齿痕，苔黄白厚腻，体质偏瘦，脉弦细，重按较软。辅助检查：血常规 Hb 67g/L，大便常规红、白细胞（++），肠镜示溃疡性结肠炎。西医诊断同上。中医辨证为肝脾不和，气血不和，湿热蕴肠。治以调和肝脾，益气养血，清利湿热，用当归芍药散加减化裁。处方：当归10g，白芍30g，川芎6g，白术15g，茯苓15g，泽泻10g，党参15g，败酱草15g，黄连10g，木香6g。3剂，并嘱患者清淡饮食。服药后腹痛、神疲乏力有所好转，大便每日解3次，便质未变。腹痛等症状大有改善，大便溏烂带黏液，血量减少，纳食略增，上方加减化裁。后又就诊6次，症状体征消失，治疗3个月后复查肠镜，报告提示：结肠及直肠黏膜大致正常。

按：此患者为溃疡性结肠炎，其病因病机复杂，往往迁延不愈，不同于普通的肠胃炎。溃疡性结肠炎属中医学腹痛、泄泻、肠澼范畴，病位在胃肠，病机为湿热阻滞肠道。湿邪黏滞，阻滞气机，气机郁滞容易化热，热盛则易迫血妄行。治法当清热化湿，和血调气。湿邪得去，气血自然安和，诸症自消。

九、大肠癌

大肠癌包括结肠癌和直肠癌，是最常见的消化道恶性肿瘤之一。世界范围内其发病率居于恶性肿瘤的第3位，死亡率位居第5位。近年来大肠癌发病率仍不断上升，具有起病隐匿、早诊率低、转移复发率高、生存期短的特点，严重威胁人类健康。大肠癌早期症状不明显，或仅感轻度不适、消化不良、大便潜血；随着癌肿发展，逐渐出现大便习惯改变、腹痛、便血、腹部包块、肠梗阻等，或伴贫血、发热、消瘦等全身症状。中医学中无大肠癌之病名。《仁斋直指方论》首次提出癌这个概念，言："癌者，上高下深，岩穴之状，颗颗累垂，裂如瞽眼，其中带青，由是簇头，各露一舌，毒根深藏，穿孔透里。"根据大肠癌的症状和体征，可将其归属于中医学肠溜、肠覃、积聚、癥瘕、肠澼、脏毒等范畴。

（一）大肠癌的病机阐析

1.大肠癌的总病机是邪盛正衰

大肠癌并非是一个局限性的疾病，而是一种全身性病变。产生的根本原因是先天不足，脏腑本虚。其病机总离不开邪盛正衰、阴阳失调、气血失常、脏腑功能紊乱的变化规律。

《素问·刺法论》曰："正气存内，邪不可干。"《素问·评热病论》曰："邪之所凑，其气必虚。"脏腑功能正常，气血调和，正气旺盛，卫阳固密，则病邪难侵，人身安泰。正气虚弱，抗邪能力低下，邪毒积聚，则癌病丛生。正气不足贯穿于恶性肿瘤的始终，大肠癌也不例外。《医宗必读》曰："积之成也，正气不足，而后邪气踞之。"指出积聚的形成是先有正虚，后有邪实。《诸病源候论》曰："癥瘕病者……虚劳之人，脾胃气弱，不能克消水谷，复为寒冷所乘，故结成此病也。"同样阐释了癥瘕正虚邪实的基本病机。当外感六淫、内伤七情等侵袭机体，浊邪停聚，若正气充实，驱邪外出，则癌毒难生，即使发生，机体正气来复，也能及时清除，使癌邪消散于无形。若正气亏虚，阴阳失调，抗邪无力，不能及时驱邪外出，致使浊邪停滞体内，久久积聚，酿生癌毒，致生癌肿。

2.气血阴阳失调，脏腑功能紊乱，湿热痰瘀毒久稽互结成形

先天禀赋不足或外感内伤病邪为害，导致机体阴阳失调，脏腑功能减弱，气血津液生成、转化、排泄障碍，聚生水湿、痰饮、瘀血等病理产物。这些病理产物又成为致病因素，加之个人正气不足、脏气本虚、体质耐受及脏腑易感性不同，则容易择地、择时、择人、择位聚生邪毒，酿生肿块。

在大肠癌肿形成的过程中有三个关键条件：一是体质的易感性，二是瘀毒的存在，三是地域相关性。就体质和地域而言，临证中我们发现，阳虚质、血瘀质、气虚质的患者明显更多，辨证分型中以湿热型最常见。这与国民生活习惯，饮食结构，遗传或性格，以及年龄密切相关。我国两广地区气

候炎热，以湿热为主，湿热之邪侵袭，留恋不去，人们饮食或服药又多偏寒凉，过度耗损阳气，故多见阳虚体质。先天性格使然或受后天身心压力的影响，烦、忧、疑、惊、郁已成为当今许多疾病的核心，情志不舒，气血不畅，或因久病必瘀，许多人尤其脑力劳动者中血瘀体质的人也较多。而久病或年老气血虚弱也多见气虚体质。早期外邪侵袭，内伤为祸，脏腑功能尚未受损，变化不大，但因正虚邪恋，此时开始酿生瘀毒，此后随病情进展，瘀毒逐渐加重。这里所说的瘀毒特指可衍生恶性肿瘤的某些特殊毒邪，其存在是恶性肿瘤形成的重要因素，也是恶性肿瘤不同于其他疾病的根本所在。瘀毒久踞，郁而化热，湿热瘀毒蕴结，搏结大肠，肺癌进一步发展、生长。而且瘀毒、湿热日久与正气持久抗衡，耗伤正气，因此会出现气血阴阳亏虚等证候。实为因虚致积，因积更虚的连贯循环过程，其中，瘀、毒、湿、热成为大肠癌进展的关键因素。

（二）大肠癌的辨治思路

1.扶正当贯穿大肠癌治疗的始终

机体正气亏虚是大肠癌发生的根本原因。正虚或因于六淫所犯，或因于情志内伤，或因于饮食伤脾，或因于劳逸失度，或因于年老久病，劫伤气血阴阳，损伤正气，故使正虚邪恋，邪恋正虚。发病后手术、放化疗等也伤正，更应扶助正气。《黄帝内经》云："有胃气则生，无胃气则死。"脾胃为后天之本，运化正常，气血津液、阴阳之气化生有源，正气充足，则自可抗癌、抑癌、带瘤生存，提高生活质量，延长生存期。因此，治疗过程中当始终不忘顾护脾胃之气。方药以四君子汤加黄芪为主方。兼胃阴不足者，用陈瑞春的加减异功散为主方，适加黄芪及石斛等益胃养阴之药。针对致虚病因及全身气血阴阳偏损，可酌情选用八珍汤补益气血，左归丸滋补阴血，右归丸温肾扶阳。

2.辨清正虚邪盛程度，分期论治

（1）早期健脾益气，调护正气，正复邪自消：大肠癌虽病在大肠，但与脾关系紧密，其中机理涉及脾虚湿困、气机壅塞和阴阳失调。正如《景岳全书》曰："凡脾胃不足，及虚弱失调之人，多有积聚之病，盖脾虚则中焦不运，肾虚则下焦不化，正气不行则邪滞得以居之。"脾为后天之本，运化水谷精微。脾胃虚弱，水谷不化，或因饮食不节，过食肥甘厚腻，嗜食生冷瓜果等，脾阳阻遏，寒滞胃肠，终致脾失健运，水湿内生，聚而为痰，滞留肠道，阻碍中焦气机；痰湿蕴久化热，湿热瘀毒乘虚下注大肠，损伤肠腑血络，腑气不通，毒聚成痈而致癌肿。湿热蕴结中焦，日益顽固，蒸津炼液，耗伤中阳，此时正气已伤，阴阳失调，脾胃更损。

大肠癌早期因外邪侵袭、饮食所伤、情志不遂等因素致使瘀毒酿生潜伏，脾胃受损，此期病程尚短，脏腑功能受损不重，脾胃虚弱，表现为神疲乏力，面色萎黄，食少纳呆，时腹胀，排便无力或不畅，舌淡有齿印，苔薄白，脉缓。用加味四君子汤加减，常用党参、茯苓、白术益气健脾、扶正祛邪，黄芪益气托毒，白扁豆健脾运湿，厚朴、大腹皮下气除满，鸡血藤行气活血，炙甘草调中。若脾虚气滞，肠道气滞不畅，肠鸣辘辘，自觉腹中攻积走窜，矢气少，或兼嗳气，用香砂六君子加减或加旋覆花、赭石、槟榔、枳实等行气降逆；若肝郁脾虚，合用逍遥散加减；若脾虚湿盛，寒湿阻滞，大便溏泊，怕冷，苔白腻，以参苓白术散加减为主方，或加小茴香、生姜、草果、佩兰等以温中散寒，行气化湿。

（2）中期攻邪消癌，扶助正气，邪退正进，正进邪退：各种致病因素深入侵犯，使得机体阴阳失调，脏腑气血功能障碍，从而引起气滞、血瘀、痰凝、湿聚等各种病理状态的发生。瘀毒久踞，郁而化热，进一步发展加快癌肿的进展，此为中期，以湿热内蕴为多，表现为腹部阵痛，下利赤白，气腥味臭，肛门灼热，里急后重，伴胸闷脘痞，恶心纳差，肢体困重，口苦口干，烦闷易怒，失眠，小便短赤，舌质红，苔黄腻，脉滑数。此时邪气壅盛，患者情况一般较好，正气尚耐攻伐，主治以清利湿热、解毒消痈。可用槐花地榆汤合白头翁汤速攻贼邪，常用白头翁、金银花清热解毒、凉血止痢，黄连、黄柏清热解毒、燥湿厚肠，槐花、地榆凉血止血，秦皮收敛止血，芍药养血和营、缓急止痛，草果、厚朴、槟榔行气导滞化湿，蒲公英消肿散结、清热利尿，海藻、昆布软坚散结。若邪热上扰，心烦失眠明显，加焦栀子、淡豆豉清热泻火，除烦安神；热盛血瘀者，加赤芍、生地黄、牡丹皮、七叶一枝花等凉血活血，解毒消肿；热结便秘，用当归龙荟丸或加大黄、芒硝、生白术等清热通便，消瘀散结；湿热熏蒸，困遏中焦，身目鲜黄，腹大坚胀，选用茵陈、栀子、连翘、垂盆草、车前草、滑石、苍术等行气化湿、清热退黄。

此期邪气再进，正不胜邪，开始出现气血亏损的明显证候，表现为形体消瘦，大肉尽脱，便溏下血，或有腹部刺痛、腹内结块，头晕目眩，面色萎黄，唇甲色淡，气短自汗，恶风，食少纳呆，舌质淡暗，苔薄白，脉沉细或涩。此时正气大亏，不耐攻伐，应以扶正为主，当以八珍汤合当归补血汤加减补益气血，常用黄芪益气固表、补气生血，人参、熟地黄益气养血，白术、茯苓健脾渗湿，当归、白芍养血和营、滋阴敛阳，川芎活血行气，炙甘草益气和中，赤石脂、三七、牡蛎止血定痛、消肿散结。若为术后腹胀、便秘，可加用白术、木香、枳壳、莱菔子、薏苡仁等调气通便；胃纳不佳，不思饮食，呕恶，加生姜、半夏、炒麦芽、焦六神曲、焦山楂等和胃降逆、开胃消食；兼有湿热者，加半枝莲、忍冬藤、夏枯草等清热解毒散结；瘀血明显者，重用当归、三七，加桃仁、红花、大血藤等养血活血、散瘀败毒；面目肌肤淡黄，晦暗不泽，腹大胀满，如囊裹水，加桂枝、干姜、茵陈、苍术、草果等温中利湿退黄。

（3）晚期扶正为主，延迟邪毒胜正：晚期邪毒已深，癌肿顽固，此时正气大伤，且病及下元，肾阴肾阳受累，伤及根本，变证迭起，多见肝肾阴虚、脾肾阳虚等虚实夹杂证候。阴阳两亏，阴寒邪毒更聚，瘀毒、痰凝、湿热等病理产物更加滋生，相互作用，聚而成形，留滞不去，交结而生癌毒，这也是肿瘤生长、复发、转移的关键。

久病瘀毒酝酿成熟，内阻于腑，此时大肠气机不畅，瘀毒蕴结，损伤脉络，临床表现为腹部刺痛、拒按、腹块坚硬不移，黏液脓血便，伴面色晦暗，肌肤甲错，口唇紫暗，神疲乏力，口中黏腻，或小便不利，舌质暗红或有瘀点瘀斑，脉涩。治当扶正化积，祛瘀解毒。用加味四君子汤合桃红四物汤加减，常用党参、茯苓、白术益气健脾，当归、赤芍养血活血，桃仁、红花破血化瘀消癥，五灵脂化瘀生新，蒲黄化瘀止血、通利小便，川芎活血行气、调畅气血，大血藤、败酱草清肠解毒。若少腹肿痛较剧者，用少腹逐瘀汤以化瘀止痛；气滞血瘀明显，胁肋胀痛，可加香附、川楝子、延胡索、赤芍等以行气止痛、活血消瘤；兼寒凝血瘀者，加炮姜、艾叶、小茴香等以温经散寒；毒热壅盛，身热心烦，加金银花、藤梨根、白花蛇舌草、鸦胆子等清热解毒；恶心呕吐，加陈皮、竹茹、半夏等和胃止呕；瘀结水留，脘腹坚满，青筋显露，可加三棱、莪术、大腹皮、泽兰等行气消胀，化瘀利水。

久病耗伤精血，又有湿热瘀毒稽留劫伤阴液，导致肝肾亏损，精血不足，尤其是术后、化疗后表现为消瘦乏力明显，持续便血，血细胞下降，腰酸膝软，失眠健忘，头昏耳鸣，或有便秘，小便短赤，五心烦热，烦躁易怒，盗汗颧赤，口苦咽干，舌体瘦小，舌质红绛而少苔或剥苔，脉弦细。施以大补阴丸合知柏地黄丸加减益肾填精、滋养肝肾，佐凉血解毒，常用熟地黄、龟甲益髓填精、大补真阴、壮水制火，菟丝子、女贞子、覆盆子滋养精血，黄柏、知母清热泻火、滋阴凉金，山茱萸补养肝肾，茯苓、泽泻淡渗泄浊，牡丹皮清泄虚热、凉血散瘀，墨旱莲、仙鹤草补虚解毒、凉血止血，鳖甲养阴清热、软坚散结。若术后阴虚为主，津液亏乏，口渴咽干，便秘，可用增液汤合沙参麦冬汤加味养阴生津、清热润燥；热毒炽盛，肿痛明显者，酌情选用大血藤、菝葜、苦参、白毛藤等清热解毒消肿；瘀象明显，加赤芍、丹参、地鳖虫、穿山甲等活血消肿破结；午后或夜间低热，加玄参、生地黄等滋阴养精，银柴胡、地骨皮、知母、秦艽清退虚热；腹大胀满或见青筋暴露，加猪苓、玉米须、滑石等清热利湿消肿。

阴损及阳，脾肾阳虚，精血亏损，表现为腹痛绵绵，喜温喜按，完谷不化，五更泄泻，便下暗血，或泄泻与便秘交替，伴面色苍白，畏寒肢冷，神疲乏力，少气懒言，食少纳呆，口淡无味，或见肢体浮肿，腰酸膝软，舌淡胖大或有齿痕，苔白，脉沉弱。治疗当以温补脾肾，扶阳消瘤为本，可用附子理中汤合四神丸，常用附子、补骨脂、淫羊藿温补真阳、益火扶土，干姜、吴茱萸温脾散寒、扶阳抑阴，人参、白术、炒薏苡仁补气健脾化湿，五味子温肾涩肠，甘草缓急止痛。若脾虚湿盛明显，合用参苓白术散；肾阳不足而致病者，重用附子，加用巴戟天、菟丝子、益智仁等温肾助阳；下血较多者，加阿胶、炮姜、蒲黄炭养血温阳、散瘀止血；便秘者，加瓦楞子、牛膝、肉苁蓉、枳壳等软坚散结、润肠通便；阳虚血瘀，加用桂枝、丹参、郁金等散瘀消瘤；中阳不振，寒湿阻滞，肝胆失于疏泄，身目俱黄，晦暗如烟熏，加茵陈、茯苓、泽泻、猪苓等利湿退黄。

（三）结语

大肠癌本虚标实，正气不足是病之本，瘀毒、湿热是病之标。其发病与外感内伤、饮食劳逸等密切相关。外邪客体，风寒湿热凝结，搏于脏腑气血，正虚邪恋，邪恋正虚，成为大肠癌发病的基础。《素问·阴阳应象大论》曰："水谷之寒热，感则害于六腑。"饮食不调，六腑易病。酒食无度、恣食生冷、嗜食膏粱厚味等，伤及脾胃，脾失于健运，易聚湿生痰，郁而生热，湿热乘虚下注，搏结于大肠而为患。《济生方》曰："忧、思、喜、怒之气，人之所不能无者，过则伤乎五脏，逆于四时，传克不行，乃留结而为五积。"情志过极时，导致气机逆乱，脏腑功能失常，气血津液的运行发生障碍，气滞血瘀，湿聚痰生，若机体正气不足，难以祛邪，使之消弭于无形，久则势必成块，聚生癌肿。劳逸失度，耗损气血津液，脏气更虚，六淫易感，浊邪易犯，久踞不去，酿生癌毒。因此，大肠癌的诊治应该防治并举。一方面，因其发病过程漫长，多数患者出现明显临床症状，身感有恙或病理检查明确诊断时已为中晚期，因此，未病之时应先防，注意调摄饮食、调畅情志、劳逸有度、虚邪贼风避之有时。另一方面，正气虚弱是大肠癌发病的根本，并且随着病情的发展，湿毒瘀滞等邪气愈盛，加之手术、放化疗等也耗伤正气，以及部分医家用清热解毒、活血化瘀等法攻伐太过，使患者脾肾愈虚，正气日下。可以认为，脏腑虚弱、正虚无力抗邪是肿瘤复发转移之根本。因此，对于已发病或术后、放化疗后的大肠癌患者，在治疗时应充分注重扶助机体正气，顾护脾胃之气，增强机体抗邪能力，标本兼顾，祛邪寓于扶正之中，以防癌瘤转移复发，谓之已病防变。

大肠为六腑之一，属阳明经，多气多血，以通降为顺。因此，正气不足、气机不畅、瘀毒凝滞往往是大肠癌患者的共有特征。所以，临证还当扶正祛邪，以通为要，各证型中始终不离补虚扶正、调畅气机的原则，再根据辨证病机，当清则清，当利则利，当温则温，当下则下。在用药时，应特别注意苦寒清热、解毒抗癌及滋阴填精药的应用。因清热解毒药，尤其是毒性抗癌药，如白花蛇舌草、菝葜、藤梨根、半枝莲、鱼腥草、蒲公英、山慈菇、八月札、天龙、蜂房等，易苦寒败胃，最伤阳气，不应过用、久用，中病即止。填精药如熟地黄、阿胶、补骨脂、菟丝子、女贞子、枸杞子等多味厚滋腻，少少予之，以免腻膈碍脾，影响运化，若佐运脾行气之品益佳。

十、脂肪肝

非酒精性脂肪性肝病（nonalcoholic fatty liver disease，NAFLD）是一种与胰岛素抵抗和遗传易感密切相关的代谢应激性肝损伤，包括非酒精性单纯性脂肪肝、非酒精性脂肪性肝炎及其相关的肝纤维化、肝硬化。单纯性脂肪肝作为NAFLD的一种病理类型，属早期可逆性病变，临床以肝内脂肪沉积过多、生化或影像学、病理改变为特征。轻者多无临床表现；中重度者可有倦怠乏力、食欲不振、恶心、呕吐、肝区或右上腹隐痛等。据此，中医学将脂肪肝归属于胁痛、肝痞、肝癖、积聚范畴。

（一）脂肪肝的病机阐析

1.脂肪肝的总病机以脾虚土壅为本

脾失运化是脂肪肝发生及病程进展的关键，气化失司则贯穿于整个疾病过程。基于脂肪肝脂质沉积、浊邪内聚的特点，可从膏浊理论来阐释其病理过程。膏浊病名来源于《黄帝内经》。膏，即膏脂；浊，即浊气。《灵枢·卫气失常》中把肥胖分为膏人、肉人、脂人三型，膏人被描述为䐃肉不坚，皮缓者……膏者其肉淖，而粗理者身寒，细理者身热……膏者，多气而皮纵缓，故能纵腹垂腴。"浊"来自《灵枢·逆顺肥瘦》，曰："此肥人也。广肩腋，项肉薄，厚皮而黑色，唇临临然，其血黑以浊，其气涩以迟。"膏浊病的发生发展是由膏人到膏浊病，再到脏络受损三个阶段组成。正常情况下，膏脂为人体的精微物质，可滋养人体。病理状态下，由于过食肥甘或运动过少等，脾运失健，膏脂等精微物质在组织或内脏堆积过多，不能经代谢供生命活动需要，这种过度的中间产物不被利用又不得排出，成为浊质蓄积体内为害。如同泥沙淤阻河床，滞涩水流，更易蓄留杂物，日久恶变腐败，清泉也变浊流。在机体日久则导致腹型肥胖、脏络受损（如脂肪肝），终致心、脑、肾、下肢大血管等脏腑、脉络受损，形成各种变证。此中均涉及膏浊病的范畴，与西医学所称的代谢综合征密切相关。

具体而言，脂肪肝的发生及进展中存在着一定的病机演变规律。首先，谷气过旺，脾胃纳化水谷精微之力强盛，加之消耗不足，导致膏脂精微凝结蓄积于体内，引发血脂升高及脂质代谢紊乱，是脂肪肝形成的始动病机环节；继而负荷过重，损伤脾胃，脾之气化相对不足，散精不全，不能将膏脂精微转化为能量和热量供给机体生命活动需要，因而膏脂等精微物质过度蓄积于肝细胞成为膏浊，是脂肪肝形成的病理基础；再者，脾虚可致气化失司，散精不利，使原系水谷精微之膏脂转变为病理之脂浊，而脂浊又必然加重脾气化散精的负荷，由此进一步加重脂肪肝的病程。

2.湿热痰瘀互结，痹阻肝脏脉络是脂肪肝的病理关键和致变之源

脂肪肝之病因与饮食内伤、劳逸失度、情志失调、年老肾虚及他病迁延等有关。各类致病因素导致脾失健运，脾虚不能运化水湿，继而痰浊内生，遏阻气机，气滞血瘀，瘀阻肝络，肝体用失调，前期病情尚轻，造成脂类物质在肝细胞内堆积，形成肝脏第一次受损的发病基础。痰浊内阻，久郁化热，

热酿成毒，毒损肝络，肝体用失调，病情渐重，致使脂肪酸氧化增强，进而出现氧化应激和脂质过氧化的肝脏再次受损。

李中梓曰："脾土虚弱，清者难升，浊者难降，留中滞膈，瘀而成痰。"在上述过程中，以脾虚土壅为本导致的痰浊、瘀血不仅是病理产物，更是进一步导致变证、坏证的原因。病理之脂浊瘀蕴而化热，或直接与热邪相合，形成痰热、瘀热，痰瘀郁热，积损肝络，变生他证，发展为脂肪肝相关的肝纤维化、肝硬化甚至肝癌，成为脂肪肝进展的病理关键及预后转折点。

（二）脂肪肝的辨治思路

1.健运中州，助脾散精为总治则

脂肪肝虽病位在肝，但其病之本在脾。肝脾生理病理紧密联系。首先，肝木畅达中州，助脾胃运化。《医学衷中参西录》曰："人之元气，根基于肾，萌芽于肝，培养于脾。"脾土之运化水谷，全赖肝木之升发疏泄，而后才能运化畅达健运。故曰"土得木而达"。脾气得肝气疏泄，则运化水谷功能正常；肝气失和，脾运不得肝气之调畅，则易见肠胃功能失常的症状。其次，肝脾在气机调节方面关系密切。肝气疏通、发散，脾胃是全身气机升降之枢纽，斡旋于五脏六腑之间，共同维持气机的运行。再者，肝脾二脏功能互用。脾主运化，为气血化生之源，脾气旺，生血充足，肝有所藏，藏血充足以遂其条达之性。《素问·经脉别论》曰："食气入胃，散精于肝，淫气于筋。"脾胃运化水谷，将精微输送达肝，滋养筋络。脾胃运化散精不利，则肝失所养，疏泄失常。肝脾气机壅塞，经络不通，则浊邪内生。故治疗关键当健脾化浊。《金匮要略》曰："见肝之病，知肝传脾，当先实脾。"非指单纯补脾，而是以运为健，补中有疏通之意，尤须注重脾气升清，常以补中益气汤或参苓白术散加减健运脾胃，散精利浊。

2.补虚泻实，调畅气血津液，分阶段论治

（1）疏肝健脾，脾健土疏，气畅浊消。当今社会变化迅速，不少人心理压力大，忧思郁怒成为常态。肝气郁结或肝阳上亢，木旺侮土，肝脾同病。李中梓《内经知要》释曰："木旺侮脾，脾伤则不化谷而飧泄。"当肝郁脾虚，常表现为肝区胀痛，心情抑郁不舒，伴脘腹痞闷，乏力，纳差，便溏不爽，干稀不调，舌淡苔薄，或有齿痕，脉弦或细。治当疏肝解郁，健脾消浊。用柴胡疏肝散或逍遥散加减治之，常用柴胡、香附疏肝解郁，川芎、枳壳行气宽中，厚朴下气消痰，当归养血活血，白芍柔肝止痛，陈皮、茯苓、白术

健脾利湿，山楂开胃健脾化浊，炙甘草调中。当肝郁化火或肝阳上亢，目赤口苦，急躁易怒，加牡丹皮、栀子、乌梅、夏枯草、磁石、菊花等开郁化火，滋阴潜阳。失眠者加合欢皮、酸枣仁、远志、石菖蒲解郁安神定志；气郁血瘀者加丹参、赤芍等理气活血。若肝区胀痛明显加木香、延胡索等行气止痛；脾虚纳差、恶心甚加鸡内金、半夏、生姜等运脾止呕；湿盛脘，加佩兰、槟榔、泽泻等利湿化浊。

（2）利湿化痰，活血化瘀，邪去浊化。《医学传灯》曰："癖者，隐在两胁之间，时痛时止，故名曰癖，痰与气结也。"痰之为病，常多且烈。脾虚积湿与肝郁化火为生痰之大源，余或因风、因寒、因气、因食等，变证百出。痰之为病，随感而生，随处可到，不胜枚举。脂肪肝的临床表现为胸闷脘痞，形体肥胖，或有胁肋隐痛，伴口黏纳差，食后腹胀明显，困倦乏力，头晕恶心，便溏，舌淡胖大，边有齿印，苔白腻，脉濡缓或弦滑。《景岳全书》云："痰即人身之津液，无非水谷之所化……但化得其止，则形体强，营卫允，而痰涎皆本气血，若化失其正，则脏腑病，津液败，而气血即成痰涎。"治痰大法，宜从温化，施以二陈汤合枳实消痞汤或苓桂术甘汤加减，常用桂枝、甘草通阳化气，姜半夏、生姜温中消痰，陈皮、茯苓健脾利湿，枳实、木香、砂仁行气燥湿。头晕目眩明显，用半夏白术天麻汤加减化痰定眩；寒湿阻遏，腹胀纳呆，加草果、蔻仁、厚朴、木香、焦山楂等温中行气，化湿运脾；痰气交阻，咽如物哽，加厚朴、紫苏、木蝴蝶下气消痰；食滞痰阻，用保和丸加减；胸闷心悸，加薤白、枳壳、川芎、胆南星等化痰宽中；肥人气虚，白带，多痰，兼服苍附导痰丸加益母草、白芷。

若痰湿久蕴化热，或肝火劫阴，炼津为痰，痰火搏结，常表现为心烦口苦、口渴，伴脘腹胀闷，纳食不香，恶心泛呕，小便灼热色黄，便秘或黏腻不爽，舌红，苔黄腻，脉濡数或滑数。用茵陈蒿汤合加味柴胡汤加减。常用柴胡、黄芩和解清热，大黄、枳实泄阳明热结，栀子清热利湿、泻火除烦，半夏、生姜降逆止呕，乌梅生津敛火。胃中灼热，恶心呕吐甚，加竹茹、陈皮、芦根清中止呕；胆郁痰扰，头眩心悸，心烦不眠，触事易惊，用温胆汤加减；痰热互结，心胸闷热，合小陷胸汤加减；阳明腑实，头痛便秘，合用承气汤类通腑泄热；口干多饮，加猪苓、决明子、芦根、天花粉利水生津；体盛丰腴者加山楂、荷叶、桃仁等化瘀泄浊。

气滞、寒凝、痰结均可导致血瘀，痰瘀同源，若痰瘀互结，病久难愈，表现为胁肋刺痛，夜间加重，或有胁下痞块，伴身困乏力，纳差，口黏，但欲漱水不欲咽，脘腹痞闷，便溏不爽，肌肤晦暗不泽，舌淡暗或紫暗，或有瘀点瘀斑，苔白腻，脉弦滑或涩。选膈下逐瘀汤合二陈汤加减，常用当归、川芎养血活血，逐瘀不伤阴，桃仁、红花破血逐瘀消积，香附、乌药、枳壳行气止痛，茯苓、陈皮健脾祛痰，半夏、生姜燥湿化痰、消痞散结，皂角刺、白芥子利气结、去顽痰。兼血热积滞者，加丹参、牡丹皮、山楂、荷叶凉血消浊；疼痛明显，加延胡索、川楝子、三七行气活血止痛；瘀阻血络，头晕心悸，肌肤不泽，加大黄、柴胡、赤芍、酸枣仁等逐败血，推陈致新，活血养血；或因于风，风痰瘀久稽不退，络亦不通，积块肿大坚硬，少予全蝎、蜈蚣搜剔通络散结，僵蚕、地龙祛邪化痰通络，牡蛎软坚消肿。

（3）滋养肝肾，补髓填精，扶正祛邪。《杂病源流犀烛》曰："原皆由荣卫失调，经络闭隔，而又起居饮食无度，伤脾伤胃，有所劳力，强忍作劳，以致精伤血轶，邪冷之气搏结不散，藏于隐僻之所，故名曰癖。"其病久精血阳气耗损，肝肾不足，常见腰膝酸软，胁肋隐痛，伴见头晕耳鸣，精神萎靡，足跟痛，怕冷，阳痿，小便不利或反多，夜甚，失眠多梦，舌淡暗胖，脉虚弱，尺部沉细。用右归丸或金匮肾气丸加减，常用附子、肉桂温肾补火、引火归原，鹿角胶温肾益精，干地黄补肾填精，菟丝子、杜仲补肝肾、强腰膝，山茱萸、山药补髓填精，茯苓、泽泻利水渗湿，当归、牡丹皮活血化瘀，煅磁石补虚潜阳安神。

若虚火上亢明显，午后潮热盗汗，消瘦，衄血，可用左归丸或加用煅龙骨、煅牡蛎、砂仁、蒲黄炭、仙鹤草等收纳潜阳，敛汗凉血；腰痛腿软甚，加巴戟天、淫羊藿、续断、牛膝、独活、骨碎补等强壮腰膝；湿热留恋，津液灼伤，合理配用茵陈五苓散；兼有气虚血瘀者，加用黄芪、白术、绞股蓝、红景天、泽兰等益气补虚、活血消浊。

3.未病先防，既变防变

另外还有一种无证可辨的情况，符合平和质特征，表现为唇面红润，毛发有泽，目光炯炯有神，嗅味通利正常，精力充沛，不易疲劳，耐受寒热，睡眠安和，胃纳良好，二便正常，舌色淡红，苔薄白，脉和有神。仅现代检测手段筛查结果诊断为脂肪肝，此类即为平和质型。可以整体论治，调肝消脂化浊与活血通络相结合，针对检测的相应阳性指标经验性用药，以重点突破。首先控制饮食，减少糖类、脂类的摄入，增加运动，控制体重等，这些生活方式的改变，如果可以长期坚持，将会是控制甚至逆转脂肪肝最有效的治疗手段，更是配合治疗的必要措施。如需用药，可选益气健脾、消食化浊类药，如生山楂消膏脂之滞，《滇南本草》曰：消肉积滞，下气，治吞酸，积块。红曲健脾消食，降血中之浊，《饮膳正要》曰：健脾，益气，温中。人参、绞股蓝益气健脾，消脂降浊。泽泻淡渗利水，降脂泄浊。亦可选护肝利胆类药，如五味子酸敛，可以补肝、柔肝。炙甘草护肝降浊、调中缓急。茵陈、郁金清肝活血，复利肝胆气机。田基黄清热解毒，利湿退黄，活血消肿。制何首乌、枸杞子滋补肝血，调护正气。预防变证、坏证可适当选用少量活血软坚类药，如赤芍归肝经，清热凉血、祛瘀止痛，《名医别录》言其通顺血脉，缓中，散恶血，逐贼血。丹参活血消癥，《神农本草经》言其主心腹邪气，破癥除瘕，止烦满，益气。生大黄清热活血，化瘀解毒。少少许之以防变。

（三）结语

临床上脂肪肝病情复杂多变，往往以一种证型为主，又兼夹其他证型，在使用基础方的基础上应适当加用其他药物以提高疗效。由于本病的病机特点为本虚标实，扶正祛邪应贯穿于整个治疗过程中。结合脂肪肝的病程发展规律，早期以肝郁脾虚为主，尚未形成病理产物，则宜疏肝健脾，以扶正为主，同时要注意去除致病因素，治疗原发疾病；中期痰浊、热毒、瘀血等互结，以邪实为主，则以清热化湿、祛痰消浊、活血散结、软坚消积等祛邪为主，但应切忌单纯用苦寒药，或辛燥、行散太过，宜适当疏肝健脾、培元固本；后期邪正久搏，正气耗损，或邪恋久稽不尽，化火伤阴，同时肝为刚脏，体阴用阳，肝血又赖肾水以滋养，故久病者常致肝肾不足，因而以滋养肝肾扶正为主，并适当辅以疏解渗行之品。在治疗过程中还应注意慎起居，避风寒，适劳逸，顾护正气，加强体质锻炼，控制饮食结构，规律进食，使七情调畅。

我们临证观察发现，近五成脂肪肝患者无明显自觉症状，其中平和质型占绝大多数，故往往辨证分型存在困难，须集病因、既往病史、舌脉等资料进行综合分析。无症状的原因可能是患者体格壮实，脾胃损伤尚轻，气血失调尚不显著。另外，由于血脂水平与中医学痰浊膏脂密切相关，故血脂升高可视为痰浊膏脂变化的微观显现。因此，脂肪肝的诊疗可以结合现代技术，中西医结合，辨病与辨证相结合，一方面有利于脂肪肝的诊治及预后评估，另一方面又有利于应对无证可辨的情况。所以可以将体重指数、血液生化等理化指标及超声、CT、病理检查等视为中医四诊的发展延伸，结合中医辨证思维，作为脂肪肝中医辨证的客观化参考指标。做到早发现、早诊断、早治疗，从而尽量阻断脂肪肝的发生进展，谨防变生他证、坏证。

十一、慢性肝炎

慢性肝炎在本章节主要指的是慢性乙型肝炎。统计资料表明，中国是乙型肝炎大国，其中江西省乙肝病毒携带率以高出全国30%而位居第一。作为乙肝大省，如何运用中医药参与该病的防控是中医人不可推卸的责任，同时乙肝作为中医的优势病种，在临床上大有可为。胡珂教授认为，慢性乙肝—肝硬化—肝癌的进程，让老百姓畏之如虎。从西医学看，这个进程目前机制尚未明确，其中非可控性炎症可能占据重要地位。胡珂教授强调，治疗慢性肝病，首先必须有中医思维，将六经—八纲—脏腑辨证相结合。其次，要树立信心，坚持持久"作战"，突出医养结合，所谓"吃药不忌口，跟着郎中走"。最后，要避免被西医的检查、西医的指标所迷惑，我们要多问问自己，难道说病毒滴度增高就代表瘀血、代表肝胆湿热吗？不能简单地中西医结合，而应该抛弃这种西医思维指导中医的伪中医，我们应该树立中医人的信心，把西医的指标作为疗效判定的标准，提高中医药的证据，而不应该去牵强附会。讨好别人的结果，注定会被人看不起。

胡珂教授业医近40年，提出肝病辨治可分三层：首层是辨病，其次为辨证，最后是谨守病机，方证结合。他强调临床辨治肝病，不可拘泥于有无寒热表证，学伤寒应该跳出伤寒之圈，方为"师其法而不泥其方"。胡珂教授提出治肝之法，首重健脾，脾运则肝健；其次必须条达肝气，不可过于攻伐，虽然初病在经，久病入络，但必须以正虚邪实的多寡，确定攻伐的药量，屡起沉疴。现将其治疗肝病经验介绍如下：

（一）治疗肝病贵在明辨

肝病作为多发病、常见病，临床表现错综复杂，病情变化多端，治疗中我们应该谨守古训，从中医整体观出发，论治贵乎于明辨，立法基于证，遣药谨守有是症用是药的古训，不囿于病名，灵活施治。临床上不少医者谈及炎症，则认为其皆属热证，所谓炎者必热，热者必清，因此治疗肝炎效仿西医，把药理研究中具有抑制肝炎病毒的中药堆砌起来，恣用大量清热解毒苦寒药物，虽然有时可取得一定疗效，但终究不能作为常法。这种误区就是只辨病而不辨证，简单把炎症与热证画等号的结果。从中医辨证论治角度而言，对于病程短，素体壮实的肝炎患者，短时间内使用清热解毒药有一定疗效，能缓解症状，但是慢性肝炎者病程往往较长，病机上湿热内蕴的同时常伴脾胃功能受损，大量久服清热解毒药物，势必造成苦寒伤中，败坏脾胃功能，导致脾胃运化失常，食欲不振，不利于病情恢复。

（二）脾运则肝健，健运脾胃、疏肝理气为第一要义

见肝之病，知肝传脾。肝病病位虽在肝，但是与脾胃关系密切。当肝病易肝气亢旺，导致肝木犯脾土，则须扶脾抑木；同时脾土虚弱，也招致肝木来乘。脾胃作为后天之本，气血升降枢纽，气血生化之源，脾胃损伤，病久则肝体失养，总之脾胃衰败不能运药，纵有灵丹妙药，也难以起沉疴。胡珂教授治疗肝病注重顾护脾胃之气，治疗肝病以疏肝理气、健运脾胃为总则，在具体肝病辨证施治过程中，又根据疾病发展的不同阶段，病因主次、轻重不同，症状不同，或加入清热利湿药物，或辅之活血化瘀药物，或佐以淡渗利水之品，临床疗效明显。

急慢性肝炎阶段，多因湿热毒邪侵犯为主，常症见面色晦暗，口苦口黏，舌苔黄腻，大便黏滞，小便黄，或可伴见四肢困重，目睛黄染，汗出不彻，甚至腹水。其中以肝胆脾胃湿热为主，因此清热利湿为治疗关键。若肝木因湿郁而生热者，症见黄疸伴胸胁苦满，恶心欲呕，伴腹痛，选用小柴胡汤加减，通过疏解肝胆郁热，和调气机，解除胃肠积滞，同时配伍诸如茵陈、滑石、栀子清热利湿退黄之品，奏效明显。正如《金匮要略·黄疸病脉证并治》所言："诸黄，腹痛而呕者，宜柴胡汤。"此条文主要是讲述黄疸治疗中，黄疸兼见少阳证，腹痛而呕是土壅木郁，少阳失和，可以选用小柴胡汤治疗，从中提示我们，当深悉小柴胡汤是肝胆脾胃同治的精髓，临证用药可以提供更多治疗思路。若湿热明显者，可选用甘露消毒丹配伍柴胡、白马骨、白花蛇舌草。若里热渐盛，大便秘结者，当选用大柴胡汤。若湿邪伤阳，形成肝热脾寒证，可选用柴胡桂枝干姜汤。在肝炎恢复期，即使症状已不典型，肝功能恢复正常，亦不宜过早停药，仍需巩固治疗。

慢性肝炎症状复杂，病情迁延，在临床表现上可分为不同证候类型，然以肝脾不调者为多，即大多数慢性肝炎者自始至终存在一系列的脾虚症状，

可症见面色黄滞、疲乏倦怠、不耐疲劳、脘腹胀满、食欲不振、大便不调、脉力不足等，因此顾护脾胃是治疗慢性肝炎的重要法则，起到正安以祛邪之效。治疗肝病，肝气郁滞，疏肝理气为常法，但是慢性肝病治疗中，若疏肝不应者，当考虑是否存在脾胃虚弱因素，注重调理脾胃功能，尤其是脾胃升降之功。脾胃升降如常，有助于肝气疏泄。补益脾胃的方剂，胡珂教授常选用加味异功散、柴芍六君子汤。

慢性乙型肝炎临床上发病率较高，但是不少患者却无明显症状，仅仅是辅助检查中提示乙型肝炎病毒标志物异常，外观上无证可辨者，胡珂教授沿用陈瑞春老先生治疗肝病经验，采用小柴胡汤合四逆散加郁金、白花蛇舌草、白马骨、山药、白扁豆、炒谷芽、炒麦芽、炒鸡内金等。柴胡、枳壳、郁金以疏肝；山药、白扁豆、炒谷芽、炒麦芽、炒鸡内金等以健脾和胃，佐以白花蛇舌草、忍冬藤、白马骨、野菊花（选其中1~2味）以清热解毒，不宜过多，根据病情及个人体质而定，以不伤脾胃为原则。总之以疏肝理气、健脾和胃为主，佐以解毒，不用峻猛攻伐之品。

胡珂教授强调治疗肝硬化，当以疏肝理气、健运脾胃为常法，重在保护脾胃功能，使患者食之能化，留有生机。扶脾药物常选用黄芪、山药、白扁豆、党参，酌情加用健胃消食药物如谷芽、麦芽，多不选择白术等药性温燥之品。在脾胃功能尚可的情况下，酌情选用小剂量的活血化瘀、破结消癥药物，如三棱、莪术，时时注意顾护患者正气（尤其是脾胃之气），缓缓图治，方为良策。

（三）疏肝与养肝并施

肝禀木质，其性刚燥，宜条达舒畅，不宜抑郁，故在肝病治疗中突出条达肝气符合临床实际。肝脏体阴而用阳，因此论治肝病以疏肝与养肝并施，符合肝脏生理特性。肝脏疏泄有度，则肝气不郁滞，当顺其体用之性，肝阴充足则肝用不致疏泄太过；肝疏泄如常则肝血运行正常，不至于停滞成瘀。病之初期，肝气郁滞较轻，可症见情绪抑郁、胸胁闷胀、纳食不馨，可配伍郁金、陈皮、佛手、绿萼梅、紫苏梗、砂仁、玫瑰花等轻清舒气之品；气滞重，甚至气结者，症见胸胁胀痛、胁下痞硬等，常选青皮、延胡索、枳壳、枳实、柴胡等疏气破结药物；气滞兼肝阴不足者，在疏肝理气的基础上，配合滋阴药物（如木瓜、白芍、北沙参、麦冬等）。胡珂教授喜用四逆散，其中柴胡、枳壳疏肝理气，调节气机升降；白芍、甘草酸甘化阴，柔肝养阴，此方正是疏肝与柔肝并用。临床运用中，川楝子与柴胡皆为疏肝理气要药，但是二者又有所区别。柴胡以升散解郁为主，川楝子以降泄郁热为主，临床运用中肝气郁滞，伤阴不著，选柴胡为主，若肝郁化热，则选川楝子。胡珂教授临床用药讲求轻灵活泼，既达疏肝之效，而无伤气耗气之弊。肝肾同源，同居下焦，互相滋养，然肝病日久，势必损伤肾阴，肝阳无以平复又进一步灼伤阴液。治疗慢性肝病当注重柔肝、养肝。因此当选用滋养肝阴方药，胡珂教授常用一贯煎加减，可配伍牡丹皮、赤芍、鳖甲、龟甲、知母等清热养阴之品。

慢性肝炎临床上往往由湿热邪毒久稽而成，若深入血分，苦燥通利，药过病所，导致伤阴者并不少见。且临床中慢性肝炎常由急性病毒性肝炎转变而来，在疾病初期，或因过用辛燥伤阴；在疾病后期（如肝硬化）耗伤肝阴敏感的临床征象就是舌苔与脉象，如舌质红少苔或舌面光亮，脉弦劲有力或脉弦弹指，即为伤阴之征兆，治疗中必须采用滋养肝阴之药（如生地黄、白芍、女贞子、麦冬）。若舌能长出薄苔，提示病情有好的转机；若舌质深红，光剥无苔，则病情危笃，难以逆转。临床肝硬化患者的脉象宜缓和柔软，不宜弦硬，尤其是脉象见弦数而硬者，多为危候。治疗中，观察舌象、脉象特征的变化，对判断病情轻重、病程长短、疾病预后具有重要参考价值。

（四）肝病非一日之果，用药时必须慎用攻伐，缓缓收功

肝硬化常是慢性肝病纤维化的归宿，病程长，病邪久羁，然有些医者企图通过大量活血化瘀之品，达到破坚消癥之效，但是肝病多见肝脾同病，尤其是肝硬化者，病久脾胃气血多受损，若滥用活血化瘀药物，专于攻伐，常适得其反。古人云：治久病如理丝，急则愈坚其结，缓则可清其绪。胡珂教授强调，肝硬化是长期肝脏受损所致，病情复杂，变证多端，单纯寄希望于使用活血攻伐药物，实难获效。且活血化瘀、破坚散结类药物多有伤正之弊，如水蛭、土鳖虫本身有毒，若久服反而损害肝脏自身，因此应该攻补兼施，软坚散结必须在脾胃功能健运的情况下运用，肝有所养，才能渐消渐散。且瘀血作为致病因素，我们当辨析它产生的病理机制，找到症结所在，才能对症下药。临床上可见因气虚致血瘀者，可选择归芪六君子汤，重在补气，少佐活血化瘀药物；又可见水瘀者（面色暗沉，眼周或颜面可见暗斑），可选用当归芍药散加减。当细辨瘀血产生的因果关系，并非肤浅地将瘀统属血，滥用活血攻伐药物。

肝硬化患者，病机中虽有瘀积的病理因素，但胡珂教授强调治疗肝硬化总的原则是渐消渐散，以柔克刚，缓图其功。他常选用小柴胡汤合四逆散加郁金、青皮、香附、川楝子、三棱、莪术、鸡内金、炒谷芽、炒麦芽、大腹皮、生牡蛎，通观全方，药性平和，总的原则是疏肝理气、健脾和胃、活血化瘀、软坚散结。本方平淡却出奇功，疗效稳定，同时胡珂教授强调必须坚持长期治疗，一般以1~2年为期。

　　肝硬化出现腹水者，腹满胀大，外似有余，内实不足，正如《黄帝内经》中所言：至虚有盛候。治疗中不可孟浪投以攻逐利水之品，只图消除腹水症状，奏一时之效，势必造成病情反复。肝硬化腹水采用利尿之法治疗，这是临床常法，但有伤阴之弊，因此利水同时应根据病情不同，因势利导而为之。中医认为肝硬化腹水患者，病位主要在肝、脾、肾，因肝病而疏泄失常，脾病则运化无权，肾病则开阖不利，导致水液内聚。水不自行，赖气以动，故水病与全身气化功能失常相关。其中肝的疏泄功能，对全身各脏腑组织的气机升降出入之间平衡协调起着重要的疏通调节作用。正如《读医随笔》言："凡脏腑十二经之气化，皆必借肝胆之气化以鼓舞之，始能调畅而不病。"肝气疏泄有常，气机调畅，则三焦气治，水道通利，气顺则一身之津液亦随之而顺。由此可见，肝脏是通过其疏利条达三焦脏腑气机的作用，来调节体内水液代谢活动的，这就是理气以治水的理论依据。若肝气郁滞，气机紊乱，则津液输布失常，不循常道，化而为水，水液内聚腹中则发为鼓胀，外溢肌肤则为水肿。针对鼓胀的治疗，胡珂教授遵气化则水化的治疗原则，常选用小柴胡汤加减，宣畅三焦，运转气机，调和肝脾，不治水而水自却。正如仲景在《伤寒论》中所言"上焦得通，津液得下，胃气因和"。气滞湿阻者，治疗上常用小柴胡汤合五苓散加减（简称柴苓汤）疏肝理气，化气利水。肝郁脾虚者以四逆散加味，加入补益脾气的山药、白术、扁豆，再配伍适量利水药茯苓皮、大腹皮、泽泻等，旨在使肝气条达，脾胃健运，气机升降正常，气化则水化。若腹胀明显者，加大腹皮、槟榔、陈皮；若下肢浮肿疼痛者，加用海桐皮；若浮肿伴精神疲惫者，可加黄芪、防己等。

　　总之，肝病病因多属于湿热合邪，病位在肝却与脾胃密切相关，病机则以气机郁滞为关键。肝病治疗中，重视疏达肝气，健脾和胃，慢性肝病治疗中，贵在守方，缓图收功。

十二、急性胰腺炎

急性胰腺炎是消化科常见的急危重症，具有起病急、进展快、死亡率高的特点，流行病学资料表明，中国胰腺炎的发病原因以胆囊结石或胆道微结石即胆源性胰腺炎多见，其次为高脂血症相关性胰腺炎，近年来因甘油三酯＞11.3mmol/L所致的自发性胰腺炎呈逐年上升趋势。根据急性胰腺炎病情程度可分为轻症、中度重症及重症三个类型，死亡率在5%~20%，其中重症胰腺炎死亡率达到50%以上。中医学对于急性胰腺炎的相关描述较多，根据症状归属于中医学"陷胸""结胸""胰瘅""脾心痛""腹痛"范畴，目前国家中医药管理局临床路径中将急性胰腺炎命名为"脾心痛"。

（一）急性胰腺炎病名渊源

中医学对于胰腺的解剖定位认识不足，亦无胰腺的称谓，笼统地将胰腺归属于脾之副脏，具有分泌和消化食物的作用，胰腺的解剖位置和功能均归属于脾的范畴。如《难经·四十二难》云："脾重二斤三两，扁广三寸，长五寸，有散膏半斤，主裹血，温五脏，主藏意。"清代叶霖《难经正义》云："胰，附脾之物，形长方，重约三四两，横贴胃后，头大向右，尾尖在左，右之大头，与小肠头为界，左之小尾，与脾相接，中有液管一条，由左横右，穿过胰之体，斜入小肠上口之旁，与胆汁入小肠同路，所生之汁，能消化食物，其质味甜，或名之甜肉云。"

中医学对疾病的认识，主要是以症状的表象去推演其与脏腑经络的关系，所谓"有诸内者，形诸于外"。中医学古典医籍中缺少有关胰腺的解剖概念和详尽认识，因此中医病名中不存在详细描述胰腺炎的记载，对于胰腺炎的描述主要散在于胃脘痛、腹痛、结胸证、脾心痛、厥心痛等病中。比如《素问·至真要大论》中记载："厥阴之胜……胃膈如寒……胃脘当心而痛，上支两胁……少腹痛，注下赤白，甚则呕吐，膈咽不通……其复也，则少腹坚满，里急暴痛……厥心痛。"《灵枢·厥病》曰："厥心痛，痛如以锥针刺其心，心痛甚者，脾心痛也。"《三因极一病证方论》言："脾心痛者，如针锥刺其心腹，蕴蕴然气满。"胃心痛、脾心痛都属于厥心痛，但脾心痛疼痛的程度甚于胃心痛，与急性胰腺炎常出现上腹部的剧烈疼痛更为吻合。张仲景在《伤寒论》中描述："结胸热实，脉沉而紧，心下痛，按之石硬者，大陷胸汤主之。"《金匮要略》中记载："按之满而痛者，为有形之实邪。实则可下，而心下满痛，则结处尚高，与腹中满痛不同，故不宜大承气而宜大柴胡，承气独主里实，柴胡兼通阳痹也。"

（二）对急性胰腺炎病因病机的认识

中医学认为，急性胰腺炎属于阳明腑实证、少阳阳明合病、太阳阳明合病，究其病因主要有以下几个因素：①饮食不节，包括暴饮暴食，膏粱厚味，损伤于胃，积滞于中，化湿生热，邪热与湿食互结，导致阳明腑实证，或湿热相结，形成湿热结胸证。②虫石内积，蛔虫或结石内积于胆道，气机郁滞，蕴生湿热，中焦宣畅不利，致腹痛暴作，熏蒸肝胆，致面目发黄。③情志失调，肝气郁结，横逆犯脾，升清降浊失职。④感受外邪，内传阳明，热结中焦，两经合病，如少阳阳明合病或太阳阳明合病。急性胰腺炎实多虚少，发病初期以里热实证为主，后期因伤及气、血、阴、阳可出现虚实夹杂的表现，基本病机为湿热瘀毒阻滞中焦，脾胃升降失司，肝胆疏泄失常，气机不通而痛。

（三）辨治急性胰腺炎经验撷萃

胡珂教授指出，急性胰腺炎属中医学脾心痛等范畴，总体来说治疗大法着重通、降二字，中病即止，诚所谓治外感如将，治内伤如相。脾心痛病位在胰腺，与肝、胆、脾、胃密切相关，究其病因患者多因过食肥甘，恣饮酒醴，暴饮暴食，损伤脾胃，或情志内伤，肝郁气滞，横逆犯脾。脾失健运，食滞中焦，酿生湿热，湿热熏蒸肝胆，且与肠腑宿食、糟粕相结，腑气不通。临床表现多见脘腹或胁肋胀痛拒按，纳差，恶心呕吐，大便秘结，或伴黄疸，舌红，苔黄厚腻，脉弦滑数。此乃病之常也。故具有疏利肝胆、通腑泄热功效的大柴胡汤、清胰汤等为临床最常用的有效方，甚至有用大承气汤通腑攻下为主者。

若患者夙患水饮，或因湿热阻滞，脾失运化，肝失疏泄，三焦气化不利，亦可导致水饮内停。三焦者，为水液运行之通道也。复因肝郁化热，或脾胃肝胆湿热蕴结，邪热与水饮互结。临床表现为心下胃脘硬痛不可按，甚至从心下至小腹硬满而痛，手不可近，大便不通，或兼有胸闷，脉弦（紧）滑。如同大结胸证之状，此与《伤寒论》中描述极为相似，"结胸热实，脉沉而紧，心下痛，按之石硬者"（135条）；"不大便五六日，舌上燥而渴，日晡所小有潮热，从心下至少腹硬满而痛，不可近者"（137条）。至于本病水热互结的部位，根据以上2条条文及136条的"但结胸……此为水结在胸胁也"可知，水饮停于胸胁、心下胃脘，甚至弥漫全腹。治疗当据仲景所说大陷胸汤主之，以泄热逐水破结。方中甘遂峻下逐饮，大黄泄热荡实，芒硝软坚破结。由于本方作用峻猛，尤其是甘遂，极易伤正。

临床使用时应注意以下几点。①甘遂所含三萜类成分是一种难溶于水的黄色树脂状物质，故甘遂煎剂无泻下作用，因此不宜入煎，应研末冲服。仲景在本方中纳甘遂末于大黄、芒硝煎剂中，正是采用这种服用方法。②甘遂苦寒、性猛有毒。用药剂量应极其慎重。仲景在本方中每剂用一钱匕，分2次服。汉时一钱匕相当于现代1.5~1.8g。则仲景的每次剂量为0.75~0.9g。可见他使用甘遂也是很慎重的，剂量也不大，体现了其护正气、保胃气的学术思想。现临床常用量为每次0.6~1.5g，大剂量也有用至2~3g者。为安全计，起始仍以小剂量0.5~1g为妥；若泻下作用不明显时则如大陷胸丸方后注所言"如不下，更服，取下为效"，逐渐加人甘遂用量。③《素问·六元正纪大论》云："衰其大半而止，过者死。"《素问·五常政大论》曰："大毒治病，十去其六。"所谓大毒，并非定指有毒药物，主要是作用峻猛之药。大陷胸汤中所用药物均属大毒，药后大小便增加，特别是大便增多，始呈稀糊状，后为水样，从前后分消水饮、邪热。过用易耗气伤津，苦寒败胃。故用药当适可而止，仲景曰："得快利，止后服。"快利的指征，或曰停药的指征，胡珂教授认为，一要观察大便的多少。以每日稀水样大便6~8次，便量适中为度；二要观察腹痛及压痛的变化。由于饮热互结，腑气不通，不通则痛。腹痛越重，疼痛及压痛范围越大，说明饮邪越甚。腹痛、压痛明显减轻就证明饮邪已衰大半，乃停药的最直接证据。④逐水剂泻下过猛，大便泻下太多，可如仲景在三物白散方后注所云"利过不止，进冷粥一杯以养胃气"，有助于减少泻下次数。此指其他疾病如腹水、胸水、重度水肿而言。急性胰腺炎患者必须禁食，减少胰液分泌，故不能饮粥。由于逐水攻下泻下主要表现为失水、电解质紊乱，在原输液的基础上，需根据泻下失液的程度，适当补充液体和电解质。⑤本方主要用于邪实体壮，正气不衰者。对邪实正虚者不能孟浪行事。仲景提出：结胸证，其脉浮大者，不可下，下之则死。此脉浮大是指浮大无力，轻取即得，按之空豁，主正气虚衰。邪实当泻，正亏不能峻泻，故云"下之则死"。临床凡见脉浮大中空、微细欲绝者，或有严重并发症如休克、心力衰竭、上消化道大出血等，属中医邪闭正脱，禁用本方。可先予中西医结合措施抢救，危重情况纠正后，再据病情或攻补兼施，或小制其剂专事攻下。对平素体质欠佳，气血不足的患者，本方并非绝对禁用，可在补充水、电解质，加强支持疗法，密切观察病情的基础上，小剂量审慎使用。

（四）医案举隅

吴某，女，40岁，农民。因上腹部胀痛2天，于2010年11月10日14时入院。患者于11月8日午饭后突然出现上腹部持续性胀满疼痛，无暴饮暴食、饮酒及进食肥腻食物史。伴恶心呕吐，呕吐物为胃内容物。自服用药物未缓解，8日晚上仍持续性上腹部疼痛。当地医院诊断为急性胰腺炎，经治疗后恶心呕吐止，而腹痛无好转，反逐渐加重，故来我院治疗。刻下症见上腹胀痛较剧，连及腰背部，呈束带状，自胃脘至小腹拒按而手不可触及，时反酸，口干口苦明显，喜冷饮，大便2日未解，未进食，稍有胸闷心慌，夜寐欠佳。查体：体温37.3℃，脉搏80次/分，呼吸20次/分，血压130/80mmHg，神志清，形体肥胖，精神差，扶入病房，腹部稍膨隆，腹肌较紧，满腹压痛明显，不能触按，上腹部更重，并有明显反跳痛，移动性浊音阴性，肠鸣音减弱。舌红苔白黄腻，脉弦滑。急查血淀粉酶131U/L，尿淀粉酶2092U/L。血常规：白细胞28.3×10^9/L，中性粒细胞91.2%。CT示胰腺炎、胆囊结石。中医诊断：①脾心痛（水热互结胸腹）。②胆胀。西医诊断：①胆源性急性胰腺炎。②胆囊结石。西医以常规禁食，抑制胰腺分泌，抗炎，营养支持治疗。中医治法：泄热逐水。中药口服方用大陷胸汤：大黄15g（水煎），芒硝10g（烊化），甘遂末1g（冲服）。中药外敷：以大黄250g，芒硝120g，蜂蜜调成稠糊状，用大白菜叶包药并外敷胰腺体表部位。

11月12日，昨日急服中药1剂，共排大便7次，稀水样，量较多，腹部疼痛及压痛均明显减轻，可以按压。

11月13日，2剂大陷胸汤服完，自觉腹痛轻微，欲进食，可自行行走，大便8次，仍如水样，量不多，上腹偏右轻度压痛。舌红、苔白腻微黄，脉弦滑。互结之水饮邪热得以顿挫，邪势已微，现证属肝胆湿热、水饮未尽。予清利肝胆为主，兼泄水热余邪。方用大柴胡汤加味：柴胡10g，黄芩15g，大黄15g，大枣3枚，生姜4片，法半夏10g，白芍20g，枳壳10g，槟榔15g，郁金10g，谷芽15g，麦芽15g，焦山楂30g。嘱继续禁食。服药4剂，腹痛消失，轻微压痛，血、尿淀粉酶正常。嘱患者可少量饮水和进食米汤。由于患者自行食较多稀饭，出现食入即吐，中上腹部压痛，以四逆散合小陷胸汤加消导药，3剂后腹痛、压痛消失。复查CT，胰腺基本正常。

按：胡珂教授指出，本例患者罹患胆石症，体态肥胖，有肝胆失疏，三焦不畅，脾失健运，痰湿、湿热蕴结，水饮内停之机。肝胆气郁化热，与水饮互结，弥漫胸胁、腹腔上下，故见腹痛，自胃脘至小腹拒按而手不可触及，胸闷，水饮凌心则心悸，肝木曲直作酸则反酸，胆火上炎伤津则口苦口干喜冷饮，水热阻结，腑气不通则不大便。予大陷胸汤后泻下较大量水样便，水热之邪迅速得以外泄，故服药1剂腹痛、压痛即明显减轻；2剂服完，腹痛轻微，大便量也减少。若用常规方药如大柴胡汤类治疗症状如此重的急性胰腺炎，不可能迅速控制疼痛，一般需1周以上。患者水饮已去大半，更方大柴胡汤清泄疏利肝胆为主，兼泄水热余邪。腹痛消失后，因患者饮食不慎，出现呕吐，心下胃脘部压痛。与《伤寒论》第138条"小结胸病，正在心下，按之则痛"的描述相似，故采用四逆散合小陷胸汤疏肝利胆，清热化痰开结，佐以消食导滞之品。

第二节　其他疾病

一、外感咳嗽

先贤有论，"咳嗽一要，止唯二证，一曰外感，一曰内伤"。胡珂教授擅治外感咳嗽，尤其是应用小柴胡汤加减，疗效颇佳，总结如下。

（一）外寒里热是外感咳嗽的常见病机之一

肺主宣发肃降。宣发为肺气向上向外，宣发卫气，布散精微；肃降为肺气向下，清肃肺中痰涎异物，保持呼吸道洁净。肺气的宣发与肃降功能是相反相成的。没有正常的宣发，就不能很好地肃降；没有正常的肃降，也会影响正常地宣发。肺为华盖，外合皮毛，又为娇脏，不耐寒热，易于受邪。外邪侵袭，首先犯肺。胡珂教授认为，六淫之邪均可引起外感咳嗽，然首推寒邪，风为百病之长，故常寒邪夹风，因而外感咳嗽以风寒犯肺为多见。风寒外袭，束缚肺卫，肺气不利。肺气不宣，津液不得布散，凝聚成痰，肺失清肃，气逆而咳作。肺气不宣，延及数日，可郁闭化热；加之今人多嗜食膏粱厚味、辛辣炙煿之品，内蕴积热，风寒外束，阳热不得发越，上犯于肺，可外感初起即有肺热，由之常形成表寒里热之证。

胡珂教授根据临床观察，外感咳嗽患者多首先选择去诊所用西药抗菌消炎治疗，不少患者或咳嗽减而难以痊愈，或全然无功，尤其是病毒感染所致者；或去药店自购止咳化痰中成药，这类药多以寒凉清解为主，且多含收敛镇咳之品如罂粟壳，因而闭门留寇，冰伏外邪，使外邪不得表散，咳嗽迁延多日不解，甚至1~3个月不愈者亦非少见。

（二）咽痒作咳为风寒咳嗽辨证眼目

胡珂教授认为，风寒咳嗽，四季可见。其临床特征为咽痒即咳。咽痒而咳为风寒咳嗽的辨证着眼点，患者常因说话、吸气、风吹、烟尘刺激即咽痒而咳作。起病之始多为咳嗽少痰，不易咳出，或干咳无痰，咳甚则连续十数声不断，面色红赤，此面赤乃血随气逆于上，咳缓后自可复常，非为热象，不得有误。胡珂教授曾说，风寒外感咳嗽初起，相当于西医学卡他性炎症，多可见少痰或干咳无痰，不能据此即辨为燥咳。也可痰白清稀，量少难咳，舌苔薄白，脉象多浮或浮滑。临床所见，不少患者即使病延数十日，仍可见浮脉，尤以右脉明显，"有一分浮脉即有一分表证"，不可以为病久必传于里而视表证脉象于不见。不拘病程久暂，多可兼有内热，但程度多较轻，如咽痛，尤其是咽痒即咳，咳则咽痛，少许黄痰，口苦，舌尤其是舌尖偏红，苔黄等。

（三）疏表达邪，宣降肺气是外感咳嗽的重要治疗法则

胡珂教授常说，外感咳嗽治法有三。其一，应发散外邪，去除病因，拟疏风散寒。不论病程长短，只要辨得风寒外邪羁留未去，发表祛邪乃必用之法；已用西药抗生素（与苦寒药作用相似），中成药寒凉、滋柔、收敛，往往失于表散，致病邪留恋，更宜透达外邪。辛温发散药用量不宜过大，以防耗散肺卫之气。其二，宜宣降肺气，止咳化痰。肺气以肃降为顺，咳嗽乃因肺气不能清肃而上逆。胡珂教授认为，治咳不能只注意肺气肃降，单纯降气止咳，而忽略宣开肺气。只有宣肺与降肺并举，一宣一降，方能使肺气调畅，咳嗽可愈。降肺气的药物较多，如苦杏仁、白前、前胡、紫菀、款冬花、百部、旋覆花、桑白皮等；宣肺气的药只有两味，即桔梗、麻黄。其三，清解肺热。清热药胡珂教授常用黄芩，但用量小，多3~5g。他认为，黄芩苦寒，药性向里，量大易冰伏外邪，凝滞气机，又易将药势向里引领，不利于表邪外达；况郁热一般相对较轻，也不需大剂黄芩清热。如未能辨出热证，或因郁热轻而不予用药，也会影响疗效。胡珂教授曾治一例患者，前医以疏风散寒、止咳化痰方药治之，疗效欠佳，他仍以上法组方，加黄芩3g，5剂而愈。

（四）胡珂教授治咳良方杏苏散、小柴胡汤

1.杏苏散

《温病条辨》曰："燥伤本脏，头微痛，恶寒，咳嗽稀痰，鼻塞，嗌塞，脉弦，无汗，杏苏散主之。"胡珂教授认为杏苏散辛温发散，止咳化痰，不仅治疗凉燥咳嗽，也可用于风寒咳嗽。他将其加减组方：紫苏叶6~10g（后下），苦杏仁10g，桔梗10g，白前10g，紫菀10g，黄芩3~5g，甘草6g。常加防风6~10g，助紫苏叶发表散寒；常合用三拗汤，麻黄具有很好的宣肺止咳的功效，又能发散风寒，但用量宜小不宜大，3~5g即可，量大则发散太过，易宣散肺气伤正，反影响疗效。一般用炙麻黄，表寒甚则用生者；咳痰多者加旋覆花、紫苏子；黄痰者加瓜蒌或浙贝母；咽痛者加连翘；气促者加紫苏子。

2.小柴胡汤

正气亏虚，肺卫不足，卫外失守，御邪无力，患者反复感邪引发咳嗽，或邪气留恋，咳嗽迁延不愈。导致肺卫亏虚的原因，或先天不足，素禀虚弱；或年老之体，肺肾亏耗，婴幼儿童，稚阴稚阳；或饮食劳倦，损伤脾胃，肺卫失养；或房劳过度，耗损肾元，卫气化生不足；或失治误治，中西药物杂投，致邪气久羁，外感迁延，耗伤正气。胡珂教授认为，当今时代由于普遍使用空调、电风扇、取暖电器等，使人们对四时气候自然寒热变化的适应能力下降，以致腠理疏松，易遭外邪侵袭，加上患病后又泛用、滥用西药抗生素及以清热药为主的中成药，以致病情反复难愈，进一步消耗了机体抗邪的营卫之气。

正虚之人患外感咳嗽，因正气不足，抗邪无力，外邪留恋，虚实夹杂，治疗补疏两难，若发汗祛邪则伤正，补气扶正则助邪。《伤寒论》第97条曰："血弱气尽，腠理开，邪气因入，与正气相搏……小柴胡汤主之。""血弱气尽。"即营卫正气虚弱，腠理疏松，正虚受邪，主以小柴胡汤治疗。第230条曰："可与小柴胡汤。上焦得通，津液得下，胃气因和。"论及小柴胡汤能和解枢机，调畅三焦，开达上焦，宣发肺气，敷布津液，扶正达邪。《灵枢·本脏》曰："三焦膀胱者，腠理毫毛其应。"是言三焦与体表腠理、毫毛相通。三焦为气机运行的通道，隶属少阳，少阳为枢，肺主皮毛。少阳枢机畅达则上焦肺气宣降，达邪于腠理皮毛。可见转枢少阳，调畅三焦，疏利气机，可

使欲入里之邪气外达皮毛而解。基于正虚感邪，或正虚邪恋，上焦失宣、肺失清肃，肺气上逆而咳的病机，治疗可用具有扶正祛邪、和解少阳、畅利三焦、转枢达邪、宣畅肺气的小柴胡汤。《伤寒论》第99条即有用小柴胡汤治疗少阳、太阳、阳明三阳合病，从少阳论治，使邪气由转枢外达而解的先例。胡珂教授认为，虚人外感咳嗽主要有两大特点：一是风寒犯肺，肺失宣降，兼有郁热；或素有内热，风寒外束，部分患者有误治史，病邪失于表散，反或引邪入里。二是正气不足，卫外无力。患者或素体羸弱，或兼有虚证宿疾，或经常外感，病情反复，或外感咳嗽迁延十数日以上不愈，舌质多偏红或边尖偏红，舌体多偏胖，舌苔薄白或薄黄，脉弦细或浮。部分患者可有如胸闷、咳引胁肋疼痛、咳而恶心、口苦咽干等小柴胡汤证。

胡珂教授认为，小柴胡汤是一张可攻可守，外可以驱邪外出，内可以防病传变，既可以和表里，又可以和阴阳，既可调枢机，又可达上下的良方。方中柴胡轻清升散，疏邪达表，开畅气机。柴胡功效虽多，但取其疏表达邪者，胡珂教授多用量较大（15~25g）。黄芩既可以清少阳相火，也可以清肺经郁热，仍是因其寒凝用小剂量。半夏化痰和胃，生姜、大枣调和营卫。人参虽益气扶正，虑其补益助邪，多去之不用，加仙鹤草20~30g。仙鹤草又名"脱力草"，既可补虚扶正而不碍邪，又具较好的镇咳之效。气虚明显者酌用党参3~6g，或用清补的太子参10~15g。甘草多用生者，尤其是伴咽痛的患者；正虚明显则用炙甘草。胡珂教授认为，虽然通过小柴胡汤和解少阳枢机，有助于宣达上焦气机，宣发肺气，仍必须宣降肺气，方能提高疗效。故方中用桔梗宣发肺气，化痰利咽；苦杏仁、白前、紫菀降肺化痰止咳。风寒较甚，加防风或紫苏叶；恶风汗出合桂枝汤成柴胡桂枝汤；咽痛甚加青果或连翘；咽喉梗塞加僵蚕、木蝴蝶；痰多加旋覆花，或合用二陈汤；痰黄加入瓜蒌或浙贝母；痰白清稀，宗仲景法，加干姜、五味子。

（五）医案举隅

【案例一】

王某，男，15岁，2015年10月27日初诊。1周前受凉，出现恶寒、鼻塞、流清涕，服用相关药（具体不详）后，上述症状减轻，现以咳嗽为主，自觉痰多，不易咳出，痰以白色为主稍黄，时有胸闷，食欲一般，二便调。舌红苔薄白，脉弦滑。予杏苏散加减：紫苏叶10g（后下），苦杏仁10g，桔梗10g，白前10g，旋覆花10g（包煎），紫菀10g，法半夏10g，黄芩4g，甘草6g。5

剂。服完药后咳嗽痊愈。

按：此患者属风寒犯肺之轻证，予杏苏散（加减）疏散风寒，宣肺化痰即可。

【案例二】

邓某，男，27岁，2015年11月16日初诊。留学归来3个月，作息不规律，喜熬夜，白天昏睡，形体偏瘦，易感冒。10月初受凉而恶寒，低热，咳嗽，自服阿莫西林胶囊后热退，但咳嗽迁延至今。刻下症见咳嗽，时不时咳嗽几声，受凉则咳嗽咳痰明显，咽痒，口干，饮水不解渴，精神差，头昏沉，思睡，食欲一般，多食则胃脘胀，二便调，舌暗红，苔黄白腻，脉细滑。予小柴胡汤加味：柴胡15g，黄芩6g，法半夏10g，太子参10g，生姜4片，大枣3枚，甘草6g，苦杏仁10g，枳壳10g，桔梗10g，白前10g，防风10g，紫苏叶6g（后下），紫菀10g，陈皮10g。7剂。7日后复诊，咳嗽减轻明显，十去八九。

按：此患者病程较长，起病之初为风寒犯肺，病邪不重，邪正相争不甚剧烈。本以杏苏散加味即可治愈，但由于服用抗生素，苦寒伤正，引邪入里，导致寒邪滞留不去，邪犯少阳及中焦。所以在疏风散寒宣肺的基础上，当和解少阳，枢机开阖正常，邪气自有出路。

【案例三】

陈某，男，23岁，学生，湖南娄底人，2010年3月8日初诊。诉平素体尚健。于2010年3月5日从湖南家乡返校途中不慎冒雨受寒，出现发热（最高体温达38℃），伴咳嗽。口服西药2日（具体不详），发热已退，仍咳嗽，且有加重趋势。症见：阵发性咽痒咳嗽，受凉或吹风后加重，咳少许白痰，口干略苦，口黏纳差，偏头痛，口干，鼻塞流涕。咽痛略红，舌质淡红，苔灰白舌根部稍黄，脉弦寸浮。予小柴胡汤加味：柴胡18g，黄芩6g，生姜5片，大枣3枚，生甘草6g，炙甘草6g，法半夏10g，桔梗10g，党参10g，苦杏仁10g，紫菀10g，百部10g，防风10g，辛夷花10g。3剂。服首剂后感咽喉痒痛、咳嗽减轻，服完3剂后痊愈。

按：此患者病情较第一例患者急且重。口服西药治疗如第二例患者，辨治思路同案例二。

二、复发性口疮

复发性口疮又称阿弗他溃疡、口腔溃疡，是口腔黏膜疾病中发病率最高的一种疾病，民间谓之"口腔上火"。本病首见于《黄帝内经》，云："岁金不及，炎火乃行，生气乃用……民病口疮。"后世医家亦多沿用此名。《内经》中亦将口疮称为"口糜""口疡"。《素问·五常政大论》云："少阳司天，火气下临，肺气上从，白起金用，草木眚，火见燔焫，革金且耗，大暑以行，咳嚏鼽衄，鼻窒疮疡，寒热胕肿。"《素问·气厥论》云："膀胱移热于小肠，膈肠不便，上为口糜。"本病的发病机制及其病因尚未明确，虽不致命，但严重影响患者的生活质量。

（一）复发性口疮的病名历史渊源

口疮又称口糜、口疡，最早见于《黄帝内经》，其病因与火邪关系密切，病位在心、小肠。隋唐时期对于口疮的病因有了更多的论述，细分为3个病名，即热病口疮、伤寒口疮、时气口疮。《诸病源候论》云："此由脾脏有热，冲于上焦，故口生疮也。"口疮源于脾热上攻，又称为"热病口疮"；"夫伤寒冬时发其汗，必吐利口中烂生疮"。口疮病变多发于冬季，故称"伤寒口疮"；"发汗下后，表里俱虚，而毒气未尽，熏于上焦，故喉口生疮也"。口疮源于感受时令之邪气，故称"时令口疮"。宋元时期，可以说是对于口疮认识大成的时期，宋代《圣济总录》对于"口疮"描述最为详尽，曰："口舌生疮者，心脾经蕴热所致也，盖口属脾，舌属心，心者火，脾者土，心火积热，传之脾土，二脏俱蓄热毒，不得发散，攻冲上焦，故令口舌之间，生疮肿痛。"根据五行口属土，脾亦属土，故认为口生疮与脾有关；而心属火，火为土之母，故母病及子，心火之邪易传脾土，故心与口生疮的关系同样密切。心在五行属火，而舌在五行亦属火，故舌生疮与心的关系最为密切。明清时期，口疮称为口破，其病邪仍以火邪立论，诚如《外科正宗》云："口破者，有虚火实火之分，色淡色红之别。"

（二）对复发性口疮病因病机的认识

复发性口疮病位在口，与心、脾及小肠关系密切，病因主要是以火邪立论，无外乎实火、虚火。实火者，如《黄帝内经》曰："高粱之变，足生大丁。"即过食肥甘厚味，辛辣煎灼之品，易于化生内热，最终导致脾胃积热而致口腔溃疡。《景岳全书》云："口疮，连年不愈者，此虚火也。"虚火者多以阴虚火旺、心肾不交为主。李东垣提出阴火论即元气与火贼不两立。"阴火"论源于《素问》"阴虚生内热"之说。如《素问·调经论》云："阴虚生内热奈何？"有所劳倦，行气衰少，谷气不盛，上焦不行，下脘不通，胃气热，热气熏胸中，故内热。从临床实践中体会到，饮食劳倦，内伤发热，正是《素问》所述的病变过程。其阴虚之义，即内伤脾胃，中气不足。而气之所以不足，实为脾胃损伤的结果。李东垣在引申和阐发《内经》"脾胃为后天之本，气血生化之源"理论之后，在其所著《脾胃论》中说："真气又名元气，乃先身生之精气也，非胃气不能滋之。""脾胃之气既伤，而元气亦不能充，而诸病所以生也。"诚所谓："脾胃为元气之本，元气是健康之本；脾胃伤则元气衰，元气衰则疾病生。"

（三）临床诊治复发性口疮的经验撷萃

胡珂教授指出，口疮表现为反复发作于口腔黏膜的圆形或椭圆形溃疡，局部灼热疼痛，常伴有便秘或溏泄，溲黄，口燥，咽干，失眠，多梦，舌苔黄厚干燥或舌红苔剥。临证时以火邪为主，病位在口腔，脾开窍于口，心开窍于舌，故与脾、心关系密切，病因以火邪为主，有虚火及实火之分，伤于寒邪者少见。笔者随胡珂教授临证，见他诊治复发性口疮疗效颇佳，现总结如下。

1.脾虚湿热型

脾胃虚弱，湿热上犯。脾胃居于中焦，斡旋气机之处。脾主运化，胃主受纳，运化水谷精微以化生气血，充养机体。脾开窍于口，其华在唇，同时脾、胃经循行于口腔，故复发性口腔溃疡发病与脾胃功能失调密不可分。当今社会之人，为生计繁忙奔波，生活节律失衡，偏嗜肥甘厚味之品，伤及脾胃，以致脾胃亏虚，中焦运化不及，湿浊内生，久则湿郁化热，湿热乃成，湿热之邪循经而上，腐蚀肌膜而产生口腔局部溃疡糜烂；湿热内结，虚实夹杂，病势缠绵难愈，反复发作。胡珂教授常选用甘草泻心汤加减治疗。该方见于《金匮要略》，治疗"狐惑病"。胡珂教授以该方治疗复发性口腔溃疡，疗效甚佳。方中重用生甘草，清热解毒为君药；黄芩、黄连苦寒降逆以和胃，泄热燥湿；法半夏、干姜辛温以通中焦之郁遏，升脾助运，调畅气机，则上下畅达，同时合黄芩、黄连以平调寒热，可制黄芩、黄连之寒凉伤中，苦降太过；佐以党参、大枣甘温益气健脾。病迁延时久，气耗日甚，胡珂教授常于方中加入黄芪15~30g以补中益气，托疮生肌。诸药相辅相成，共奏寒温并用、辛开苦降、攻补兼施、阴阳并调之效，从而调理脾胃，杜病之源。大凡复发性口腔溃疡脾胃虚弱，湿热中阻，寒热错杂，升降失和者，使用该方往往疗效甚佳。

【案例】

陈某，男，28岁，2017年8月10日初诊，反复口腔溃疡5年余。患者近5年来易发口腔溃疡，可自愈，但极易反复发作，以舌尖、舌根和下唇为主，溃疡点绿豆大小，周围红肿，疼痛明显，咽壁红肿，腹胀，进食油腻之物明显，口干黏腻，大便稀溏，1~2次/日，小便可，舌质偏红胖，苔黄腻，脉弦。证属脾胃虚弱，湿热蕴蒸。治以清热化湿，益气健脾。方用甘草泻心汤加减。处方：甘草12g，法半夏10g，干姜6g，黄连6g，黄芩6g，党参10g，薏苡仁30g，黄芪15g，大枣4个。服药7剂后，诉疮面有愈合迹象，疼痛减轻，遂守方加减续治1个月而愈。随访3个月诉口疮未发。

2.阳虚火浮型

阳虚火浮主要是指肾阳虚衰，下焦虚寒，致虚阳不能固守而浮越于上。虚火浮于口，则生口疮。肾为水脏，位居下焦，内藏元阴元阳，为一身阴精阳气之根本。正常情况下元阴元阳互根互用，相互转化，维持动态平衡。若外感、内伤等因素，致肾中阳气虚衰，阴阳失和，水火不抱，就可使火失固守而浮越于上。《医学心悟》言："肾气虚寒，逼其无根失守之火，浮游于上，当以辛热杂于壮水药中，导之下行。所谓导龙入海，引火归原。"《医方集解》中说得更为明确："火从肾出，是水中之火也。火可以水折，水中之火不可以水折。附桂与火同气而味辛，能开腠理，致津液，通气道，居其宅而招之，同气相求，火必下降矣。"是火炎于上反用阳药的理论依据。胡珂教授认为，生理状态下，白天阳气运行于机体内外，脏腑经络，行使其气化、固守功能；夜间阳气入阴，休养生息，补养白天所消耗的阳气，循环往复，阴平阳秘。然现代社会人们生活节奏加快，工作压力不断加大，损耗了机体的元阳之气；加之生活起居不规律，熬夜过多，阳气休养生息难以保障，在阳气本该入阴休养之时，反迫其在外，破坏了"日出而作，日落而息"的起居规律，阳气过度耗伤，终致阳气亏虚。故临床中证属阳虚者日益增多，其中以肾阳亏虚尤为多见。阳虚火浮型口疮主要临床表现为口疮反复发作，溃疡基底颜色淡红，上覆白苔，平素怕冷，舌质淡红或淡胖，苔薄白，脉沉细少力。阳虚火浮之火为虚火，其"上热"之证颇似实热，但阳浮于上，火必衰于下，故其脉必有虚象，此时脉象往往成为辨证的眼目。胡珂教授临证时针对阳虚火浮型口疮常用潜阳封髓丹加减治疗，其组成：砂仁、附子、龟甲、炙甘草。潜阳封髓丹，乃纳气归肾之法。郑钦安在《医理真传》对其解释为"夫西砂辛温，能宣中宫一切阴邪，又能纳气归肾。附子辛热，能补坎中真阳，真阳为君火之种，补真火即是壮君火也。况龟板一物，坚硬，得水之精气而生，有通阴助阳之力。世人以利水滋阴目之，悖其功也。佐以甘草补中，有伏火互根之妙，故曰潜阳"。胡珂教授还强调，无论何种虚火致病，若火热之证较甚者，均可稍加黄柏、黄连等清热之品，但以小剂量应用为主，主要取其佐制之功，以防阳药与阴寒格拒，反使"上热"更甚。

【案例】

熊某，女，45岁，于2017年11月就诊。自诉：口舌溃烂反复发作2年余，再发加重2周。2年来口腔溃疡发作时常自服抗生素及黄连解毒片等中成药，但效果不佳，仍反复发作，呈一波未平一波又起之势。视其舌根部及两侧牙龈处共有大小溃疡5处，尤以舌根部明显，大者直径达1cm以上，基底部淡红、上覆白苔，致伸舌歪斜，自觉疼痛难忍，影响咀嚼，伴神疲乏力，背部怕冷，腰膝酸软，双膝关节酸痛，平素畏寒明显，四肢欠温，舌淡红、苔薄白，脉沉细少力。证属肾阳亏损，虚阳浮越。处方：潜阳封髓丹加减。制附片15g（先煎），龟甲10g，砂仁20g，黄柏10g，炙甘草30g，琥珀5g（合药冲服）。服药7剂后口疮即见消退，后据此方加减，再进10剂，并嘱其予金匮肾气丸善后，随访至今未再复发。

胡师云：患者口疮反复发作达2年之久，甚为顽固，自服清热解毒、泻火攻积类药物，效果不佳。究其原因，患者素体偏于阳虚，又久服苦寒之品，终致阳损更甚，虚阳不能固守而浮越于上。此恐已犯"虚虚"之戒，故病情缠绵，屡屡发作。治当温阳，方以潜阳封髓丹温阳补肾，育阴潜阳。其中附子辛热以补真阳、壮君火，同气相求，引火归原；龟甲通阴助阳，利水滋阴；砂仁宣散阴邪，纳气归肾；炙甘草补中；稍加苦寒之黄柏佐制，防阳药与阴寒格拒；加琥珀敛疮生肌。全方配伍精当，肾阳得补，浮火得潜，上热得消。

3. 脾虚阴火型

《素问·气交变大论》曰："岁金不及，炎火上行……民病口疮。"《杂病源流犀烛》谓："人之口破，皆由于火。"可见口疮的发生与火、热关系密切。临床上辨证治疗时，遵"热者寒之"之旨，大都运用苦寒之药清热泻火。由于本病多久发频发，有些患者短期疗效较好，但愈后不久即复发，且往往愈清火而"火"愈盛，致口疮复发愈频。胡珂教授根据其长期的临床经验，考虑李东垣《脾胃论》所论述的"阴火"也是引起口疮反复发作的重要病机之一。临床上，患者或因脾胃素虚，或因饮食不节、劳倦太过，或因久服寒凉之剂、斩伐中土以致脾虚气陷，阴火由之而生。正如《脾胃论》说："若饮食失节，寒温不适，则脾胃乃伤……相火，下焦包络之火，元气之贼也。火与元气不两立，一胜则一负。脾胃气虚，则下流于肾，阴火得以乘其土位。"其中"脾胃气虚，则下流于肾，阴火得以乘其土位"即言脾胃之气亏虚，无力升举清阳，清阳之气流往下焦，导致下焦肝肾之中相火离位上越。这种"火"并非实火，也非肝肾之阴不能制约的虚火，而是清阳之气下流肝肾之位，不能升举外透，郁而所聚之火。这种"火"的本源为脾胃，非下焦肝肾，即东垣谓之阴火。再者《素问·阴阳应象大论》曰"脾主口……在窍为口"，脾经"夹咽，连舌本，散舌下"；胃经"入上齿中，还出夹口，环唇"。又火性炎上，脾虚所导致的阴火，循经上炎于口，蚀破口舌而为口疮。

胡珂教授认为，口疮为病，其象确与"火"有关，但"火"需分虚实。实火之患，其人多发病时日未久，形体实盛，口疮红赤烂痛，疮面大而深，饮食刺激，牙齿触碰则痛苦不堪，口臭渴饮便秘，舌红苔黄，脉滑有力。虚火有二：一者，肝肾阴虚，阴不制阳，虚火内生。其症口疮暗红浅小，形体羸瘦，心烦少寐，舌红少苔，脉细。二者，脾虚阴火。其症病程较长，反复发作，尤其是屡用苦寒泻火之人，口舌破溃，一般红肿不显，周边不充血、疼痛不剧，伴见神疲乏力、少气懒言、纳食欠佳、大便溏薄等脾虚的全身症状，舌质淡红胖嫩，边有齿痕，舌苔薄白，脉细弱。以上为比较典型者，辨之尚易。即便认为口疮属火热为患，根据脾虚全身症状，或可辨为虚实夹杂，治疗虚实兼顾，其误尚不甚远。若阴火较甚，则口疮可如同实火一般，红肿烂痛明显。其脾虚症状也可很轻，或不显见，甚至阴火升腾，引起全身之"热象"，如身热汗出、口渴咽干、少寐多梦等。李东垣说："盖阴火上冲，则气高而喘，为烦热，为头痛，为渴，而脉洪。"此时辨证则较困难。发热多为自觉身热，汗出则恶风，东垣认为是"其皮肤不任风寒而生寒热"；口渴多不欲饮，或欲热饮，且饮也不多。胡珂教授认为，舌脉在辨证中价值颇大，尤以脉更是辨证之重要眼目。舌多红胖，或边有齿印，苔薄白，或黄，不厚，不腻或稍腻，但绝无干燥、苍老、粗厚；脉多沉细无力，或虽浮大、洪大，但空豁不任重按。所以，即使口疮疮面、全身症状显现一派"火热"之象，只要诊得此等虚脉，即可认定证属阴火，不可孟浪投以苦寒、阴柔之剂。

治疗脾虚火口疮，当遵《素问·至真要大论》"劳者温之，损者益之"之旨，"以辛温之剂升其阳，以甘寒之剂泻其火"，以东垣补中益气汤加味。方中主药黄芪既能补中益气，升阳举陷，使下流的清阳之气回归中焦土位，离位上冲之相火降至下焦，又可托疮祛腐，生肌长肉，促进口疮愈合。故用量宜大，常用15~30g，甚至60g。方中佐小剂知母、黄柏清降阴火以治其标，阴火下降利于口疮愈合。知母、黄柏用量一般为2~3g，量大则变为苦寒直折，伤中败胃，且宜炒用以减其寒凉之性。方中再加白及6g，研末冲服以敛疮生肌。口疮为反复发作性疾患，短期愈合容易，防止复发颇难。胡珂教授认为，口疮之愈合，乃阴火得以潜降。阴火复炽，则口疮必发。若欲口疮复发减少，甚至不复发，就必须杜绝阴火之再发；如欲阴火不发，则需健脾固本。故口疮痊愈后，不宜过早停药，继续服用补中益气汤或补中益气丸善后，假以时日，脾胃逐渐得健，阴火自然敛伏。

【案例】

董某，女，45岁。2013年12月8日初诊。患者诉患口腔溃疡多年，服用中药清热解毒之剂及西药消炎剂，疗效不佳，时轻时重，反复发作，常于劳累及熬夜后发。症见舌下及口腔有溃疡，如黄豆大，疮面淡白，周围颜色淡红隐隐作痛，影响进食。面色苍白，神情疲惫，语声低怯，气短，疲乏无力，口淡，纳差，大便偏溏，舌质淡，边有齿痕，苔薄白，脉细弱。证属脾胃虚弱，中气不足，阴火上冲。治宜补中升阳，清降阴火。方用补中益气汤加味，处方：黄芪30g，党参15g，白术10g，当归10g，柴胡6g，升麻6g，炙甘草6g，炒黄柏3g，知母2g，白及6g，扁豆10g，陈皮12g，炒黄芩12g。3剂。

2013年12月12日复诊：疼痛明显减轻，食纳增，再进上方6剂。

2013年12月19日三诊：小溃疡消失，大溃疡缩小，上方去黄柏，黄芩改6g。继进9剂。溃疡消失，精神爽，食纳如常，大便实，诸症悉除。后嘱其服用补中益气丸3个月，随访1年未发。

按：患者溃疡反复发作，常于劳累及熬夜后发作，疮面淡白，周围淡红隐痛，予清热解毒之剂及西药消炎剂疗效不佳，此时当考虑为虚火灼肌腐肉所致，正所谓暴病多实，久病多虚。阳化气，为人体动力之源，脾气亏虚故见神疲，语低，气短，乏力；脾主运化，脾虚运化失健故有面色苍白，口淡，便溏；因脾虚气血生化乏源，故见舌淡，脉细弱。予补中益气汤以健脾益气，升阳透热；酌加少量黄柏、知母清降阴火。阴火日久易耗伤脾阴，脾虚日久易致湿气不化，故加扁豆、白及益脾透湿，敛疮生肌。阴火清降不得太过，故黄柏、黄芩、知母等苦寒药不得久用。后期重在补气健脾，以丸药缓缓图之，以培土固本。

4.阴虚湿热型

由于时代变化，社会竞争激烈，生活奔波，劳心伤神等致使阴津暗损，再加上饮食结构和习惯的改变，过食肥甘、辛辣炙煿之品，更损胃阴。脾胃阴阳相互协调为用，脾体阴而用阳，胃体阳而用阴。脾用阳，方能为胃行其津液；胃用阴，才能不断为脾输送物质。如今胃阴不足，则不能腐熟，进而导致胃失和降，久之累及脾脏，终致脾胃失运，气机升降失调，湿浊内留，清浊之气不循常道，无以升降，壅滞中土，蕴为湿热，循经上炎而生溃疡，阴液暗耗，湿热熏蒸，虚实夹杂，使本病缠绵难愈，治疗颇感棘手。治疗当以养阴益胃，清热利湿，调畅气机为主。而甘露饮恰好养阴与利湿同用，在治法上看似矛盾的双方却在本方中有机融合起来。方中二地（生地黄、熟地黄）、二冬（天冬、麦冬）、石斛益胃生津；黄芩、茵陈清热利湿；合枳壳、枇杷叶宣清化湿；加用生甘草清上炎之火，解毒愈疮生肌；同时对于口疮日久患者，加琥珀6g冲服以活血通络，白及6g研末冲服以敛疮生肌。全方共奏养阴清热、宣清化湿之功，临床用于治疗阴虚湿热型复发性口疮，效果甚佳。

【案例】

胡某，男，31岁，2017年9月20日初诊，因反复出现口腔溃疡3年余就诊。患者近3年来反复出现口腔溃疡，身体消瘦。患者从事设计工作，劳思伤神，平素喜食肥甘厚味之品；刻下口腔溃疡多发，大小不一，以舌尖、口唇为主，疮面呈椭圆形，覆有白色假膜，时感疼痛；口干，饮不解渴，口臭；盗汗，夜寐欠佳，多梦易醒；纳可，每2~3天大便1次，质干；舌质略红，苔薄黄，脉弦滑偏细。西医诊断：口腔溃疡。中医诊断：口疮。证属胃阴不足，湿热蕴脾。治以养阴益胃，清热化湿为法。拟用甘露饮加减。组方：生地黄12g，熟地黄12g，麦冬15g，石斛10g，茵陈10g，黄芩10g，枳壳10g，枇杷叶10g，栀子10g，甘草10g。服药7剂后诉口腔溃疡减轻，溃疡点减少；前方加琥珀（冲服）6g，在此方基础上加减调治2个月而愈。

三、不寐

不寐亦称目不瞑、不得卧、不得眠。《难经·四十六难》曰："老人卧而不寐，少壮寐而不寤者……故昼日不能精，夜不得寐也。"不寐有入睡困难、易醒、早醒三种形式。轻者入睡困难，或寐而不酣，时寐时醒，或醒后不能再寐，重则彻夜不寐。伴随神疲乏力，或有紧张焦虑、心神不安、心悸、气短、胸闷、多汗等症状，严重影响现代人的正常生活。

（一）病机阐析

1.不寐总病机责之于阳不入阴，阴阳失交

《黄帝内经》认为不寐的病机是阳不入阴，脏不藏神。阳不入阴作为不寐总病机的理论被后世医家奉为圭臬。

人身阴阳升降出入，循环往复，早晨阳卫之气由里出表，阳气升达外出，发挥各种功能，生命表现出各种外在活动，即由睡眠到苏醒，阳气卫气于早晨从睛明穴出，眼睛睁开，人即醒来，谓之寤。卫气昼日行于阳二十五度是也。夜间阳气潜收入里，阳入于阴，即谓之寐。阳气入于阴有几个关键条件：其一，人体阴阳平衡，阴平阳秘，阴阳互藏，阴阳交感。阳入于阴时阴包阳外，阳藏阴中，人即入寐。阳出于阴时阳升于外，即人处于寤的状态。其二，阳入于阴的通路要畅达，由表入里的通路主要有三焦和经络，唯有三焦通畅、由表及里的经络畅通，方能阳入于阴正常。其三，精血必须充足，阴精充足，方可收纳入潜之阳。如同《道德经》万物负阴而抱阳，冲气以为和，清代大医家彭子益云："人身阴阳太极就是阳运阴中，阴包阳外的圆运动。"如何才能阴包阳外，那必须阴精充足。

2.分而言之，脏腑气血功能失调，寒热痰湿瘀滞不畅

脏腑气血功能失调则阴阳失交。阳盛阴衰，正虚不能纳阳；阳盛不得入阴而阴阳失交，以致不寐。其病位主要在心，与脾、胃、肝、胆、肾均密切相关。

寤寐由心神所主。无邪而不寐者，是营气不足之故，且营血虚则无以养心，心血虚则神不守舍，以致终夜不寐。邪盛则阳气不得归于心，使心神不安而致不寐。气郁痰湿瘀血阻滞脏腑经络或三焦，导致人体阴阳失交，故出现不寐。不寐之病因，与饮食不节、情志所伤、劳逸失度、年迈、病后体虚

等都有关。

（二）诊治思路

1.引阳入阴，交通阴阳为总则

《灵枢·营卫生会》曰："营在脉中，卫在脉外，营周不休，五十而复大会，阴阳相贯，如环无端，卫气行于阴二十五度，行于阳二十五度，分为昼夜，故气至阳而起，至阴而止……夜半而人会，万民皆卧，命曰合阴。"

昼日阳出于阴，夜半阳入于阴，此乃天地阴阳之道也，人亦应之。卫气循经而行，昼行于阳经（体表），夜行于阴经（五脏），白天寤，夜间寐，卫出于阳则寤，卫入于阴则寐。睡眠与营卫关系密切，其关键是卫气运行，卫气运行调畅，则营卫和谐。张景岳说营卫既是气血。营卫、气血、阴阳，分之为三，合论实一，换言之，营卫即气血，气血即阴阳。治疗失眠当调和营卫，实是调和阴阳，使阴阳相交。

倘若人体阴阳失调，阳气该藏而不藏，浮越于外，则不寐也。阳气不得潜藏，或潜藏不深，闭藏时间过短，阴阳交合、交感不足，次日则阳气升发无力，人常表现出神疲乏力、萎靡不振、腰酸腿软、口眼干涩、心情急躁等症状。如何促使阳入于阴，是治疗不寐最为关键的要素。当施以桂甘龙牡汤、交泰丸，加上引阳入阴的中药，如龙齿、煅磁石、半夏、百合、紫苏叶、夏枯草等加强引阳入阴的力量，交通阴阳，促进入眠。

2.调和脏腑，祛邪通络、畅通三焦而分治

（1）宁心安神，交通心肾，水火既济，阴阳交合。心为五脏六腑之大主，藏神，主血脉。外邪侵扰，脏腑气血功能失调，邪扰心神，可使神不守舍。心血亏虚，心神失养则不寐。由于现代生活节奏加快，工作压力大引发思虑过度、劳倦太过，或久坐少动、过逸少劳，致劳逸失常，脾虚气弱，脾胃气机不畅，运化迟滞，气血生化乏源，不能上奉于心，以致心神失养而不寐。常表现为多梦易醒，心悸健忘，食少神疲，伴头晕目眩，面色少华，唇甲色淡，倦怠乏力，脘胀便溏，舌淡苔薄，脉细弱。如《景岳全书·不寐》云："劳倦、思虑太过者，必致血液耗亡，神魂无主，所以不眠。"治法当补益气血，养心安神。用归脾汤加减治之，常用人参、白术、甘草益气健脾；黄芪、当归补气生血；酸枣仁、茯神、远志、龙眼肉补益心脾安神；木香行气舒脾。当心血不足较重，则重用酸枣仁，加柏子仁、怀小麦、丹参等养心安神；阴

血不足，肝气失和，脏躁者，见精神恍惚，善悲喜哭，可用甘麦大枣汤养心安神、补脾和中。

如果暴受惊恐，胆气不足，心胆俱虚则见寐易惊醒、早醒，噩梦纷纭，心悸胆怯，遇事善惊，伴气短自汗，倦怠乏力，面色苍白，小便清长，舌淡，脉弦细。如《沈氏尊生书·不寐》云："心胆俱怯，触事易惊，梦多不详，虚烦不眠。"治当益气镇惊，安神定志。予安神定志丸合酸枣仁汤，常用人参、茯神、甘草补益心胆；茯神、远志、石菖蒲、龙齿化痰定惊、宁心安神；酸枣仁、川芎调补心血。如果心胆不宁，惕惕如惊，食少怯懦，重用牡蛎、龙骨、磁石、紫石英，配以鸡内金、砂仁、焦三仙（即焦山楂、焦神曲、焦麦芽）、陈皮等重镇宁心，健胃和中；气血两虚，惊悸汗多，加用黄芪、当归、白术、煅龙骨、煅牡蛎补益气血，定惊敛汗；血虚木郁，胸闷善叹息，加当归、白芍、茯苓、柴胡、香附养血疏肝；气虚血瘀，周身刺痛，重用酸枣仁、川芎，加当归、黄芪、赤芍补气活血。

若心脉瘀阻，心神失养，则见经久难寐甚或彻夜不眠，胸痛，头痛，痛如针刺而有定处，日久不愈，胸任重物或不任物，伴面色不华，或有黄褐斑，女子月经后期、痛经、有血块，唇舌紫暗，有瘀点、瘀斑，脉沉弦或涩。治当行气活血，祛瘀止痛，养心安神，予血府逐瘀汤加味治之。常用桃仁、红花、川芎、赤芍活血祛瘀止痛；牛膝、当归、生地黄养血活血；柴胡、枳壳、桔梗宽中行气，舒畅气机，加龙骨、牡蛎、酸枣仁、柏子仁，潜收心阳，养心安神。如果胸中滞闷不舒，重用川芎、枳壳，加丹参、香附行气活血；冲任虚寒，寒凝血瘀，可合温经汤加减；阴虚血瘀，心烦不安，加生地黄、地骨皮、牡丹皮、郁金滋阴清热，养阴活血。

（2）健运脾胃，气血充和，气机调畅，阳入于阴。《类证治裁·不寐》有云："思虑伤脾，脾血亏损，经年不寐。"脾虚或脾运不健则生化乏源，心神失养；气血不能濡养心、肝二脏，君相火旺，心神不安，以致不寐。脾主思藏意，思虑过度，脾气升降失司，意不内守，则心为所动。用归脾汤加减治之。

若长期饮食不节，嗜食肥甘厚味，或过食生冷，或暴饮暴食，脾胃负担过重，运化不及，宿食停滞，脾胃受损，酿生痰热，升降失常，痰热上扰，而不得安寐。如《张氏医通·不得卧》言："脉滑数有力不得卧者，中有宿滞痰火，此为胃不和则卧不安也。"痰热内扰则夜寐不安，辗转反侧，心烦痰多，胸闷脘痞，伴头昏重胀，目眩口苦，吞酸恶呕不欲食，口渴不欲饮，舌红苔黄腻，脉滑数。治当清热化痰，镇心安神。予黄连温胆汤加味治之，常用半夏、陈皮、茯苓、枳实健脾化痰，和胃降逆；黄连、竹茹清心降火止呕；龙齿、珍珠母、磁石镇惊安神。如果因肝郁化火，大便秘结，内外枢机不利，可合用柴胡加龙骨牡蛎汤和解枢机、重镇安神；宿食停滞，脘腹胀痛，嗳腐吞酸，用保和丸和中安神；顽痰为患，经久不寐，大便秘结，用礞石滚痰丸清热泻火、逐痰安神。

《素问·逆调论》曰："胃不和则卧不安。"肝胆脾胃功能失调，水谷不运，化生湿浊，津液凝结，酿生痰浊，阻滞中焦，影响胃气和降。《灵枢·邪客》曰："卫气者……昼日行于阳，夜行于阴……今厥气客于五脏六腑，则卫气独卫其外，行于阳，不得入于阴……阴虚，故目不瞑。"此处的阴虚是指卫气不入于体内，而体内（阴）的阳气不足（虚），而非阴液亏虚。

阳明是由阳入阴之当口，阳气由阳明经入阴（手、足）。阳明包括胃、大肠。同名经脉在生理病理上关系密切。胃腑有痰湿邪气，也即厥气（痰湿邪气）客于五脏六腑（肠胃），则其所属足阳明胃经阻滞，手阳明大肠经亦不通畅，胃肠不和，则卫气不能由阳入阴。

阳气由阳明经入阴，由足太阴脾经出阴，脾胃又居中焦，为人体气机升降之枢，上焦心气下降，下焦肾气上升，心肾相交需中焦斡旋。脾胃调和，升降有序则阴阳出入、心肾交泰有度。今病邪若痰浊、湿热、积食阻滞中焦，或脾胃自乱，升降失常，则阴阳不交，水火不济，不寐始作。症见夜卧不安，心下痞满，伴胸闷嗳气，呕恶，肠鸣下利，舌苔腻而微黄，脉滑。治当调和脾胃，化浊宁神。予半夏泻心汤。方用干姜辛温助脾；半夏和胃止呕，去阳明痰浊、湿浊，此药采收于一阴生的夏半之时（夏至），故又能调和阴阳，使阴阳交合，剂量可用至30g；黄连、黄芩泻胃除热，清肠燥湿；人参、大枣、炙甘草补中益气，健脾养胃。半夏泻心汤治疗不寐，功用有三：其一，中焦湿热、痰湿、郁热（厥气）阻滞，阳气入阴之阳明经络受阻，黄芩、黄连、半夏清热、燥湿、化痰；其二，脾胃不通，升降乖乱，斡旋失常，心肾不交，本方辛开苦降，调畅气机，调和上下，交通心肾；其三，中焦阻滞，上下不通，阳气不得下降而上（心）热，阴气不能上升而下（脾、肾）寒，热扰则神不藏，黄连、黄芩清心宁神。不寐之人常有脾胃病，故调和脾胃亦为治不寐之法，尤其是脾胃失调，升降不利者，半夏泻心汤不失为一张好方。又多肝胆气郁，则合小柴胡汤取效。

张某，女，70岁，2019年2月25日就诊。主诉：夜寐不安伴肠鸣下痢10余年。患者无明显诱因出现夜寐不安伴下痢，其间经中西药治疗后稍有好转但易反复。现症见入睡困难，心烦急躁，夜间易醒，以凌晨三四点多见，醒后难入睡，睡眠时间不足4小时。食欲一般，午后胃脘部伴有灼热感。口干、咽干、口苦，咽中有异物感。大便时偏稀，时先干后稀，日行1~2次，伴肛门不适感。舌质暗红，苔黄腻，脉弦细。证属肝胆气郁，脾胃不和，心肾不交。处方：小柴胡汤合半夏泻心汤、上焦宣痹汤加减。处方：柴胡10g，黄芩8g，法半夏10g，黄连8g，干姜5g，郁金10g，枇杷叶10g，射干10g，丹参10g，北沙参10g，钩藤30g（后下），甘草6g。7剂，水煎服。服药后睡眠情况改善明显，睡眠时间增至6个小时，遂守方加减治疗1个月余而症状平稳。

（3）调和肝胆，疏利三焦，枢机畅达，营卫和谐，阴阳相交。失眠病因虽多，但总属阴阳失调，阳不交阴。而阴阳之气相交又当以气机舒达，经脉和畅为基础。三焦为气津运行之通道，属少阳。少阳枢机开阖有度，三焦气机调畅，阴阳之气运行无阻，则阴阳交合，营卫和谐，睡眠立至。现代人工作、生活节奏较快，起居无常，压力较大，情绪紧张，所愿不遂，易致肝胆气郁或郁热，三焦不畅，少阳枢机不利，气血运行紊乱，表里开阖失度，阳气不得入于阴，因而营卫失合，阴阳不交。

病证特点：多见于女性，白领，脑力劳动者，工作压力大、节奏快者，生活起居无规律者。主要症状：少寐多梦，不易入眠，寐而易醒，醒后难以再睡，口苦，舌边红为主，苔黄或白，脉弦；可有心中烦闷，郁郁寡欢或急躁易怒，胸胁满闷。其他：多见胃脘胀闷，胃脘疼痛，头痛，以偏头痛为主，头晕或眩晕，目胀目赤，妇人可有月经不调、经前胸乳胀痛、结块；面色多青黄，形体多消瘦，面容多憔悴，神情多敏感。治以小柴胡汤疏利肝胆，运转枢机，调和营卫，调畅气血，调配阴阳。肝胆郁热甚，或热扰心神，心烦懊憹，加栀子、连翘；郁热损伤肝之阴血，合用酸枣仁汤；伴思虑耗伤心脾气血，合用归脾汤。

营卫气血不足，卫气也不能正常由阳入阴而营卫失合。营卫均为水谷所化，水谷精微出于中焦脾胃，脾胃不和则营卫不易调和，调营卫就须调脾胃。小柴胡汤既能调和脾胃，恢复脾胃升降、纳化，又可调理肝胆，疏利气机，肝胆气和，脾胃安谧，营卫化生。人参益气生津，宁心安神，生晒参不温不凉，药性平和，最为合适。

前人谓桂枝汤外证得之为解肌和营卫，内证得之为化气调阴阳。故桂枝汤亦可调和营卫、气血、阴阳。桂枝、甘草辛甘化阳以和阴，白芍、甘草酸甘化阴以和阳，合为桂枝汤则调和阴阳，调和外证的营（阴）卫（阳）及内证的阴阳。故因营卫不足，而营卫不和，阴阳不交之不寐，可予桂枝汤调和营卫取效。柴胡桂枝汤既有小柴胡汤之和解枢机、疏利肝胆之功，又有桂枝汤调和营卫、调和阴阳之效，适用于少阳、肝胆气机郁滞、郁热较轻，正虚（营卫气血）相对明显，尤其伴有肢体、关节酸软、疼痛、气窜者。

3.补肾填精，收纳阳气，阳藏于阴

若肾中真元不足，阴精不能包纳阳气，可直接导致阳不入阴，神不安守，而致不寐。《医法圆通》谓：不卧一证……有因肾阳衰而不能启真水上升以交于心，心气即不得下降，故不卧。故肾阳亏虚也可导致不寐。或素体阴虚，房劳过度耗伤肾精，肾水衰于下而不能上承制约心火，水火不济，心肾不交，心火独亢于上而扰神，以致心神不宁而不寐。如《景岳全书》所说："真阴精血不足，阴阳不交，而神有不安其室耳。"亦可因年迈、病后体虚，阴阳亏虚，心神浮动而致不寐。

肾精亏虚则见疲乏神困而久久不得入寐，即寐而浅，易醒，或心悸多梦，或五心烦热，或口燥咽干，或潮热盗汗，或头晕耳鸣，健忘，腰酸腿软，女子月经量少。舌红苔少或无苔，脉细数。治当补肾填精，安神除烦，兼清心火。予黄连阿胶汤合百合地黄汤加味。常用阿胶滋补肾水；鸡子黄、白芍滋阴养心宁神；黄连、黄芩降泻心火；百合、生地黄养阴清热，清心除烦；加覆盆子、桑椹、枸杞子等填补肾精。如果以心阴不足为主，可用天王补心丹加减治之；阴虚内热，虚劳虚烦，可加用酸枣仁汤，养血安神，清热除烦；阴虚火旺，烦闷或甚，重用生地黄、百合，加麦冬、知母、栀子养阴清热、除烦安神；水火不济，多用阿胶珠、远志、百合、夏枯草等交通心肾、滋肾养心。临床上当有肾阴下亏、心火上炎、心肾不交之黄连阿胶汤证，同时又有脘痞下痢、嗳气之脾胃升降不利，用上方下利加重且夜寐改善不明显者，合用半夏泻心汤。

以肾阳亏虚为主者则睡眠不实，迟寐早醒，多梦噩梦，神疲乏力，畏寒肢冷，伴健忘，头晕耳鸣，腰膝酸软，面色苍白，夜尿频多清长，口干但喜

温饮，大便溏，舌淡或胖有齿印，苔白润，脉沉迟或细而无力。治当温补肾阳，回阳安神。予以右归丸加味治之，常用附子、鹿角胶温补真阳、温里祛寒，肉桂振奋阳气、引火归原，炙甘草益气复脉、覆土伏火，熟地黄、山茱萸滋阴益肾、填精补髓，巴戟天、菟丝子、淫羊藿、杜仲温养肾气，加桂甘龙牡汤引阳入阴。如果患者虚阳上浮或外越者，出现烦躁、焦虑、情绪失控、心悸，用潜阳丹合封髓丹加味，温肾纳气，潜阳安神；浅寐易醒，梦多，可加紫石英、磁石、远志等固纳潜阳，重镇定惊，安神定志；大便溏稀，五更则泻，可合用四神丸。

（三）结语

不寐诊治，历代论述众多。《伤寒论》的少阴病，得之二三日以上，心中烦，不得卧，黄连阿胶汤主之；虚劳虚烦不得眠，酸枣仁汤主之，即心火亢盛和心肝阴血亏虚论治。《诸病源候论》认为心热，胆冷，气血亏虚，机体受邪是导致不寐的原因。汉唐以后，多从脏腑气血阴阳方面立论。《千金要方》以五脏藏神为立论基础，从情志角度出发，认为五脏神志失常可致不寐。明清时期则更趋多元化。明代张介宾从邪正虚实立论。《景岳全书》曰："其所以不安者，一由邪气之扰，一由营气之不足耳。有邪者多实证，无邪者皆虚证。"李中梓从气虚、阴虚、痰滞、水停、胃不和分而论治。王清任认为寤寐皆由脑所主，不寐可由精神情志失常和脑髓受邪所致。清代陈士铎提出，心过于热而肾过于寒的心肾不交是不寐的重要病机。总而言之，阳不入阴；分而言之，脏腑气血功能失调，寒热痰湿瘀滞不畅，导致阳不入阴而致不寐。治疗的基本原则为补虚泻实，引阳入阴，平衡阴阳，调养心神。实者泻之，如清热泻火，清化热痰，清心安神，疏肝健脾，消食导滞，和胃安神。虚者补之，如补气调血，养心安神，滋阴益肾，温补心肾，宁心定志，不寐乃愈。

四、月经不调

《素问·上古天真论》曰："天癸至，任脉通，太冲脉盛，月事以时下。"月经正常来潮与肝肾精血旺盛关系非常密切。天癸至，即肾精充足，是月经正常来潮的物质基础。任脉通，太冲脉盛，反映女子经过二七十四年的先后天精血充养，一方面任脉已经贯通，另一方面太冲脉也已精血充盛，如同水库水已满，渠道已畅通，定时一开闸，水涌自然下。此时，女子体内的精血如潮水一样，按时潮涌。冲任与肝密切相关。女子以肝为先天，以血为本。冲任皆起于胞宫，任主胞胎，为阴脉之海，足厥阴肝经循股阴，入毛中，绕阴器，在小腹与任脉交会于曲骨、中极、关元，肝经调畅有利于任脉通畅。冲为血海，太冲脉盛，即精血充盈，精血为月经的物质基础。

如果女子感受六淫外邪，或情志失调，或房劳不节，或饮食失宜，或劳倦过度，或体质异常，均可导致月经不调，或月经先期、后期、不定期；或月经量少、月经量多、月经不止等。月经不调即以月经的周期、经期、经量、经色、经质等发生异常为特征的一类疾病。月经病的病机主要是脏腑功能失调，血气不和，精血亏虚，间接或直接地损伤冲任督带和胞宫、胞脉、胞络，以及肾-天癸-冲任-胞宫轴失调。总体而言，月经不调的发病与肝、脾、肾三脏，与气滞、血瘀、痰湿关系密切。

（一）健脾促运、补肾填精贯穿于月经不调的治疗始末

女子虽以血为本，但精血同源，精为血之母，精血互化。精，分先天之精、后天之精。先后天之精互相滋养，相互共存。肾为先天之本，脾为后天之本，肾所藏之精，有先天之精与后天之精，后天之精即脾运化水谷所得的水谷之精，可通过补后天以养先天。经水本源于肾中，经水出诸肾，胞络者，系于肾，且有满则溢而虚则闭之性，先天肾气足够，后天水谷精微供养也足够，藏于先天中的天癸逐渐成熟，促使任脉通畅，精血充盛，太冲脉广聚脏腑之精血，血海定期溢满，出现正常生理现象——月经。

肾主生殖，妇女肾气充足，冲、任二脉通盛才能保证月经正常来潮。肾精的亏虚可影响天癸的正常产生和施化，从而影响月经的正常来潮。精血同源，肾精充足，有利于精血互生互化。肾精为元气之根，内寄元阴元阳，五脏之阳气，非此不能发，五脏之阴气，非此不能滋，肾精充足，方能化气化血，化气以推动五脏六腑、经络百骸运行不息，化血以滋养周身上下内外生生不已。故《傅青主女科》曰："月经全借肾水施化，肾水既乏，则经血日以干涸。"在脾肾功能正常的情况下，其他脏腑无病变，胞宫信而有期。因此，健脾、补肾、填精是妇科病治疗中的一个重要原则，尤其在女子青春期更为必要。《景岳全书·妇人规》谓调经之要，贵在补脾胃以资血之源，养肾气以安血之室，知斯二者，则尽善矣。若先天禀赋不足，多产，房事不节，频繁流产，过度熬夜，长期受凉（穿着暴露、冷空调环境下长期工作）、长期饮冷

等均可引起肾精亏虚，精亏则气血阴液即亏，冲任二脉气血由此而衰少，肾精亏虚，久则病及肾阴肾阳，则可引起脏腑的阴阳失调，气化功能失司，气血津液化生受阻，气血隔绝于上，无法经冲、任脉下注于胞宫，即肾精不足，则血海空虚，从而发为月经不调。另一方面又因精血同源，精液亏少，则血亦因不得其资养补充，冲任不足，皆可发为月经不调。在治法上多用健脾补肾、填精固冲。药用杜仲、菟丝子、山药、川断补肾益精；龙骨、牡蛎、芡实涩精固精；龟甲、阿胶滋养肾精；鸡血藤、当归、川芎、益母草养血调经，活血通络；茯苓、泽泻健脾利湿；砂仁纳气归肾。全方共奏健脾补肾、填精固冲之功。

若脾胃亏虚，气血运化失常，则血海亦虚，月经不调。脾虚则脾不统血，且脾喜燥恶湿，脾虚则生湿。凡病起于气血之衰，脾胃之虚，强调了脾胃调和则水谷充盛，血海清宁，则经行不失其常。《丹溪心法》云："肥盛妇人，享受甚度，恣于酒食，经水不调，不能成胎。"脾土运化，转输水液。若脾运纳失职，升降失司，不能转输水液，水湿停聚而聚湿生痰。痰可遍及周身，阻于冲任，则气血隔绝，不能下注于胞宫而为月经不调。明代薛立斋曰：血者水谷之精气也，和调五脏，洒陈六腑……在妇人则上为乳汁，下为月水。故虽心主血，肝藏血，亦皆统摄于脾，补脾和胃，血自生矣。

如今多数年轻女子易贪凉饮冷，致脾胃虚寒，气血生化不足而致胞宫寒凉，月经失调。若脾胃虚弱，气血生化无源，多表现为气虚不足，乏力畏寒，可出现月经先期或淋漓不尽，责之脾胃虚寒。当温中健脾，散寒暖宫，方选温经汤合补中益气丸加减。炙黄芪、党参、白术、炙甘草益气健脾，鼓舞脾胃清阳之气；阿胶、熟地黄、白芍、当归、麦冬滋阴养血；杜仲、川断补肝肾，益血脉；桂枝、吴茱萸、生姜、半夏、川芎温经通阳，散寒调经；升麻、柴胡升举清阳；陈皮、厚朴理气消胀；牡丹皮兼清解血中郁热。全方温中健脾，补肾填精，暖宫散寒。温中脾健，脾气健旺则能资气血；温胞宫则寒散，宫暖则血脉自通；肾精充足则气血自盛，使冲任二脉邪去正复，诸药皆温，以牡丹皮一味清解郁热以防温燥太过而又反灼精耗液。全方共奏温中健脾，补肾填精，暖宫散寒之效。

（二）疏肝理气、调和寒热在调经过程中必须重视

肝主藏血，司血海。且冲脉起于胞中而通于肝，肝贮藏血量充盛，则冲脉血液充足。任脉通畅、冲脉充盈有赖于肝藏泄功能的正常发挥，与女子月经按时来潮密切相关。人卧则血归于肝，肝主疏泄，肝的疏泄功能调畅全身气机，使脏腑经络之精气通行无碍，不但调节一身之气机，也调控一身之精血的疏泄。肝所藏之血，由脾胃所化生。脾气健运，则气血生化有源，血液充盈，方能濡养五脏六腑、十二经脉，为肝藏血提供物质基础。肝体阴而用阳，阳之用有赖于阴为物质基础，肝藏血不足，则肝失疏泄，必然导致冲脉血量减少，如此，则月事不以时下，从而出现月经不调诸症。

肝主疏泄情志，肝的疏泄正常，则情志畅达；肝失疏泄，则容易导致情志失调；情志失调，则影响气血运行，从而引发月经不调。如《鬲塘医话》云："妇人善怀而多郁，又性喜偏隘，故肝病尤多。"《女科经纶》曰："凡妇人病，多是气血郁结，故以开郁行气为主，郁开气行，而月候自调，诸病自瘥矣。"若情志抑郁，郁怒伤肝，则可致肝失疏泄。妇人常因情志不遂，郁怒伤肝，肝的疏泄失职，气血运行不畅，气不宣达，血为气滞，冲任不畅，而致冲任二脉气血衰少，则胞宫失于充溢，导致月经不调，常以月经后期为多，甚则闭经。或因肝郁气滞，郁久化热，热伤精血，导致精血亏虚，冲任失充，而月经不调。

治当以疏肝调冲（任），补血调经法。方用小柴胡汤加减，小柴胡汤和解少阳、开达枢机；加杜仲、川续断、益母草补肝肾，调经血；香附、佛手、百合、当归疏肝理气，活血养血；盐知母、盐黄柏、炙鳖甲滋养阴血；麦冬、枸杞子、山茱萸滋补肝肾，养阴柔肝。全方共奏疏通冲任，补血调经之效。

寒热失调，亦致月经失调。如《诸病源候论》云："妇女月水不调，由劳伤气血，致体虚受风冷，风冷之气，客于胞内伤冲脉、任脉，损手太阳、少阳之经也。"《普济本事方》曰："阴气乘阳，则胞寒气冷，血不营运。"《内经》所谓天寒地冻，水凝成冰，故令乍少，而在月后。肝脉虚寒者，常因经产之时，感受寒邪，或过服寒凉，血行迟滞，胞脉不畅，血海不能按时满溢；或素体阳虚，阳虚则生内寒，脏腑失于温养，冲任不足，不能按时充溢于胞宫，而发为月经不调。治当温经散寒，活血调经。方用温经汤（吴茱萸、麦冬、当归、芍药、川芎、人参、桂枝、阿胶、牡丹皮、生姜、甘草、半夏）加减，加杜仲、川断补肝肾，调经血；肉桂温经散寒，通脉调经；丹参、鸡血藤养血活血；香附、延胡索散寒止痛。全方共奏温经散寒，活血调经之效。

肝郁化热者宜疏肝解郁清热，方药以丹栀逍遥散加味治之。

肝、脾、肾在不同年龄女子月经病进程中的作用机制不相同。少女时期重在肾，中年时期重在肝，更年期则在脾肾。因此，诊治女子月经病时，需依据不同年龄阶段有所偏重。明代王肯堂在《证治准绳》中曰："妇人童幼天癸未行之间，皆属少阴；天癸既行，皆从厥阴论之；天癸既绝，乃属太阴经也。"

（三）月经不调当分期治疗

1.月经先期

月经周期提前7天以上，甚至10余日一行，连续2个周期以上者，其病因病机以气虚、血热为主。《妇人大全良方》提到：过于阳则前期而来，过于阳即肾阳亢盛，这是对于血热病机的描述。血热有虚实之别，实热多见于肝郁化热或阳热太盛，虚热多责之于肾阴虚火旺。《傅青主女科》云："妇人有先期经来者……是肾中水火太旺乎。""先期而来多者，火热而水有余也；先期而来少者，火热而水不足也。"血分有热则血行加速，甚至热盛迫血妄行，则血量增多而鲜红，或热与血结而血色深红，质黏稠。若月经量多，色红者，多为实热；反之月经量少，色暗者，多属虚热。

月经过多常与血热、脾虚、肾虚有关。脾阳虚统摄无权，肾气虚固摄无力，则冲脉血液失于约束，以致月经提前或经水过多而质稀色淡。《景岳全书》曰："若脉证无火，而经早不及期者，乃其心脾气虚，不能固摄而然。"《傅青主女科》曰："夫同是先期而来，何以分虚实之异……先期者火气之冲，多寡者水气之验。故先期而来多者，火热而水有余也；先期而来少者，火热而水不足也。"月经量之多或少，实之有别。且脉象亦有差异，气虚者脉多弱，血热者脉多数；气虚者多见虚象，血热者多见热象。气虚者，可见经量少、经色淡，或气不摄血而经量过多，甚或崩漏。因此，莫见血治血，一味凉血止血，而要益气摄血。清代程杏轩《医述》指出："调经莫先于养血，养血莫先于调气。""气机调顺，阴血循经而行，月经自调，诸病不生。"补中益气汤、归脾丸等常作为妇科要方正由于此。

2.月经后期

月经后期即月经周期延后7天以上，甚至3~5个月一行者。其主要病因病机分为肾虚、血虚、血寒、气滞。肾虚常贯穿月经后期的经前期、经后期、经间期、行经期的任意一个阶段。肾精亏虚，精血不足，或肾气不足，推动无力，势必影响月经来潮，致月经推后，经期腰酸。

血虚容易导致月经后期，血之根，肾中之真阴也，血虚即肾之真阴亏虚，脾气虚，运化失司，化生气血不足，则血海无源，月经不能按时来潮，或月经量少而色淡。

血寒亦可导致月经后期。《妇人大全良方》曰："过于阴则后时而至。"寒凝经脉，影响冲任，经气不利，亦使血流不畅，可致小腹冷痛，月经量少而色暗。对于寒袭胞宫，经血凝滞所引起的月经后期，单用理气活血药往往难以取效，而应温阳散寒，活血通经，阳气通达，经血方能如期而至。

气滞是指气机郁滞、气行不畅。气为血之帅，气不行则血不行，旧血不行则新血难生，所以导致月经后期。肝气郁结，疏泄不及，或疏泄太过，无以规律输送血液和调节血量，常表现为月经先后无定期，经前乳房胀痛。

各因素导致的血瘀，血行不畅，多有痛经、经血夹有血块的表现；痰湿、痰浊闭阻经脉，亦有痰瘀互结者，常有舌体胖大，边有齿痕，舌苔厚腻等脾虚湿盛之体征。

3.月经先后不定期

月经周期提前或延后7天以上，连续3个周期以上者。在临床上，将此病的病因病机分为肝郁证和肾虚证。

肝郁者，因女子以肝为先天，肝主疏泄藏血，调节月经周期和血量。肝气条达，疏泄正常，血海按时满溢则月经周期正常。如疏泄过度，则月经先期而至，疏泄不及，则月经后期而来。肝藏血，肝血虚可致胞宫无血可下则月经后期、月经量少；肝气郁结，疏泄失常，肝血不能转输于胞宫，胞宫不能维持正常的月经周期和经量，亦可引起月经后期、月经量少。因此，月经先后不定期应重视对肝的调治。

肾虚者，月经先后不定期与月经后期机制相同。肾为先天之本，主封藏。肾气亏损，藏泄失司，冲任失调，血海蓄溢失常；应藏不藏则经水先期而至；当泄不泄，则月经后期而来，以致月经先后不定期。故调经亦应重视肾的调治。月经先后不定期常与血虚、脾虚、肾虚、血寒、气滞、血瘀、痰阻有关，需纵观诸证综合分析。

（四）月经不调用药经验

月经不调，有月经先期、后期、不定期；有月经量少、月经量多、月经不止等表现。但其病机责之于脏腑功能失调，血气不和，精血亏虚，痰湿瘀血阻滞等，故在具体施治上，抓主证、抓病机，从肝脾肾三脏、气血、寒热、虚实中求之。

以肾阳虚为主者，常见月经量少质稀，色淡红或暗红，头晕耳鸣，腰膝酸软，或小腹冷痛，夜尿增多，舌苔淡薄，脉弱或沉迟。治当温阳补肾、益气养血，以归肾丸加味治之，药物为山药、菟丝子、杜仲、山茱萸、熟地黄、茯苓、枸杞子、当归。

以肾气不足为主者，常见月经经期先行或经期延长，量多色淡质清稀，神疲乏力，心悸，小腹空坠，舌苔淡薄，脉细无力。治当补气摄血，补肾填精。以固阴煎加味治之，药物为山药、菟丝子、山茱萸、熟地黄、炙甘草、人参、五味子。

以精血亏虚为主者，常见月经经期错后，量少色淡质清稀，头晕眼花，少寐多梦，心悸，面色萎黄，舌淡少苔，脉细弱。治当补血填精，益气固肾。以大补元煎加味治之，药物为山药、熟地黄、山茱萸、人参、当归、杜仲、枸杞子、炙甘草。

以肝血亏虚为主者，常见月经经期错后，量少色淡无块，或伴头晕眼花，心悸怔忡，小腹空坠，面色萎黄，舌淡少苔，脉细。治当养肝补血、健脾益气。以滋血汤加味治之，药物为黄芪、山药、熟地黄、人参、茯苓、白芍、当归、川芎。

以肝郁化热为主者，常见月经行经不畅；月经量少，色暗有块，两胁、乳房及小腹胀痛，胸闷不适，口苦咽干，舌苔薄黄，脉弦。治当疏肝解郁清热。以逍遥散加味治之，药物为白芍、当归、白术、茯苓、制香附、牡丹皮、制何首乌、甘草、柴胡。

以肝脉虚寒为主者，常见月经经期延后，小腹冷痛，色暗量少，得热则减，面色苍白、畏寒，舌苔薄白。治当温经祛寒。以温经汤加味治之，药物为人参、牡丹皮、当归、白芍、甘草、吴茱萸、麦冬、川芎、桂枝。

以痰湿阻滞为主者，常见月经周期延后，量少，色淡红，质黏而稠，黏腻如痰，心胸烦闷，白带增多，色白黏腻。舌胖有齿印，苔淡白腻，脉滑。

以苍附导痰丸加味治之，药物为茯苓、陈皮、半夏、苍术、香附、枳壳、神曲、胆南星、炙甘草、生姜。

月经不调常伴随诸多的兼夹症，在抓主症、抓病机的同时，我们应当细致分析其兼夹症，随症加减，从而达到更好的治疗效果。

如伴有头晕耳鸣，腰膝酸软者，加鳖甲、续断、牛膝等滋肾填精。

若有头痛目赤、胸胁胀满者，常加夏枯草、菊花清肝降火。

若心烦易怒者，常加淡竹叶、合欢皮、百合清心解郁。

若心烦急躁、夜寐不安者，加酸枣仁、钩藤、龙齿宁心敛精。

若胸闷烦躁、乳房胀痛者，加柴胡、郁金、绿萼梅疏肝理气。

若胸闷口苦者，常加苍术、乌梅、炒薏苡仁等清热利湿排浊。

若脘腹胀满，大便溏薄者，去生地黄、熟地黄、山茱萸，加煨木香、炒党参健脾益气。

若脐周冷痛、大便稀溏、白带清稀，中焦脾胃寒凉者，加炮姜、白芷、鹿角霜、小茴香温胃暖肝，祛寒止泻止带。

小腹疼痛剧烈有冷感，胀满不适，肝经寒凝者，常加肉桂、吴茱萸、乌药、丁香、小茴香等温肾散寒止痛。

若畏寒肢冷者，加紫石英、淫羊藿、细辛、桂枝、川芎等补肾温阳、暖宫通络。

若形体肥胖，痰湿甚者，加炒苍术、炒薏苡仁、胆南星等燥湿化痰。

若经前漏红者，加炮姜炭、制香附、蒲黄炭等理气止血。

若经行量少，色暗，有血块，经前乳房胀痛者，加川芎、川牛膝、泽兰叶、郁金以助月经来潮。

若月经量少，色暗，有血块，常加三棱、莪术等，旨在活血通络、消癥散积。

若经来量多、经期延长，所谓动之太过者，加五灵脂、蒲黄、大蓟、小蓟等活血化瘀，去除瘀浊。

若经间期出血，量少，色暗红，或紫黑夹有血块，伴少腹一侧或两侧刺痛不舒者，常加入蒲黄、五灵脂活血化瘀通络。

在调经方中，常加川断、盐杜仲等，旨在助子宫之藏，防止因活血调经使精血下泄，耗伤真阴。

五、黄褐斑

黄褐斑又称肝斑、黧黑斑，是一种面部皮肤色素代谢异常的皮肤病，《素问·至真要大论》称黄褐斑为面尘，历代医家又有肝斑、黧黑斑、褐黄斑、蝴蝶斑等称谓。黄褐斑一般呈对称性分布，常见于眼周、额、颧、颊、鼻部周围及口唇周围，多表现为浅褐色或深褐色斑点，表面光滑，边界清晰，压之不褪色，无自觉症状。女性患者多发，常于妊娠前后出现，或于日晒后加重，患者常伴有月经不调。

黄褐斑的发病机制较为复杂，与多脏腑功能失调、气血亏虚、经脉失养相关。肝郁、脾湿、肾虚是发病之本，气机不畅、气血瘀滞、颜面失于濡养为致病之理。气血不能润泽面肤，则面若蒙尘；血瘀于颜面则面色暗黑；痰饮渍脏和腠理受风，血气不和，不能荣于皮肤故发斑片。《灵枢·经脉》有曰："血不流则毛色不泽，故其面黑如漆柴者。"《灵枢·邪气脏腑病形》又说："十二经脉，三百六十五络，其血气皆上于面而走空窍。"隋代巢元方《诸病源候论》曰："面黑皯者，或脏腑有痰饮，或皮肤受风邪，皆令气血不调，致生黑皯。五脏六腑，十二经血，皆上于面。夫血之行，俱荣表里。人或痰饮渍脏，或腠理受风，致血气不和，或涩或浊，不能荣于皮肤，故变生黑皯。"《外科正宗》指出："黧黑斑者，水亏不能制火，血弱不能华肉，以致火燥结成斑黑，色枯不泽。"五脏六腑之精华均上注于面，面部气色的好坏、皮肤的光泽或枯槁、色素斑的形成与脏腑精气的盛衰及其功能的协调密切相关。

（一）心血不足，面部失荣，暗生褐斑

心主血脉，其华在面。面部血脉通畅，心血充足，颜面得养，面色自然红润光泽。心阳健旺，推动心血上行于面，故面色和泽滋润。如果心阳不足，推动气血运行无力，气血瘀滞，不能上荣于面，则面色晦暗，暗斑滋生。心血亏虚，面部皮肤失于濡养，则肤色苍白，暗斑渐长。所以，心阳不足或心血亏虚，或两者相兼为患者，当扶助心阳、滋养心血，方以桂枝甘草汤合归脾汤加味治之，加川芎、丹参及白芷、白蔹、白附子等，通阳活血，且寓意以白美白。

（二）肝郁不舒，气滞血瘀，面生褐斑

肝主疏泄、主藏血，肝的疏泄正常，则气血调畅，为滋养面部皮肤提供了充足的气血，故有医家认为，肝其华在面。若情志不畅，肝失条达，疏泄

不利，血行不畅；或性情急躁易怒，或忧思过度致肝郁气滞、郁久生热，肝火上冲于面，灼伤阴血，气血悖逆，不能荣养面部皮肤，或致颜面气血不畅而生斑。如《医宗金鉴》云："黧黑如尘久始暗，原于忧思恼怒成。""或素体脾虚而肝木乘土，致使运化无力，气血生化乏源，不能温煦营养面部皮肤而成斑。"肝气郁结多发生在中青年女性，表现为弥漫分布的深褐色斑片，平素心情抑郁或急躁易怒，经前乳房胀痛或颜色加深，皮损常与情志变化有关，以疏肝解郁、活血行气为主要治法。以小柴胡汤合桃红四物汤加味治之，适量加玫瑰花、月季花、合欢花等疏肝和络，解郁美颜。

（三）脾虚气弱，湿浊上犯，聚结成斑

脾主运化，主统血。脾胃运化水谷化生气血，为滋养颜面提供物质基础。由于忧思、劳累、饮食不节等导致脾不健运，瘀积内生，清阳不升，浊阴不降，浊气上犯，蕴结肌肤，易形成黄褐斑。或忧思日久，或肝气郁结，木不疏土，或肝气太旺，木旺乘土，致脾气虚弱。脾虚则运化无力，气血化生无源，气血两虚，无以上荣颜面则生斑。治以健脾化湿，益气养血为法。运用香砂六君子汤和当归补血汤加味，加白芷、肉豆蔻、小茴香、桂枝、泽泻等温中健脾，通阳化浊。

（四）肺经蕴热，皮毛失泽，暗斑渐生

肺主皮毛，主一身之气，布达津液，滋润皮毛。肺的气血充足，则毛发皮肤为之光泽。如果肺热壅盛，灼伤津液气血、皮毛失养，则肤败容衰。倘若肺寒痰饮内壅，阳不化气，痰饮上犯，则面目浮肿，褐斑滋生。肺热壅盛者当以清肺散热为主。泻白散合银翘散加味治之，加石膏、白茯苓、麦冬、天冬以清解肺热、生津润肺；肺寒痰饮内壅者当以小青龙汤和苓桂术甘汤加味治之，加白芷、川芎、白附子、白芥子等温肺化饮，通阳散寒。

（五）肾虚精亏，气血乏源，褐斑横生

肾为先天之本，主水，主藏精，五色主黑。精血同源，精血互化，肾主水液代谢及排泄。若后天失养，久病伤肾，阴精亏损或水不涵木，精亏不能充养面部，易发生黄褐斑。《黄帝内经》云："肾病者，颧与颜黑。"《外科正宗》曰："黧黑斑者，水亏不能制火，血弱不能华肉，以致火燥结成斑黑，色枯不泽。"除面部褐斑外，还常伴有腰膝酸软，神疲乏力，性欲低下，或失眠多梦，盗汗，五心烦热，或怕冷、夜尿多、五更泻等。以肾阴亏虚者，治以滋阴补肾为法。以左归丸、二至丸合当归补血汤加味；以肾阳不足者，治以补肾壮阳为主，方以右归丸加四神丸加味治之。肾为水火之脏，阴阳之宅，肾阴肾阳内寄于肾精之中。肾精充足，肾气始动。若肾精亏虚，精血不足，或亏耗日久，累及肾阳，则肾水亏耗，或肾阳蒸化无力，精血不得上承于面部而生斑。肾精亏虚者，当扶阳填精为主，方以四逆汤加五子衍宗丸加味治之，加淫羊藿、鹿角胶、阿胶、龟甲胶、砂仁、黄柏等。

（六）痰瘀阻滞，面脉失荣，滋生褐斑

黄褐斑的发生、发展与痰湿血瘀息息相关。《普济方》曰："面上暗，此由凝血在脏。无瘀不成斑。"正如《灵枢·经脉》曰："血不流则毛色不泽，故其面黑如漆柴者。"说明褐斑的形成与血瘀关系密切。或脾不健运，痰瘀内生，清阳不升，浊阴不降，浊气上犯，蕴结肌肤，均易形成黄褐斑。肝失条达，气机郁结；脾气虚弱，阻滞经络；肾精暗耗，或阴损及阳，阴寒内盛，均可导致气血瘀滞，上泛颜面，出现黄褐斑。《难经》曰："脉不通则血不流，血不流则色泽去，故面黑如黧，此血先死。"当以健脾温阳化痰、活血养血祛瘀为法，用二陈汤合桃红四物汤加味治之，加白芷、白芥子、白附子、佛手、桂枝、炒白术等。

总之，要使气血调和，颜面得养，须基于疏肝、健脾、补肾三法，配合化痰、祛瘀、温阳、通阳、填精综合调之。

（七）营血不利，水饮上犯，引发褐斑

针对黄褐斑伴有月经不调者，血不利则为水，胡珂教授常用小柴胡汤合当归芍药散加补肾药治疗，两方合用有疏肝健脾、养血活血之功。患者面部黄褐斑往往随月经改善而得到缓解。当归芍药散也是调和肝脾的要方。方中当归甘温质润，为补血要药，且补血之中兼有活血之效；芍药酸苦微寒，养血敛阴和营，与当归相伍，养血和血之力强；川芎活血行气，为血中气药，能上行头目，下达血海，中开郁结，旁通经络，外彻皮毛。白术、茯苓补气健脾，使气血化生有源，去除已成之湿，且能杜绝生湿之源；泽泻利水渗湿，与当归、白芍配伍则利水而不伤阴，与茯苓相伍则渗利水湿之力显。全方与小柴胡汤配合，补泻兼施，调和脏腑、气血作用显著。方中不乏药物本身就有美容功效。《本草备要》中谓当归能泽皮肤，养血生肌；《医学衷中参西录》中论当归能补益脾血，使人肌肤华泽。《药性论》中关于白术有"主面光悦，驻颜祛斑"的记载。古代美白方七白膏中即有白术、白茯苓。

（八）少阳瘀滞，枢机不利，致生褐斑

针对黄褐斑，胡珂教授常以小柴胡汤为基础加减治疗，尤其要加入补骨脂、菟丝子、女贞子等补肾药。小柴胡汤虽为和解少阳剂之首方，但后世将其更多运用于各种杂病，因其不仅专于和解少阳，亦长于调和肝脾，疏利三焦，条达上下，通解表里，扶正祛邪。方中柴胡疏肝解郁，以助疏泄之用，黄芩苦降，清泄肝胆之热，以解肝郁化热之弊，两药一疏一泄，利于肝胆气机恢复；半夏、生姜降逆和胃，助胃降浊；人参、大枣、炙甘草补脾益气，助脾升清，一降一升，利于恢复脾胃升降枢纽之职。全方共奏疏肝健脾之功。胡珂教授以小柴胡汤治疗黄褐斑，源于其临床经验的积累。他善灵活运用小柴胡汤治疗脾胃肝胆疾病，在长期的临床中发现，常有治他病用小柴胡汤而养颜者。例如：一中年女性患者，因几个月来胆囊胁痛，大便不畅（需借助开塞露方解）而求诊，胡珂教授以小柴胡汤合四逆散加减治疗，一段时间后患者反馈，诸症改善，面部气色也好了很多。究其原因为妇人善怀多郁，肝郁气滞，气滞血阻，加多届中年，五七以上，经带胎产，耗伤阴血，气有余便是火，气郁日久，多易化热，加之肝胆木性，易郁易热，故证多气血不调，即气血不畅兼气血不足，又有郁热，气血不能上达于面，容颜失养则面黄晦滞，褐斑显现。小柴胡汤合当归芍药散适合以上病证，两方合用条达气血，调和肝脾，气血得通，脾胃纳化，气血生化有源，容颜自美。尤其是小柴胡汤，言其乃养颜之方实不为过。

（九）阳明热盛，上灼于面，面生暗斑

胡珂教授自拟养颜方由金银花、葛根、白术、女贞子、枸杞子组成。方中金银花芳香质轻，善入肺经，解毒清热，用之清散面部郁热；阳明主面，《药类法象》谓葛根乃通行足阳明经之药，《本草蒙筌》曰其气味俱薄，体轻上行，用葛根可上行头面，升提阳气，引药上行，用之以改善面部血液循环；白术补气健脾助运，气血生化有源；女贞子、枸杞子补肾益精养血，枸杞子亦有抗氧化、抗衰老作用。诸药合用，清热、补脾、益肾同施，标本兼顾。

六、痤疮

中医认为痤疮的病因病机主要有三点：一是肺经郁热，内热郁闭上蒸面部；二是阳明热毒上蒸面部；三是血分热毒郁滞面部。胡珂教授认为，治疗痤疮除需注重面容皮损外，当结合全身的症、舌、脉，四诊合参。对于临床

常见的阳明毒热型，可选用五味消毒饮加减治疗；对于肺经郁热者，则多选用枇杷清肺饮加减治疗。但我们在临床中常遇到很多患者以清热解毒、滋阴降火、凉血等方药治疗本病只能暂时控制或根本不能控制病情，长期使用导致下焦虚寒，气血瘀滞，痤疮色暗，此起彼伏者并不少见。加之西医对于抗炎药、激素类药物等的过度使用，造成阳虚体质之人比比皆是。在临床治疗过程中，很多患者痤疮颜色虽呈红色，但是伴有畏寒肢冷，手足冰冷或手足湿冷，腰腹觉冷，舌淡嫩，脉沉细弱或沉微等阳虚表现。究其原因实为辨证不清。所以，在审察病机之时，我们首先要辨清阴阳及寒热虚实，如若属肺胃积热或热毒郁滞则会伴有口苦、口臭、口渴饮冷、大便干燥、小便黄少，舌质红，脉滑数有力；阴虚阳亢者，则会伴有潮热，舌质红无苔或脉细数无力。胡珂教授认为，脾肾之阳气分别居于中焦和下焦，各有其所，如果过用寒凉，阳气易被寒湿阴邪所迫，不能居其本位，如果表现在面部、口腔、咽喉等就形成了痤疮、溃疡、咽肿等。这类痤疮、溃疡大多颜色略淡，溃疡底部为白色，疼痛较轻，脉象沉弱或沉微，此乃阳虚火浮之表现。临床中虚阳浮越与实火上炎皆有上热之证，且往往较难区分。其重点就在于虚实之有别，阳虚火浮之火为虚火，其上热之证颇似实热，但阳浮于上，则火必衰于下，故其脉必有虚象，或脉沉细弱，或浮大而重按无力。临证时需注意脉证合参，方能无误。

关于阳虚火浮的论述，汉代张仲景就已提出：阳气衰微，虚阳浮越，或为烦躁不得眠，或为格阳、戴阳，或为破汗大出。干姜附子汤证之昼夜烦躁不得眠，和通脉四逆汤证之其人面色赤，皆属此类。阳虚火浮在临床上呈现出两组相反的症状。一是肾阳虚，是疾病的本质。表现为面色㿠白或黧黑，腰膝酸软，形寒肢冷，尤以下肢为甚，神疲乏力，男子阳痿、早泄、精冷，女子宫寒不孕，性欲减退，或见便泄稀溏，五更泄泻，或小便频数、清长，夜尿多，舌淡，苔白，脉沉细无力，尺部尤甚等症状，如果临床上单纯出现上述症状，阳虚的辨证并不困难。二是虚火，是疾病的假象，如《景岳全书》所云："寒从中生，则阳气无所依附而泻散于外，即是虚火，假热之谓也。"临床上有轻重之分，轻者虚阳上越，虚火上冲，症状偏于头面五官局部诸疾，以口舌生疮、牙痛齿浮、喉痹喉痛、头痛眩晕、口渴咽干等症为主；重者虚阳外越，症状偏于全身，以发热、发斑、面赤、肿块、汗出等症状多见。所以对于头面五官诸般肿痛火形，一定要有虚阳上浮的概念，要有阴火的概念，切不可一见红肿热痛就只想到阴虚火旺，或者外感阳证，妄用滋阴降火之法，以免雪上加霜。注意观察我们会发现，现代社会生活节奏加快，工作压力不断加大，生活起居不规律，饮食偏嗜等，在诸多因素综合作用下，人们普遍存在过度耗气伤阳的情况，加之都市夜生活泛滥，休养生息难以保障，在阳气本该入阴休养之时，反迫其卫外，大无先贤日出而作、日入而息的起居规律。众多因素相互作用，终致阳气渐亏，临床中证属阳虚者已日益增多，其中又以脾肾阳虚者尤为多见。临床众多苦于上火的患者中，实属阳虚阴盛，虚阳浮越之火者并不少见。清代名医郑钦安在《医理真传》中有言："阳气无伤，百病自然不作。阳气若伤，群阴即起。阴气过盛，即能逼出元阳，元阳上奔，即随人身之脏腑经络虚处便发。"其实早在唐代王冰对《素问·至真要大论》中"甚者从之"注解时就已为后世开创先河，曰："夫病之微小者，犹人火也，遇草而芮，得木而燔，可以湿伏，可以水灭，故逆其性气以折之攻之。病之大者，犹龙火也，得湿而焰，遇水而燔。不识其性，以水湿折之，适足以光焰诣天，物穷方止矣。识其性者，反常之理，以火逐之，则燔灼自消，焰光扑灭。"王氏从中引出了人火与龙火两种性质完全不同的火。前者属一般的火热，性质属阳热而易伤阴液，如肝火目赤、胃火牙疼之类，皆可以用寒凉清利的方法治疗。而所谓龙火，其性质犹如古代传说之龙，龙为水生之物，犹如肾中水火相抱。盛则龙腾兴浪，水亏则迫龙上蟠。此火若使用寒性药物直折，不仅不能灭其火，相反还会使龙火甚，飞腾而浮越。因此，治疗上应采用甚者从之之法，即反治的方法，以火逐火，引火归原。一味苦寒热，一方面可致火热上炎更甚，更有损阳败寿之虞。当知阳气为人身立命之根本，天之大宝，只此一红日；人之大宝，只此一息真阳；人非此火，不有生。故妄浮之火只宜养之、藏之、敛之，而不折之、伐之。当以辛热杂于壮水药中，导之下行，此所谓导龙入海，引火归原。胡珂教授在临床上善用此法，常用潜阳封髓丹，屡获良效。

潜阳封髓丹由潜阳丹与封髓丹合方而成。此二方为清末名医、火神派开山祖师郑钦安先生著作中提及次数最多的两个方剂。在郑钦安的《医理真传》和《医法圆通》中，潜阳丹和封髓丹常用来治疗火证，但这种火并非平常意义上的实火和阴虚导致的虚火，而是由于阳虚而导致阴盛于下、孤阳上浮的一种虚火，本质上是一种虚损不足而被阴邪逼迫于上的相火，多表现为目赤、齿齼、龈肿、咽喉肿痛、耳痒、鼻干、口臭、口面生疮、舌痛等。对于二方方义，郑钦安在《医理真传》中说："潜阳丹一方，乃纳气归肾之法也。夫西砂辛温，能宣中宫一切阴邪，又能纳气回肾；附子辛热，能补坎中真阳……况龟板一物，坚硬，得水之精气而生，有通阴助阳之力……佐以甘草补中，有伏火互根之妙，故曰潜阳。封髓丹一方，乃纳气归肾之法……夫黄柏味苦入心，禀天冬寒水之气而入肾，色黄而入脾，脾也者，调和水火之枢也……况西砂辛温，能纳五脏之气而归肾；甘草调和上下，又能伏火，真火伏藏，则人身之根蒂永固，故曰封髓。"胡珂教授常在此基础上加用干姜助附片温肾壮阳，又能温中散寒；肉桂补火助阳，引火归原。全方共奏温肾助阳，引火归原之功。

胡珂教授认为：脾胃居中属土，为调节气机升降之枢纽，脾升胃降乃脾胃正常生理功能特点，一升一降协调配合，既不能升降太过，也不能升降不及，方可使中焦气机达到平衡状态。阳明主面，若脾虚不升，胃浊不降，胃气壅滞化热，上熏于面而生痤疮。单以清解虽可清上之热毒，然苦降败伤脾阳，脾升益乖，故虽可取效一时，终必加重病情，需脾胃同调。凡病痤疮者，在来院诊疗之前大多已使用过清热凉血类药物，或者可以说数用苦寒不效，有中阳虚损，导致上热下寒的基本病机。诚如仲景所言：观其脉证，知犯何逆，随证治之。由此提出应用甘草泻心汤治疗痤疮，疗效明显。该方是由半夏泻心汤化裁，重用甘草衍变过来的，该方治疗痤疮应用生甘草，取其解毒之功。现代药理研究表明，甘草具有肾上腺皮质激素样作用，可以稳定生物膜，减少炎症物质释放，并可以缓解黏膜刺激，保护黏膜，修复黏膜溃疡。

【案例一】

刘某，女，23岁，2009年3月6日就诊。自诉近2个月来因过于劳碌，又偶进辛辣之品，致颜面及额头骤起米粒大小痤疮数处，以红色丘疹为主，局部肿痛，自用黄连上清丸、痤疮平软膏、甲硝唑软膏等效果不佳，反致病情更甚，额头部再起皮疹10余处且部分化脓并融合成片。平素常感畏寒神疲，四肢不温，腰酸腿软，大便时有稀溏，舌淡胖边有齿痕，苔薄白，脉沉细无力。证属脾肾阳虚，虚火上浮。治宜温补脾肾，引火归原。处方：制附片20g（先煎40分钟），龟甲15g，黄柏8g，砂仁15g，甘草20g，肉桂8g。服上方7剂后，颜面皮疹未再发，原有皮疹部分消退，局部肿痛有所改善。原方加减再进7剂后，颜面及额头部红色斑丘疹皆退，仅留下陈旧性瘢痕及色素沉着。1个月后随访，瘢痕及色素沉着均已消失，痤疮未再复发。

按：本例患者素体属脾肾阳虚，阳气失于固守，久则浮越于上，而见上假热下真寒之证。患者不识其中之真假，妄服清热寒凉之品，终致病情加重。方用潜阳封髓丹加减，方中肉桂、附子辛热，温补脾肾，引火归原；龟甲甘寒，滋阴潜阳；佐黄柏泻火除蒸，解毒疗疮；砂仁醒脾和胃，制阴药之滋腻，兼畅中焦，利阳气下潜之通路；甘草调中，又可伏火，真火伏藏，则人身之根蒂永固。全方合用，共奏温补脾肾、引火归原之功，使上热下寒得除。从阴引阳，引火归原之理，于此可见一斑。

【案例二】

黄某，女，30岁，2017年3月就诊，自述痤疮半年余，曾反复于当地医院门诊诊治，采用红霉素软膏外用，同时间断口服中药五味消毒饮、黄连解毒汤化裁方治疗，往往服药期间病情控制尚可，然每用清火药即发泄泻，且停药后随即复发。此次就诊见脸部多发痤疮，以额头及下颌较多，痤疮色暗，摸之内有硬结，平时饮食稍有不慎即易腹泻，精神尚可，食欲不佳，舌淡红，苔薄白，脉弦细。辨证：脾阳亏虚，胃热熏蒸，上热下寒之证。选用甘草泻心汤加野菊花、紫花地丁治疗。处方：甘草20g，干姜8g，法半夏8g，黄芩8g，黄连3g，党参10g，大枣10g，野菊花15g，紫花地丁15g。上方连用2周后痊愈，随访2个月未见复发。

按：本例痤疮患者，久用寒凉之品，致脾阳亏虚，无力旋转气机，出现脾不升清，中寒不运，而见大便溏薄，食纳不佳，其舌、脉及症状虽无热象，但其能发为痤疮，则不离热，此热为寒湿郁久，胃浊不降，胃气壅滞所化，此为病机之关键。中焦脾胃气机升降失调，治疗上万不可单纯温阳或单纯清热，如此案中患者之前所服方药，单以清解之法，虽可清阳明热毒取效一时，然苦降败伤脾阳，致使脾阳虚无力升清，胃气壅滞而无力降浊，升降不及，加重病情。此时治疗宜斡旋中焦气机，升脾降胃，用药宜温清并用、攻补兼施。此案中胡珂教授选用甘草泻心汤化裁，辛苦并投以平衡升降，寒热并用以燮理阴阳。方中甘草解毒疗疮，调和诸药；党参、大枣补中益气；半夏、干姜辛通气化，和胃消痞，温中散寒；黄芩、黄连、野菊花、紫花地丁苦寒清热泻火，解邪热之郁。寒热相伍，辛开苦降，开结除痞。诸药协同，使中气健运，寒热消散，升降调和，阴阳通达，则诸症得消。

第三章　经方发挥

第一节　桂枝剂

桂枝汤及其类方作为《伤寒论》第一方，有重要地位，也起到非常重要的作用，柯琴认为此为仲景群方之魁，乃滋阴和阳、调和营卫、解肌发汗之总方也。凡头痛发热，恶风恶寒，脉浮而弱，自汗出者，不拘何经，不论中风、伤寒、杂病，咸得用此发汗。胡珂教授临证应用桂枝汤，深受已故全国名老中医陈瑞春教授的影响，他指出，桂枝汤方由桂枝、芍药、生姜、大枣、炙甘草五味药组成，论其性味，桂枝偏温，味辛甘，芍药性偏寒，味苦酸，甘草炙用性微温味甘，生姜性温味辛，大枣性温味甘，诸药合用辛甘苦酸，是调和营卫、沟通阴阳的良方。究其组成，该方有两个药对，桂枝配甘草入生姜，此为辛甘化阳之意；芍药配甘草入大枣，酸甘滋养阴血，此为酸甘化阴之意。桂枝汤非发汗之剂，乃解肌之方，所谓无汗能发，有汗能收。桂枝汤的组成体现阳中有阴，刚中有柔，攻中有补，发中有收。该方体现了阴阳对立辩证统一，既有阴阳的对立，又有动静的结合，既相反又相成，药物相互对立，又因对方的存在而发挥治疗作用，达到相对的统一。《伤寒论》中关于桂枝汤及其类方的记载共有21首，所主病涉及外感、内伤、寒、热、虚、实，其效涉及汗、下、和、温、清、补，是不可多得的方剂。这大概是桂枝汤为群方之魁的主要原因。

一、桂枝的功效与主治

桂枝性温，味辛甘，归心、肺、膀胱经，其功效为发汗解肌，温通经脉，助阳化气。用于风寒感冒，脘腹冷痛，血寒经闭，关节痹痛，痰饮，水肿，心悸，奔豚。忌用于阴虚火旺，血热妄行，外感热病者，孕妇及月经过多者需慎用。《伤寒论》第16条云："桂枝本为解肌，若其人脉浮紧，发热汗不出者，不可与之也，常须识也，勿令误也。"第17条云："若酒客病，不可与桂枝汤，得之则呕，以酒客不喜甘故也。"第19条云："凡服桂枝汤吐者，其后必吐脓血也。"胡珂教授以为从以上经文，结合临床可以发现，桂枝汤不适合于伤寒表实证、湿热内蕴证和里热壅盛证。

桂枝最早载于《神农本草经》，味辛，温，无毒。《中药大词典》言其有发汗解肌，温经通阳之功。可治风寒表证，风湿痹痛，胸痹痰饮，经闭癥瘕，小便不利等。《本草纲目》记载"桂枝治一切风冷风湿，骨节挛痛，解肌开腠理，抑肝气，扶脾土，熨阴痹"。《景岳全书》说"桂枝气轻，故能走表，以其善调营卫，故能治伤寒，发邪汗，疗伤风，止阴汗"。清《本草求真》直接谓之调和营卫。《素问·至真要大论》曰："辛甘发散为阳。"桂枝为阳中之阳，桂枝气厚，气厚者为阳，厚者发热。

胡珂教授提出桂枝除了具有解肌发表、温阳化气、温经通脉的作用外，还具有非常重要的功效，即平冲降逆利肝肺，它是针对下焦寒气或水湿（饮邪）之气上逆而言，通过温化、温散寒凝水湿而达到平冲降逆的目的，与前利肝肺气有着本质的区别，彼为舒畅肝肺气机，以顺达为要，此为降逆气以平为功。仲景方中的桂枝加桂汤、苓桂草枣汤均体现了这一平冲降逆以治奔豚的特点。桂枝能温散膀胱水气，使冲气不从腹部上逆，而能蒸腾水气从背部和卫表而出。平冲降逆这一功效可以说是桂枝温助阳气功效的特殊运用。

《伤寒论》中关于桂枝汤及其类方应用广泛，诸如桂枝汤、桂枝加葛根汤、桂枝加附子汤、桂枝去芍药汤、桂枝去芍药加附子汤、桂枝麻黄各半汤、桂枝二麻黄一汤、桂枝二越婢一汤、桂枝去桂加茯苓白术汤、桂枝加厚朴杏子汤、桂枝加芍药一两人参三两新加汤、桂枝甘草汤、小建中汤、桂枝去芍药加蜀漆牡蛎龙骨救逆汤、桂枝加桂汤、桂枝甘草龙骨牡蛎汤、桂枝附子汤、桂枝附子去桂加白术汤、桂枝加芍药汤、桂枝加大黄汤、桂枝人参汤。所涉及的病证涵盖太阳病、太阴病及太阳少阳合病等。

二、谨守病机，抓主症，方证合一是应用桂枝汤及其类方的最高境界

胡珂教授强调用好桂枝汤关键在于抓住其主要病机——营卫不和。《灵枢·营卫生会》曰："人受气于谷，谷入于胃，以传与肺，五脏六腑，皆以受气，其清者为营，浊者为卫，营在脉中，卫在脉外，营周不休，五十而复大会，阴阳相贯，如环无端。"《黄帝内经灵枢集注》曰："营气，乃有形之血，行于经隧皮肤者，皆谓之营气。"营卫即血气，血气即阴阳，故营卫不和于外

者，实即血气、阴阳不和于内者。外证得之，解表以和营卫；内证得之，调气血以和阴阳。临床遇失眠患者，若伴见桂枝汤证，或虽不见汗出恶风、发热、头痛，但舌见淡红、苔薄白，没有热象，脉细或缓软，或浮软，常以桂枝汤为基础方调和营卫气血阴阳而获效。胡珂教授言其本人于2012年盛夏因吹空调受寒引发腰椎间盘突出坐骨神经痛，行热敏灸治疗，灸膀胱经，热传感明显，腰腿痛减轻，但出现失眠，每于夜半1时自然醒转，且醒后大脑兴奋，难以再入睡，连续数日如是。师悟及此乃热灸虽散去经脉寒邪，同时也鼓动经脉，影响营卫气血运行，使之失于交合。遂处以桂枝汤原方，数剂而解。

若兼经输不利出现项背强几几，宜用桂枝加葛根汤；若微邪郁表出现面赤身痒，宜用麻黄桂枝各半汤；若微邪郁表化热出现面赤身痒、心烦口渴，宜用桂枝二越婢一汤；若中气虚，营卫气血化生乏源出现心悸而烦，宜用小建中汤；若心阴阳两虚、气血不足出现心动悸、脉结代，宜用炙甘草汤；若血虚寒凝经脉出现手足厥寒、脉微欲绝，宜用当归四逆汤，兼久寒者，宜用当归四逆汤加吴茱萸生姜汤。

太阳中风法当解肌和营卫。若发汗太过出现阳虚汗出不止，宜用桂枝加附子汤；若发汗太过出现营气虚、身疼痛，宜用桂枝新加汤；若发汗太过出现心阳骤虚、心下悸欲得按者，宜用桂枝甘草汤。若误下邪陷胸阳出现脉促胸闷，宜用桂枝去芍药汤，兼微恶风寒，宜用桂枝去芍药加附子汤；若误下邪陷手太阴肺经出现肺气上逆作喘，宜用桂枝加厚朴杏子汤；若误下邪陷足太阴脾经出现脾气滞络，瘀致腹满时痛，宜用桂枝加芍药汤，兼腐秽积滞致腹满痛甚，宜用桂枝加大黄汤。若误用烧针，出现阴阳俱虚而烦躁，宜用桂枝甘草龙骨牡蛎汤；若误用烧针，出现心阳亡失而惊狂、卧起不安，宜用桂枝去芍药加蜀漆牡蛎龙骨救逆汤；若误用烧针，出现心阳虚肾气上冲，气从少腹上至心之奔豚证，宜用桂枝加桂汤。

三、临床应用桂枝汤及其类方

《金匮要略》云："虚劳里急诸不足，黄芪建中汤主之。"《伤寒论》云："伤寒，阳脉涩，阴脉弦，法当腹中急痛，先予小建中汤。"小建中汤由桂枝汤化裁而成，重用芍药缓急止痛，以胶饴为君，芍药配甘草治疗拘挛疼痛。临床用于治疗十二指肠溃疡，疗效颇佳。胡珂教授指出，一般来说，十二指肠溃疡临床以脾胃虚寒多见，而胃溃疡以寒热错杂及脾胃湿热多见，举凡十二指肠溃疡我们多用小建中汤加减，其中如果没有胶饴，我们可以用红糖代替；若是胃溃疡则多用辛开苦降之半夏泻心汤加减。

《伤寒论》第14条云："太阳病，项背强几几，反汗出，恶风者，桂枝加葛根汤主之。"胡珂教授在临床上经常将该方用于治疗颈椎病患者，临床表现为颈肩背不适，经气不利，喜欠伸运动，并有上肢麻木等表现，重用葛根，嘱患者服用桂枝加葛根汤后，服热粥以助其药力。

《伤寒论》云："发汗后，烧针令其汗，针处被寒，核起而赤者，必发奔豚，气从少腹上至心，灸其核上各一壮，与桂枝加桂汤主之。"因太阳经表证误诊误治后，欲发奔豚，桂枝加桂汤主之。胡珂教授临床治疗内科杂病，在胃食管反流病的诊治过程中，喜欢应用桂枝加桂汤，发挥其平冲降逆之功效。

喘家作，桂枝厚朴杏子汤主之。对于小儿咳嗽，久治不愈，具备汗多，动则尤甚，恶风，风吹即咳，所谓弱不禁风者，胡珂教授以桂枝加厚朴杏子汤为首选，服药后应服热粥或温水，并温覆以发汗，疗效颇佳。

胡珂教授认为学伤寒，既学伤寒之法，又学伤寒之药，不可拘泥或曲解伤寒之义，方、证、药的有机结合是《伤寒论》的根基。诚所谓万物之始，大道至简，衍化至繁。

第二节　麻黄剂

麻黄剂是指古今医籍中含有麻黄的方剂的总称。但本文主要指的是《伤寒论》中含有麻黄的方剂。麻黄剂在《伤寒论》中有着各自主治独特的病证。依据中医临证实际，只要抓住麻黄剂的病机，其主治范围则大大扩大。

麻黄自古被誉为发汗解表第一要药、喘家圣药，最早记载于《神农本草经》，曰："味苦，温。主中风、伤寒头痛、温疟。发表出汗，去邪热气，止咳逆上气，除寒热，破癥坚积聚。"麻黄表黄里赤，中虚象离，中空则体轻，笔直而上下交通，如人之毛孔一般，具有宣发、宣畅、宣通的特点，向上可达肺卫，向下可至膀胱，可连接体内水液代谢的重要通道。《本草纲目》记载麻黄微苦而辛，性热而轻扬。麻黄既可走肌表毛孔，又可入脏腑、血脉微纤微妙之处，可通鼻窍、利咽喉、调腠理、固肌表，让水邪从肌表毛孔而走。如《本草问答》载："以其苗细长中空，象人毛孔，而气又轻扬，故发汗直走毛孔。"有麻黄之地，冬雪不积之特点。麻黄能将人体内的能量向周围发散，使得冰雪无法堆积。麻黄性温，能迅速把人体的阳气，特别是肾中之阳发至肌表以抵抗寒邪，发至脏腑以通行血脉，具有温散、温化、温通的功用。

一、麻黄的功效与主治

麻黄具有宣畅肺气，发汗，止咳，平喘，祛风，温里，退黄，止痛，利水，逐经通络，活血消癥，振奋阳气等作用。

（一）宣畅肺气、发汗、止咳、平喘

麻黄归手太阴肺经与足太阳膀胱经，善于解表散寒，宣肺止咳平喘，故用于伤寒表实证、咳喘、金实不鸣。

（二）祛风

《神农本草经》言麻黄主中风。风邪为患甚广，除表证发热外，还包括头面体表病证、风毒脚气、中风偏瘫麻木等病证。《新修本草》将麻黄列入疗风通用药。故《备急千金要方》中去除风邪为麻黄最主要的作用之一。

（三）温里

麻黄性温散寒，其与甘热纯阳的附子、温中散寒的干姜、温肺化饮的细辛等配伍，用于治疗脏腑虚寒证，包括心阳虚之心悸、肺阳虚之咳喘等。

（四）退黄

《备急千金要方》中麻黄醇酒汤单用超大剂量麻黄酒煎，用于治疗黄疸。《伤寒论》有麻黄连轺赤小豆汤，治疗黄疸。

（五）止痛

麻黄适用于历节疼痛，具有抗炎、镇痛作用。《金匮要略》有麻黄加术汤、麻黄杏仁薏苡甘草汤，用于治疗风湿疼痛。《千金翼方》将麻黄列为固冷积聚腹痛、肠坚的通治药。《兰室秘藏》有麻黄豆蔻丸，治客寒犯胃，心胃大痛不可忍。

（六）利水

肺为水之上源，麻黄可通调水道，下利膀胱，调节周身水液分布，治疗风水水肿等。

（七）逐经通络

麻黄具有温散、温化、温通的功用，故可主治寒阻经脉之证。

（八）活血消癥

《神农本草经》言麻黄可破癥坚积聚。《日华子本草》记载麻黄能通九窍，调血脉，破癥瘕积聚，逐五脏邪气。徐灵胎则认为麻黄能透出皮肤毛孔之外，又能深入积痰凝血之中。凡药力所不到之处，此能无微不至，较之气雄力厚者，其力更大。清代王洪绪在《外科证治全生集》载治阴疽名方阳和汤，方中便用麻黄以达到消积化瘀、深入癥积、破阴祛疽的目的。

（九）振奋阳气

麻黄的通达之性与附子温阳之效有所差异，又不同于桂枝的温通心阳，更有别于鹿茸之补阳。麻黄振奋阳气在于以通为用，集温阳、通阳于一身，恢复阳气的正常运行。温肌表阳气，又可温脏腑阳气，特别是温肾中阳气；既可通达表里内外阳气，温散寒凝，又可直接入肾以宣通肾中寒闭，发散外侵之寒，同时振奋肾阳，通达三焦，开发腠理。肺肾阳气得以交通，天地阳气得以交感，表里三焦寒凝散去，血络畅达。水为阴邪，最易困遏阳气，麻黄温通并用，温阳散寒，通阳散结，阳气一通，阴霾自散，则水津四布，气血流畅。

《伤寒论》用麻黄的方剂有13首：麻黄汤，小青龙汤，大青龙汤，麻杏甘石汤，麻黄桂枝各半汤，桂枝二麻黄一汤，桂枝二越婢一汤，葛根汤，葛根加半夏汤，麻黄连轺赤小豆汤，麻黄细辛附子汤，麻黄附子甘草汤，麻黄升麻汤。

二、麻黄汤

麻黄汤由麻黄、桂枝、炙甘草、苦杏仁组成，具有发汗解表、宣肺平喘之功效，以麻黄和桂枝发汗、宣肺祛表寒，苦杏仁降气平喘，甘草调和诸药且顾护脾胃。其适应症主要是无汗，发热，恶寒，头痛，身疼，骨节疼痛，腰痛，喘，脉浮紧。其病机是风寒束表，毛孔闭塞。外感之邪初犯人体，正气未衰，邪未深入，当发散表邪，汗之则表邪尽，邪去则安。麻黄汤临床运用非常广泛，只要是风寒束表，毛孔闭塞所致的疾病均可投之，如空调病、嗜睡症、皮疹等皮肤病均可用麻黄汤加减治之。

（一）用于空调病

夏日感受空调冷气，风寒之袭束于太阳之表，导致恶寒、发热、头痛、身痛、无汗、气喘、脉浮弦或浮紧、舌苔白润，与伤寒表实的麻黄汤证相同，故称其为空调病、空调伤寒，可用麻黄汤解表发汗，温经散寒治之。

（二）用于皮疹

皮疹多见于全身反复起风团、瘙痒、无汗、恶寒，病机为寒邪闭表，卫阳不得发越。倘若晚间易发，天明即渐退者，更适宜于本方。其机理在于夜间卫阳行于内，营阴行于外，因外有寒邪闭郁不散，夜间阴气甚，侵袭入表，故卫阳奋起抗邪，不能潜藏入里，夜间加重。故可投以麻黄汤加减，加上细辛、荆芥、防风、僵蚕、蝉蜕、秦艽、薄荷等祛风散邪，辛凉透表，如此外邪可散，内热可清，内外通达，故寒邪即散，而阳气能归于本位，诸症皆除，阴阳自和。

（三）用于嗜睡症

嗜睡又称为嗜卧、善寐，是困倦欲睡，呼之即醒，醒之即睡的一种病态。《黄帝内经》曰："阳入于阴谓之寐，阳出于阴谓之寤。"阳气虚损，阴气内盛，阳气不能外达，造成的阴阳失衡是嗜睡的主要原因。阳虚阴盛、气机不利，继而痰湿阻络，阳气不振是其总病机。治当发表散寒，燥湿化痰，振奋阳气。方用麻黄汤加陈皮、制半夏、茯苓、石菖蒲以化痰开窍；加琥珀、苍术、香附、细辛等以行气燥湿、益心开窍、振奋阳气。诸药合用使肺气得宣，而阳气外达，嗜睡则愈。

三、小青龙汤

小青龙汤见于《伤寒论》第40条，曰："伤寒表不解，心下有水气，干呕，发热而咳，或渴，或利，或噎，或小便不利，少腹满，或喘者，小青龙汤主之。"《伤寒论》第41条言："伤寒，心下有水气，咳而微喘，发热不渴，服汤已，渴者，此寒去欲解也，小青龙汤主之。"临床表现为恶寒发热、头身疼痛、无汗等太阳表证，以及喘咳、痰涎清稀量多、胸痞，或干呕，或痰饮喘咳，不得平卧，或身体疼重、面目四肢浮肿等痰饮水气证，舌苔白滑，脉浮，临床尤以里寒证为主。《金匮要略·痰饮咳嗽病脉证并治》曰："病溢饮者，当发其汗，大青龙汤主之，小青龙汤亦主之。"胡珂教授认为，仲景明言，水饮之邪聚于心下，此之主证、或然证均见水饮流溢而发。溢饮亦水饮流溢四肢，治病必求于本，辨得水饮之证，不拘主症如何，均可用小青龙汤为主治疗。

小青龙汤为表寒兼里饮而立方，以麻黄、桂枝相须为君，发汗散寒以解表邪，且麻黄又可宣肺气以平喘，桂枝化气行水以利水饮。干姜、细辛为臣，温肺化饮，兼助麻黄、桂枝解表祛邪。然而素有水饮，肺脾本虚，纯用辛散，恐伤正气，故佐以五味子敛肺止咳，芍药养血和营，二药与辛散之品相配，一散一收，既可增强止咳平喘之功，又可制约诸药辛散太过；半夏燥湿化痰，和胃降逆，炙甘草益气和中，调和诸药。如此因势利导，一方面发汗以去肌表的水湿，另一方面温中化饮，利水气，故宜解表与化饮配合而表里双解。

　　就因小青龙汤能主治如此诸多或然证，便知其主治范围之广，这正是我们临床扩大小青龙汤主治范围的依据。临床拓展运用时，当抓主证、抓病机，灵活变通。倘若机体饮邪偏盛，宜治里饮为主，加大化饮利水温中之药用量，扶正祛邪。如果饮邪盛而表邪轻，则减少发汗解表的麻黄，以免过汗伤津。结合前人的认识和小青龙汤病机、药物配伍分析，以及方后注加减诸法，须审时度势，遵循仲景"观其脉证，知犯何逆，随证治之"的诊疗思想。

（一）用于过敏性鼻炎

　　过敏性鼻炎又称变应性鼻炎，属中医学鼻鼽范畴，以突然和反复发作的鼻痒、鼻塞、流清涕和阵发性喷嚏为主要特征。当素体脾肺亏虚，肺气不足，卫阳不固，腠理疏松，加之风寒侵袭，阻碍肺气的宣发肃降。肺开窍于鼻，津液停聚鼻窍，则鼻窍不利，可见微恶风寒、鼻痒、喷嚏不断、鼻流清涕、咽痒，舌质淡红、苔薄白、脉浮紧。本病属本虚标实，其发病由内、外因相合为患，内因即脾肺亏虚，外因即受到风寒或邪气；病位在肺之窍。病机是脾肺亏虚，肺气失宣，从而导致风寒等邪气侵入，津液停聚，因风性善动，上攻犯鼻，阳气激发以图祛邪从鼻腔外出，但因正弱邪盛，正气不足以驱邪完全外出，发而为痒，寒性凝滞，则鼻塞；脾肾虚湿盛，水饮犯鼻，正气奋起驱邪外出，故喷嚏连连、流涕不断。故可投以小青龙汤疏风散寒、温肺化饮，结合临床辨证，斟酌辅以玉屏风散益肺固表，茯苓健脾祛湿，苍耳子、辛夷、荆芥宣肺通窍，鼻炎诸症可消。

（二）用于过敏性结膜炎

　　过敏性结膜炎，古代医籍称之为痒若虫行症、眼内风痒症，是以季节性眼痒、结膜充血为典型症状。多因素体肺脾肝肾虚弱，卫外失司，风寒之邪留恋不去所致。风为阳邪，其性善动，风邪上犯咽、目，发而为痒；寒性凝滞，津液凝结；寒邪闭表，阳气郁滞而入血分，血热内生则眼痒、眼红。五轮学说中白睛属肺。故可投以小青龙汤疏风散寒，加牡丹皮、野菊花、赤芍凉血止痒，防风、荆芥息风止痒以治之。

（三）用于水斑

水斑多见于面部黑斑，多发于颧、鼻柱、额、唇周、下颌等部位，皮内膜外出现类似色素沉着的黑斑，其斑可呈片状，是水气为患的外在临床表现。水斑的本质为水气病，由阴邪所致，基本病机为脏腑阳气衰弱，水液代谢障碍，停积于皮下经络脂膜之中。治法当以温阳利水为主，辅以健脾化湿，可施以小青龙汤为主方治之。

（四）用于失音

失音多见于伤风骤时音哑，因外感风寒，侵袭于肺窍，外邪不解，以致邪传至于阴分。少阴之脉循喉咙夹舌本，太阴之脉夹咽、连舌本、散舌下，厥阴之脉循喉咙之后，故曰邪传至于阴分。外邪引动内饮，寒饮相结，阻于肺之门户则音哑，故用小青龙汤表里双解，通阳化饮，使风寒邪去，饮化结散，肺络畅通，声门自用矣。

（五）用于急性支气管炎

急性支气管炎属中医学咳嗽范畴。其发病源于在外感受寒邪，在内有寒饮伏邪；其病机是风寒束表，卫阳被遏，外寒引动内饮，水寒射肺，肺卫失宣，可见恶寒、发热、鼻塞、流清涕、头痛、咳痰色白清稀、舌苔薄白、脉浮紧等症状，是为风寒束表兼水寒射肺之象，故可用小青龙汤加减治疗。

（六）用于慢性支气管炎

慢性支气管炎属中医学久咳痰饮范畴。其发病源于素体脾肺阳虚，或痰湿寒饮伏藏于内，再因寒邪入侵，寒邪者外感之风寒也，饮食之冰冷者、居室之冷气也，此所谓重寒伤肺、形寒饮冷则伤肺。外寒引动内饮，肺失肃降而发病，发病时当以祛邪为主。临床上如见恶寒怕冷、咳嗽气短、胸闷咳喘、吐大量白色清稀痰或有泡沫、舌质淡、苔白滑、脉浮紧者，可用小青龙汤加减化裁治之。

（七）用于支气管哮喘

支气管哮喘属中医学哮证范畴。本病病因当责之正气不足，阳不化气，津液不得输布，停留积聚，酿成痰饮。痰饮因阳虚而不得温化，久久不去则潜伏于里而成寒饮伏邪，加之复感风寒之邪，邪气内合于肺，肺气壅阻，引动内饮，导致寒痰伏肺，痰气交阻，气道挛急而发为哮喘。哮证之寒哮者，呼吸急促、喉中哮鸣如水鸡鸣、胸膈满闷、咳吐清稀白痰或有泡沫、口不渴，或渴喜热饮、遇寒而发、形寒怕冷，或伴有恶寒、喷嚏、流涕等表寒证，舌苔白滑，脉弦紧或浮紧者，常用小青龙汤加减治之。

（八）用于慢性肺源性心脏病

慢性肺源性心脏病是由慢性咳喘反复发作演变而来的，病变部位虽在肺，但与心、脾、肾关系密切。一旦肺虚累及心、脾、肾三脏，又兼外邪引动伏饮，可见咳嗽、气喘、痰多、端坐呼吸、下肢浮肿，可用小青龙汤加减治之。

（九）用于急性肾小球肾炎

急性肾小球肾炎属中医学风水范畴。本病病因多由肺肾阳气亏虚，痰湿内停，复感风寒之邪，侵袭肌表，外寒牵动内饮，往往导致肺失宣降，不能通调水道，水寒外溢，故见小便不利，周身浮肿，其舌质淡、苔白而润、脉浮紧者，可用小青龙汤加减化裁治之。

小青龙汤在临床上应用广泛，证机相应则疗效确切。此外，小青龙汤还可用于治疗湿疹、泪囊炎、癫痫等疾病，并且对循环系统、消化系统等疾病也可加减化裁，只要证机相应，同样可以起到确切疗效。

四、大青龙汤

大青龙汤见于《伤寒论》第38条，曰："太阳中风，脉浮紧，发热恶寒，身疼痛，不汗出而烦躁者，大青龙汤主之。若脉微弱，汗出恶风者，不可服之，服之则厥逆，筋惕肉瞤，此为逆也。"第39条曰："伤寒，脉浮缓，身不疼但重，乍有轻时，无少阴证者，大青龙汤发之。"

从病机演变角度来看，大青龙汤证是处于麻黄汤证和麻杏甘石汤证之间的证候。麻黄汤证是寒邪闭表，若当汗不汗，表闭日久，阳郁化热，则发展为外寒内热的大青龙汤证，如果病情进一步发展，则演变成邪热壅肺之麻杏甘石汤证。

大青龙汤组成：麻黄六两，桂枝二两，苦杏仁四十枚，炙甘草二两，生姜三两，大枣十枚，石膏如鸡子大。麻黄与石膏互制互用，一以解表邪，一以清里热。组方开腠发汗，清热除烦，主治表邪未解，郁热内生之证。临床中大青龙汤除外感高热之外，还可用于治疗风寒湿痹、嗜睡症、湿疹等外寒内热者。

（一）用于风寒湿之痹证

风寒湿三气杂合，侵袭经络筋骨，经络为之闭阻，气血不得循行往来，气郁不得发越，郁而化热。故可见周身关节疼痛、肿胀、僵直，恶风寒，无汗，口干，口苦，苔淡黄。外寒里热之证，治宜祛风散寒，蠲饮止痛。方用大青龙汤加减，即大青龙汤加羌活、独活、茯苓、石菖蒲、苍术、细辛、川芎、威灵仙、知母等。诸药合用，表寒得散，饮邪得蠲，诸症兼顾，故能取到良好效果。

（二）用于嗜睡

嗜睡是指不分昼夜，时时欲睡，或醒后复睡，随醒随寐的病证。《灵枢·营卫生会》认为，人体起卧的机理为"卫气行于阴二十五度，行于阳二十五度，分为昼夜，故气至阳而起，至阴而止。"《灵枢·大惑论》指出："卫气留于阴，不得行于阳，留于阴，则阴气盛，阴气盛，则阴跷满，不得入于阳，则阳气虚，故目闭也。"由此引申出嗜睡属阳虚阴盛的病机。卫气通道涩滞，不得滑利其间，自然行迟，故久留于阴而多卧。因此嗜睡属腠理闭塞，水湿凝滞，阳郁不宣，正应大青龙汤开腠散水、宣通阳气之功。嗜睡证乍看与《伤寒论》原文无甚关联，但表闭、湿郁、阳遏的病机并无二致，以大青龙汤发其汗，鬼门一开，水湿即去，卫气伸展，自能正常循行于阴阳之间，可谓不醒神而神自清。

（三）用于湿疹

湿疹者，常因久居湿地，正气素虚，易外感风寒，风寒在表与内湿相搏，久滞湿邪阻滞经络，阳气不得通达，营阴不得循环，气血瘀滞，新血不生，日久结于肌肤，失于濡养，阳气不宣，易于化生内热。故可选用大青龙汤加减发汗解表、通阳化湿、清宣郁热。配伍上可在大青龙汤的基础上加当归、白术、川芎、苦参、荆芥、防风、土茯苓、地肤子、白鲜皮、蛇床子等，加大祛风化湿止痒之力。

五、桂枝麻黄各半汤、桂枝二麻黄一汤

《伤寒论》第23条曰："太阳病，得之八九日，如疟状，发热恶寒，热多寒少，其人不呕，清便欲自可，一日二三度发。脉微缓者，为欲愈也；脉微而恶寒者，此阴阳俱虚，不可更发汗、更下、更吐也；面色反有热色者，未欲解也，以其不能得小汗出，身必痒，宜桂枝麻黄各半汤。"桂枝麻黄各半汤包含3个证候特点：其一是太阳病较长时间未愈；其二是发热恶寒呈阵发性发作，且发热重，恶寒轻；其三是外邪仍在太阳经，未传至阳明经和少阳经。太阳病当汗失汗或汗出不彻，病邪不解，邪郁日久，不得宣泄之表郁轻证；小邪郁闭不解，非桂枝汤所能解；身痛且病程日久，营卫亦虚，也非麻黄汤之所宜。病情虽然不重，但病机相对复杂，所以用麻黄桂枝各半汤小发其汗。取麻黄汤发汗解表，疏达皮毛，以治表实无汗；取桂枝汤调和营卫，扶正以资汗源。两方合用，制小其剂，刚柔相济，堪合病情。

《伤寒论》第25条曰："服桂枝汤，大汗出，脉洪大者，与桂枝汤，如前法；若形似疟，一日再发者，汗出必解，宜桂枝二麻黄一汤。""若形似疟"表明太阳病服桂枝汤后出现阵发性发热恶寒的症状，宜服桂枝二麻黄一汤，汗出必解。太阳病未用适当的汗法解表，表邪稽留较久，正虚邪微。此时若单用麻黄汤发汗易过汗伤津，单用桂枝汤调营卫则解表力弱。

桂枝麻黄各半汤与桂枝二麻黄一汤是由桂枝汤和麻黄汤合方而成。二方药物组成完全相同，均用于治疗表郁轻证，但药物剂量与服法却存在差异。在病机相同的背景下，症状轻重不同，张仲景用药剂量和服法也随之变化，体现方证合拍、用药准确、精细入微的辨证论治思想，对临床遣方用药具有重要指导意义。临床可用于太阳表证的治疗，如感冒、咳嗽、外感高热、过敏性鼻炎等；对皮肤肌表疾病和变态反应性疾病，如各种类型的湿疹、荨麻疹、过敏性紫癜、神经性皮炎，以及肾病、糖尿病等合并皮肤瘙痒症等，均有独特疗效。

（一）用于顽固性荨麻疹

顽固性荨麻疹即慢性复发性荨麻疹，属于中医瘾疹、风疹块范畴。为风团瘙痒，反复发作，顽固难治。本病病机复杂，内因包括素体腠理失密，卫外疏固；或情志不遂，郁而化火，血热生风；外因包括寒温不适，风邪乘入。《诸病源候论》曰："邪气客于皮肤，复逢风寒相折，则起风瘙瘾疹。"寒冷

季节，或被风乘凉后，疹色淡红或淡白，遇冷皮损骤起，身体转温，则渐消。外感风寒邪气，正邪交争于体表，太阳表邪不解，阳气怫郁不伸所致。以麻黄汤为基本方，桂枝麻黄各半汤加入和血疏风之品，如炙麻黄、桂枝、苦杏仁、甘草、白芍、当归、生姜、防风、黄芪、白术等，外散寒邪，发邪外出，得汗后表通里和，则风疹自消。

（二）用于空调病

四季阴阳之更替，升发收藏，人身当应之，即所谓天人相应矣。暑夏当热出汗，为之常也。倘若久居空调房内，夏应热而反凉，受反时令之寒邪，卫阳折损，人体卫表功能减弱，而发恶寒，发热，无汗，头重或痛，四肢酸楚不适，咽痒，鼻塞，咳嗽，苔薄或薄白，脉浮紧，即所谓空调病。寒邪伤于肌表，卫阳被遏，肺卫失宣为其病机关键。可用麻黄桂枝各半汤加减治之，温经散寒，宣发肺气，调畅营卫，使寒邪从表而解，且服药期间，应避风寒。

（三）用于荨麻疹

荨麻疹属中医学瘾疹范畴。本病多因禀赋不足，喜食鱼虾等腥荤动风之物；或因体虚卫表不固，复感外邪，郁于皮毛肌腠之间而发病；情志不舒，气机壅滞，郁而化热可诱发瘾疹的发生发展。麻黄桂枝各半汤本是用来治疗太阳病本证中的表郁轻证。瘾疹的风疹块是由风、寒、湿、热等外邪郁于肌肤皮腠，导致营卫不和而发。麻黄桂枝各半汤功能调和营卫，小发其汗，方以桂枝汤调和营卫，麻黄汤为解表发汗之用，诸药合用，宣肺解表，调和营卫，使邪随汗散，营卫协调，卫外功能正常，瘾疹便消。

六、桂枝二越婢一汤

桂枝二越婢一汤见于《伤寒论》太阳病篇第27条，曰："太阳病，发热恶寒，热多寒少，脉微弱者，此无阳也，不可发汗，宜桂枝二越婢一汤。"桂枝二越婢一汤组成：桂枝、芍药、麻黄、甘草各十八铢，大枣四枚，生姜一两二铢，石膏二十四铢。上七味，以水五升，煮麻黄一二沸，去上沫，内诸药，煮取二升，去滓，温服一升。此方为表郁轻证之代表方，取桂枝汤四分之一量与越婢汤八分之一量以成方，以其量为桂枝汤二份、越婢汤一份而名。本方证实际上可理解为大青龙汤证的轻证，由于邪仍在表，且兼见里热，仲景则采取非常轻量的桂枝汤以宣通在表气机，再合越婢汤以助达表兼清里热。桂枝二越婢一汤为表虚邪郁，表虚难任麻桂之开泄，故变小其制，内热郁烦之症亦轻，故少加石膏以解肌而散邪，泄热而保津。因此，桂枝二越婢一汤可用于寒邪束表，里热郁滞之外寒包火之症，如鼻衄、湿疹、肾炎等。

（一）用于鼻衄

桂枝二越婢一汤可用于太阳病鼻衄，是因表郁日久，不得汗出，体表卫阳不得发越，郁于体表、头面所致。因体表津液虚，故微发其汗；因热多寒少，故重清里热，可用桂枝二越婢一汤解之。

（二）用于湿疹

湿疹属中医学浸淫疮范畴，依据发病部位不同，可分为发于下肢的湿毒疮，发于阴囊部位的肾囊风或胎漏风。本病多因先天禀赋不足，肺脾肾等脏腑功能失调，水湿运化失司，内湿停聚，郁久化热，湿热内蕴，又受外感风寒湿邪浸淫，内外交争，发于肌肤，发而为疹。内外邪气相搏，为本病的病机关键。治法当微发其汗，疏风解表，清热祛湿。可予桂枝二越婢一汤加味，小汗祛邪，轻发腠理，酌情配以浮萍、薏苡仁、土茯苓、紫草等加强疗效。加浮萍宣散风热，透疹利尿；薏苡仁利水渗湿，清热排脓；土茯苓解毒除湿；紫草清热凉血，透疹消斑。共奏疏风解表，清热祛湿之功。故临床上桂枝二越婢一汤的应用，不可单纯理解为解肌发汗的桂枝汤和清热利水的越婢汤的简单相加，而应看到剂量轻重和药物配伍的功效变化的用药之旨，此乃仲景灵机活法的立意之妙。

七、麻杏甘石汤

麻杏甘石汤出于《伤寒论》第63条言："发汗后，不可更行桂枝汤，汗出而喘，无大热者，可与麻黄杏仁甘草石膏汤。"第162条曰："下后，不可更行桂枝汤，若汗出而喘，无大热者，可与麻黄杏仁甘草石膏汤。"两条条文均论汗下后，邪热壅肺作喘之证治。发汗后或下后，汗出而喘，不可更行桂枝汤，说明汗出非营卫失调可比，而是汗下后表邪入里化热，内热炽盛逼津外出之象。

麻杏甘石汤是仲景创制治疗肺热喘咳的经方。本方证的基本病机为表邪入里，化热壅肺，肺失肃降，肺主气而司呼吸，邪热壅迫，气逆不得宣降，故见气喘，肺外合皮毛，今邪热壅于肺，蒸迫津液外出，故见汗出，汗出与喘并见，可为肺热壅盛之征。方取麻黄轻清上浮，专疏肺郁，宣畅气机，石膏辛甘寒，清透肺胃邪热而生津；麻黄配石膏，清泄肺热而平喘，炙甘草调和诸药。综观全方，寒热并用，共奏解表清里、宣肺平喘之功，辛凉透散之效。

麻杏甘石汤主治寒包火证，其病机关键是外有风寒束表，内有郁热闭阻。由于皮毛受邪，风邪或风寒之邪郁于表，使肺热之邪不能发越，故表现为一派里热之象。故投以辛温的麻黄解表散寒，透疏肺郁；施以辛寒的石膏清透肺胃郁热，同时宣发卫气，令寒从表而解，热自内消。本方一直以来主要用于感冒、支气管炎、肺炎等疾病，其舌象多为舌红，苔黄腻或厚腻，脉浮数而有力。只要外有表寒证的表现、内有热象的疾病均可应用。目前在外感疾病中应用比较广泛，如发热、咳嗽等，也可用于内伤疾病、皮肤疾病，只要是符合外寒内热、郁热在肺病机的疾病均可使用。有是证则用是药，体现中医学异病同治的思想。

（一）用于咳喘

咳喘一证，有外感内伤之分，外感风寒，入里化热，热邪壅肺，肺失宣肃，故用麻杏甘石汤加味治疗。如果在内伤疾病的基础上，复感外邪而致咳喘者，只要符合外寒内热、郁热在肺的病机，均可投之麻杏甘石汤加味治之。

如见肺热壅盛而致咳嗽伴气喘者，予炙麻黄、苦杏仁、生石膏、生甘草，加黄芩、葶苈子、紫苏子、地骨皮等。

如果见心肾阳虚，水饮内停，痰湿阻遏，肺气壅塞而致的肺心病咳喘，治宜清金宣肺，降气化痰，温阳利水，故在真武汤基础上加麻杏甘石汤联合组方治之。取真武汤温阳化气行水，麻杏甘石汤清肺开闭。

如果患者素有肺气肿，复感风寒，郁而化热，闭塞于胸，胸闷气短，胸痹心虚，而致咳喘，属中医学心咳范畴。可用麻杏甘石汤辛凉疏泄开痹，合桂枝瓜蒌薤白半夏汤宣通心阳、化痰宽胸。

如果患者本有心力衰竭反复发作史，又复感风寒而致咳喘，痰瘀交阻，壅遏胸阳，心虚气微，肺气不宣，可用麻杏甘石汤清宣肺气，联合瓜蒌薤白半夏汤温阳宽胸，化痰散瘀，以及生脉散养心益气，可收到满意疗效。

（二）用于失音

肺为娇脏，主一身之气的宣发肃降。喉为肺系，肾脉夹咽系舌本。肺肾亏虚，虚阳浮越，复感风寒，则肺气郁闭，失其宣发肃降之权，而为失音。当肺卫受损，失其宣发之职，内热郁而不解，治当辛凉宣泄，清肺利咽。予麻杏甘石汤，加僵蚕、蝉蜕、牛蒡子、桔梗等。取麻黄少量，稍予透表；邪郁于肺，以咽部为主，故石膏不用大量，并加僵蚕、蝉蜕、桔梗、牛蒡子以清咽利喉，并助邪向外透解，肺窍则开阖自如。

（三）用于便秘

便秘多由燥热内结、气机郁滞、津液不足和脾肾虚寒所引起。倘若便秘是因风邪犯肺，肺表郁闭，内热受抑，损耗津液，肺津不足，肠失濡润者，可用麻杏甘石汤加火麻仁、生白术、石菖蒲、砂仁、蜜紫菀治之。诸药配伍可使肺热得清，津液恢复，便秘获愈。

（四）用于荨麻疹

荨麻疹是突然发生的瘙痒性风团，反复发生，瘙痒难忍。外邪侵犯皮毛，腠理闭塞，不仅能使邪气客于皮肤腠理之间产生风痰瘾疹，而且累及肺，致肺气失宣，久则郁而化火，肺热炽盛则卫气郁滞，风痰瘾疹则经久不愈，反复发作。此为邪气在表，郁热在里，治宜清热宣肺，疏风和卫，可用麻杏甘石汤加薏苡仁、白鲜皮、苦杏仁、防风、连翘、蝉蜕、荆芥。清热宣肺，疏风和卫，故可治之。

（五）用于水肿

肺为华盖，主宣发肃降，通调水道，调畅气机，肝升于左，肺降于右，左右者，阴阳之道路也，肺属金，其气收敛潜降，在人体一气周行的圆运动中，金气收潜，肾水封藏，肝木升发才有源泉和动力。因此，肃降和宣发肺气，可调畅气机，疏通水道。故曰麻杏甘石汤具有宣肺化气、利水消肿等作用，可治疗水肿。

（六）用于痤疮

肺主皮毛，肺与大肠相表里。如果肺胃热盛，郁于皮下，不得发越而发为痤疮者，可以麻杏甘石汤加桑白皮、黄芩、黄连、生大黄、连翘、金银花以治之。麻杏甘石汤配合桑白皮、黄芩宣肃肺气，清泄肺热；黄连清胃肠实热，生大黄旨在泻火通便，给肺热以出路；连翘、金银花透热外出。针对肺热壅盛的病证，均可用麻杏甘石汤加减治之，且不论患者有无热结便秘，都在原方基础上化裁加入生大黄，清肺热与清泄胃肠并重，给热邪以出路；且大肠之气的畅通有助于肺的肃降，促使肺胃症状的改善，充分印证了肺与大肠相表里这一中医理论的科学性和实用性。

（七）用于高血压

高血压可从人体一气周行的圆运动失调来阐析。肝升于左，肺降于右，肺金之气收敛潜降，在人体一气周行的圆运动中起着至关重要的作用。肺失宣降，气机不畅，水道不通，经脉阻滞，压迫血络，循环受阻，加重心肺输血负担，直接影响心脏收缩、舒张功能。治以宣肺利水。以麻杏甘石汤加紫苏子、生姜皮、桑白皮、牛膝、泽兰、茯苓等。生姜皮、紫苏子、桑白皮宣达华盖，肃降肺气，调畅气机，通调水道，使水液代谢出于正道，皮肤肌腠水湿得利，血脉无压迫，血行畅通，心脏收缩、舒张功能正常，一气周行，血压自降。治法从肺，非活血而血自活，不降压而血压自降，充分体现了中医的圆运动思想。

八、麻黄连翘赤小豆汤

麻黄连翘赤小豆汤首见于《伤寒论·辨阳明病脉证并治》："伤寒瘀热在里，身必发黄，麻黄连轺赤小豆汤主之。"方以麻黄、苦杏仁、生姜辛散表邪，开提肺气以利水湿；连翘、生梓白皮、赤小豆辛凉而苦，清热利湿；甘草、大枣益脾和胃，盖土厚可以御水湿之蒸。诸药协同，清透利湿，表里双解。麻黄连翘赤小豆汤证的基本病机为湿热熏蒸于表或湿热兼表，辨证要点为身黄（目黄、皮肤黄）如橘子色，小便不利而色黄，心烦，口渴，身痒，无汗，甚见水肿，或伴恶寒、发热等表证。方中麻黄、连翘、苦杏仁、赤小豆、生梓白皮、生姜、大枣、甘草共八味，全方具有清热利湿兼以宣透解表的功用，而且还是破瘀滞、清湿热之方。

麻黄连翘赤小豆汤原本主治瘀热在里的发黄病证，时至今日，其在临床上已经得到非常广泛的运用。依据病证需要，可酌情用于湿热内蕴导致的诸多病证，如慢性湿疹、痤疮、黄褐斑、扁平苔藓、慢性荨麻疹等皮肤科疾病；如血栓性浅静炎、皮肤变应性结节性血管炎、血栓闭塞性脉管炎等血管外科疾病；如IgA肾病、过敏性紫癜性肾炎、痛风、急慢性肾小球肾炎、肾病综合征等肾系疾病；还可用于肺心病、心力衰竭、渗出性胸膜炎、急慢性鼻炎、急慢性咽炎、慢性乙肝等疾病。

（一）皮肤病

1.风疹

肺主皮毛，临证见到属于风邪夹湿，郁于腠理的风疹，皮肤瘙痒发红者，是因风寒束表，营卫郁滞，气血不能正常出入，冲击膜络所致，治疗重在宣透在表的风寒之邪，取麻黄辛温发汗，宣肺逐邪，令其寒邪外散。肺卫开宣，则因寒而急的脉络得舒，因寒而闭的毛窍得开，并伍以连翘、赤小豆、防风等，疏风散邪，利气行津，和血调营，兼利水行津以助三焦津液流通，血络通畅而风疹可愈。

2.银屑病

银屑病又称牛皮癣，属于中医学白疕范畴。该病历来医家多从血热立论，主张清热凉血治疗，施以犀角地黄汤加减。倘若外寒内热，风寒束表，汗孔郁闭，肺气失宣，热邪焦灼于内，湿热内蕴而致的银屑病，则当解表散寒，清热除湿，不但需清热凉血，更需疏散在表之寒邪，使得热邪有出路。可予以麻黄连翘赤小豆汤加减，酌情加以土茯苓、紫草、生栀子、黄芩、赤芍、厚朴、白鲜皮、白茅根。麻黄解表散寒、宣肺利水，祛在表之寒邪，使热有出路；桑白皮宣肺利水，助麻黄解表之功，连翘清热解毒祛在表之瘀，赤小豆解毒消肿，助连翘祛表之热邪，更兼利水之功，栀子、黄芩合用清内生之湿热，土茯苓、厚朴合用化湿和中，紫草、赤芍、白茅根合用凉血活血，白茅根更兼利湿之功，使湿从小便而出，用白鲜皮清热燥湿、祛风止痒，生姜宣肺解表；大枣、炙甘草健脾调中，用法精良，其病可痊。

3.慢性湿疹

慢性湿疹具有皮肤红斑、肥厚、脱屑等皮损特征，且缠绵难愈，显示出湿性黏滞以及湿盛则肿的特征。中医学认为，肺主气，主宣发，外合皮毛，煦泽肌肤，因此皮肤与肺的关系最为密切，皮肤需赖肺气的温煦才能润泽。若先天禀赋不足，肺气不利，不能行气以温皮肤，则皮肤为病，故皮肤之所病其表在皮、其本在肺。倘若湿热蕴结于皮肤内外，经气不利，肺气不舒，湿气易留连皮肤则生湿疹。因此，当宣发肺气、清利湿热，可予麻黄连翘赤小豆汤加味治疗，生麻黄、连翘、赤小豆、陈皮、防风、栀子、牡丹皮、生薏苡仁、白鲜皮、蜈蚣、益母草。麻黄、防风解表散寒，宣肺利水；连翘、赤小豆清热解毒，祛表之热邪；栀子清热泻火兼有利湿之效；薏苡仁祛下焦之湿，陈皮燥湿行气助薏苡仁利湿之功；牡丹皮清热凉血；蜈蚣最善息风通络、解毒散结；益母草清热解毒、活血利尿，使湿热之邪从小便而去；白鲜皮对症止痒治疗。

4.荨麻疹

荨麻疹俗称风疹块，属中医学瘾疹范畴，其临床表现为白色或红色风团，时隐时现。其病因多为素体禀赋异常，又受风湿热邪侵犯皮肤所致。如《诸病源候论》言："邪气客于皮肤，复逢风寒相折，则起风瘙瘾疹。白疹者，由风气折于肌中热，热与风相搏所为。白疹得天阴雨冷则剧，出风中亦剧，得晴暖则灭，着衣身暖亦瘥也。"

荨麻疹患者皮肤瘙痒为风邪所致，施以麻黄连翘赤小豆汤加味，方中麻黄、苦杏仁宣泄肺气以启上焦，令上焦湿热得以发越；连翘、生梓白皮透达气机，清泄瘀热；赤小豆、甘草解热毒，利小便，使湿热从小便而去。生姜佐麻黄宣肺以行水，合大枣调和营卫，顾护胃气；加白鲜皮、地肤子、蝉蜕助麻黄疏风止痒透疹；因湿热之毒内蕴，加大青叶、蒲公英等清热解毒，有汗或汗多者用荆芥、防风代麻黄减少其发散之力；对于荨麻疹反复发作难愈者，酌加当归、赤芍、紫草，养血活血，治风先治血，血行风自灭。诸药寒热并用，有收有散，以达到内外和顺，气机通畅，营卫调和，肌肤濡润丰满，外不得侵，皮肤安康无患的功效。

5.痤疮

痤疮是以粉刺、丘疹、脓疱、结节、囊肿等皮损为特征，是一种多因素导致的毛囊皮脂腺慢性炎症性皮肤病，传统观点认为本病病机多为素体阳热偏盛，肺经蕴热，湿热上蒸颜面或湿热痰瘀，凝滞肌肤而成，治疗多以清热除湿、疏风清肺、活血散结等方法为主。

当今的年轻人多贪凉，久居空调房间，反复感受人造寒气，寒主收引，腠理闭合，阳气被遏，郁结失宣，气血津液壅滞体表，不能畅达，邪无出路，痤疮乃发。可见阳郁是痤疮发病的关键，当从通阳的角度论治。而临床就诊者多为病程较长，阳气内郁日久，内热从生，故寒邪闭表的痤疮者多表里同病，病情反复。由于局部气血凝滞，疹色不红，丘疹顶端无脓头或脓头深陷不出，丘疹内脂栓难以挤出，不易消退。且因久居空调室内，不易汗出，阳气无法发越而多感疲劳、困倦；寒滞太阳经脉而见怕冷、手足冰凉、脉紧；里热内生故见口渴喜饮、便秘尿黄、舌红苔黄等。如此，当因势利导，宣肺发汗，开泄腠理，散郁结之阳气。用麻黄连翘赤小豆汤治疗，方中麻黄气味最清，轻扬上达，发在表之郁，开在表之玄府，能透出皮肤毛孔之外，直达病灶，促痤疮速愈；苦杏仁、生姜助麻黄缓开腠理，升发郁阳；赤小豆、桑白皮、连翘清利湿热散结，大枣、炙甘草健脾和营，达到表里双解、湿热分消、营卫调和、肌肤濡润丰满之效。酌情加土茯苓、地肤子、白鲜皮、苦参等清热解毒，牡丹皮、紫草、赤芍等清热凉血治之。

（二）心肺疾病

1.肺心病心力衰竭

肺心病心力衰竭属中医学喘证、水肿范畴。其病机为痰热壅肺，肺失宣降，胸阳不振，水气凌心。患者既有肺经热痰，又有水气凌心射肺之寒证。可用麻黄连翘赤小豆汤加附子，上助心阳，下补肾命，内温脾土，外固卫阳。葶苈子，上泻肺经之湿以平喘，下利膀胱之水以消肿。诸药相合，寒热相济，各司其责，相辅相成，故用之收效较好。

2.渗出性胸膜炎

渗出性胸膜炎属中医学悬饮范畴。胸膜炎常见胸腔内有液体积聚。渗出性胸膜炎表证未解，饮停胸胁者，用麻黄连翘赤小豆汤解表散寒，泻肺平喘，清热利湿，解毒行水，加葶苈子以助其力，使风寒散，肺气宣，瘀热清，水湿得利，痰饮得和而悬饮自除。

（三）肾小球肾炎

肾小球肾炎是难以完全治愈的病证，其病因病机复杂，临证必须根据病机而确立治法方药。肾小球肾炎属外有表邪，内有里湿之证，当其为外有表热，内有里湿者，表热不解，里湿尚存，湿与热结，湿热犯肺，表卫不和，故见发热汗出；湿热熏蒸，热灼津伤，则咽喉肿痛；湿热下注，膀胱气化失司，故见尿频、尿急、尿痛、尿中泡沫等症状；湿热蓄于膀胱，热灼津伤，故见小便短赤，甚则血尿；湿热阻滞，气机不展，故身重倦怠。其主要矛盾为表寒里热，风水泛滥，治则宣透表邪，清泄湿热，常用麻黄连翘赤小豆汤去生梓白皮而随症加减，以祛风利水、解毒化湿，使鬼门得开，水道得调而水肿自消。方中重用麻黄、连翘、赤小豆，使表证解，热毒清，水湿利而风水平息。

（四）急性黄疸型肝炎

《素问·六元正纪大论》曰："湿热相薄……民病黄瘅。"提出了黄疸产生的根源是湿热搏结。感受湿热疫毒，邪袭肌表，郁而不达，湿热疫毒内侵脾胃，伤及肝胆，致胆液外泄，溢于肌肤而成黄疸。或水湿郁热不得泄越而蓄积于内，影响三焦气化，水道不通则小便不利，致使邪无出路，与热相合，熏蒸肝胆而导致发黄。此黄疸属阳黄证。处方以麻黄连翘赤小豆汤加减，药物组成：炙麻黄，连翘，赤小豆，苦杏仁，桑白皮，浙贝母，茵陈，生甘草。

虽湿热在里，但黄在肌肤，故用麻黄连翘赤小豆汤表透外邪，内清湿热。加浙贝母清热化痰，茵陈清利湿热，利胆退黄，为治黄之要药。适用于急性黄疸初起邪郁于表、湿热内蕴的患者。

（五）高尿酸血症

高尿酸血症是因体内嘌呤代谢紊乱，尿酸产生过多或经肾排泄不足所致。高尿酸血症分为有症状及无症状。有症状者因成痛风而表现出关节肿大疼痛。无症状者常无明显不适，仅为检查发现尿酸升高。高尿酸血症多归属于中医学痹病、历节范畴。多数高尿酸血症者当从湿热蕴结、瘀热阻滞来论治。以麻黄连翘赤小豆汤为主方，清热解毒，利湿止痛。方药用麻黄、连翘、赤小豆、苦杏仁、桑白皮、生姜、大枣、炙甘草、苍术、白术、猪苓、茯苓、鹿衔草、车前子、滑石、黄芩、山药、乳香、延胡索。麻黄归肺经，肺外合皮毛，使肌肤之水湿从毛窍而散，并宣通肺气，通调水道，下输膀胱而利水消肿；桑白皮、黄芩清肺泄热，使湿热无以滞留；《药性论》中记载连翘有消肿的作用，李东垣也提出连翘有消肿的作用；赤小豆也有消肿的作用。苍术、白术、猪苓、茯苓、车前子、滑石渗湿利尿，使湿邪从小便而出，乳香、延胡索活血止痛；生姜、大枣、炙甘草、山药顾护脾肾，以免攻邪而伤正气。

（六）类风湿关节炎

类风湿关节炎属中医学痹证范畴。痹者，风寒湿三气杂至合而为痹也，所谓痹者，各以其时重感风寒湿之气也，逆其气则病，从其气则愈，不与风寒湿气合，故不为痹。外感风寒湿邪，入里化热，湿热之邪流注经络，痹阻筋脉关节。辨证属风寒湿痹阻络脉。治当解表清热，利湿除痹，通络止痛。治以麻黄连翘赤小豆汤加味，药用炙麻黄，连翘，苦杏仁，赤小豆，桑白皮，炙甘草，秦艽，豨莶草，滑石，香薷，桑寄生，木瓜，五加皮，乌梢蛇，忍冬藤，海风藤，络石藤，鸡血藤，桂枝，生黄芪，炒麦芽等。《金匮要略心典》云："寒湿之邪，非麻黄……不能去。"《药性论》言："（麻黄）治身上毒风顽痹。"方用麻黄连翘赤小豆汤轻清宣化，解表清热；加秦艽、豨莶草、独活，以祛风湿，通络宣痹；滑石、香薷，加强利湿解表之力；桑寄生、木瓜、五加皮补肝肾，强筋骨；乌梢蛇、忍冬藤、海风藤、络石藤、鸡血藤通络止痛；炒麦芽、桂枝、生黄芪强胃消食，温阳益气。诸药合用，表里共清，通络祛邪，故表解湿去，邪清络畅，痛止病缓。

九、葛根汤、葛根加半夏汤

葛根汤出自《伤寒论》，曰："太阳病，项背强几几，无汗，恶风，葛根汤主之。""太阳与阳明合病者，必有下利，葛根汤主之。"葛根加半夏汤亦出自《伤寒论》，言"太阳与阳明合病，不下利但呕者，葛根加半夏汤主之。"

葛根汤由桂枝汤加葛根、麻黄组成：葛根四两、麻黄三两（去节）、桂枝二两（去皮）、生姜三两（切）、甘草二两（炙）、芍药二两、大枣十二枚（擘）。桂枝汤中加麻黄，发汗解表；配芍药敛阴和营，勿使过汗；配葛根生津舒筋。本兼证的形成系风寒袭络，又有津亏筋脉失濡的病理机制，虽应发汗，又忌发汗太过，不汗邪不除，汗多则津伤，故以桂枝汤加葛根，解肌散风之中和营舒筋；加麻黄者，不失发散风寒之意，力缓而不峻，为此则寒去津生，诸症皆除。葛根汤是治太阳风寒表实证，寒客太甚，经脉不利，项背强直的主方；而太阳与阳明合病，不下利，但呕者，是太阳之邪趋内扰胃，位居阳明经证；尚未入腑进肠，故不下利，加半夏者，外解里和则愈。

葛根汤配伍巧妙，有疏通经络、调畅经脉血气、润燥生津之功，经后世医家探求发挥，主治病证之多、适用范围之广，远超太阳伤寒病之范围，可用于治疗腹泻、胃脘痛、面肌痉挛、三叉神经痛等。葛根汤虽为太阳伤寒和太阳阳明合病所设，但其运用远超外感病的范畴，临证时需要抓住两点：第一是风寒外束太阳、邪热内迫阳明的病机；第二是经络循行所过之处的病变。抓主症，但见颈项、腰腿或僵硬，或疼痛，或酸楚，便可考虑运用本方；再者葛根汤多治疗太阳经与阳明经循行部位的疾病，如面部痤疮、下颌关节紊乱、慢性鼻炎、胃脘痛、小儿秋季腹泻、腰痛等，如此可扩展葛根汤的临床主治范围。

（一）慢性鼻炎

鼻位于手足阳明经与手足太阳膀胱经起点交会处。大肠手阳明之脉……上夹鼻孔。胃足阳明之脉，起于鼻之交頞中，旁约，太阳之脉，下循鼻外……小肠手太阳之脉……其支者，别颊上頔，抵鼻，至目内眦，斜络于颧。膀胱足太阳之脉，起于目内眦，上额交颠……因此，慢性鼻炎多从太阳阳明论治。鼻塞，喷嚏，鼻腔干燥，伴有畏寒，无汗，舌淡红，苔薄白，根白腻。考虑为太阳与阳明合病正治之法，给予葛根汤加减。酌情加细辛、辛夷、苍耳子、苍术、石菖蒲等。其中葛根清热生津，以解郁热；麻黄发散风寒，并能宣肺；桂枝、芍药调和营卫；生姜、甘草、大枣建中补虚；细辛、苍术、石菖蒲辛温发散，驱寒外出，石菖蒲通九窍；再加入鼻之引经药苍耳子、辛夷、细辛散风寒，通鼻窍。

（二）痤疮

痤疮因肾阳虚命门火衰，肾中浮越之元阳化火所致，运用温阳补肾，使元阳（命火）得归其原，则痤疮自消。不循养生之道，或寒冬之季，衣着单薄，不避风寒；或酷暑时节，累日吹空调，恣意食寒饮冷；或饥饱不定，过食肥甘厚味、辛辣温燥之品；或因家庭工作多方面压力，忧思过度，抑郁恼怒，闷闷终日。痤疮发于肌表，且从经络辨证看，恰与太阳、阳明经所过之处重合，故太阳与阳明合病，气血闭郁乃本病之机。痤疮辨证为风寒外束，阳气失宣。施以葛根、生麻黄、桂枝、炒白芍、炙甘草、生姜、红枣。

（三）面肌痉挛

面神经麻痹常因感染嗜神经病毒引起，目前西医治疗常以消炎、营养神经为主要手段。本病属中医学口僻范畴，治疗上大多选取牵正散加减。

面神经麻痹常有外感风寒，尤其见于汗出当风之后突然发生，症见额纹消失，睑裂扩大，鼻唇沟变浅，口角右歪，伴低热，恶寒，头痛连及颈项，脉浮等。汗出当风，风寒外束，太阳经气受阻，津液输布失常，阳明经贯颊、循行头面，阳明经失濡润而诸症可见。故辨证为太阳阳明合病。《金匮要略·痉湿暍病脉证治》有"太阳病，发热无汗，反恶寒者，名曰刚痉""太阳病，无汗而小便反少，气上冲胸，口噤不得语，欲作刚痉，葛根汤主之"的记载。方选葛根汤加减，药物：葛根，桂枝，白芍，炙麻黄，生石膏，炙甘草，生姜，大枣。发汗解肌，舒筋通络。诸药配合，使表气通、里气和，津液输布可恢复正常。

（四）三叉神经痛

三叉神经痛属中医学头痛范畴。三叉神经痛发作时，如见畏寒、身困、项背拘急、不易出汗，即为寒邪客于太阳经脉，经气不利之候；以前额及眉棱骨疼痛为主，提示阳明经络循行不畅；舌淡、苔白、脉浮略紧，为风寒外束之征，乃太阳阳明合病是也，当以风寒头痛治之，以疏风散寒、宣通太阳为法。方选葛根汤加减，药物：葛根，桂枝，白芍，麻黄，炙甘草，生姜，大枣，川芎，白芷，细辛。六淫外邪之中又以风、寒、湿三者最能郁遏阳气，为头痛致病常见原因。《灵枢·经脉》曰："膀胱足太阳之脉，起于目内眦，上额交颠……是动则病冲头痛，目似脱，项如拔……是主筋所生病者……头囟项痛。"选葛根汤发汗解肌、通络止痛。方中葛根既可协助麻黄、桂枝发散外寒，又可清阳明经热，加白芷、川芎、细辛，取其辛散之性，散寒止痛。

（五）寒凝肩

寒凝肩，又称漏肩风、五十肩等，即西医学的肩周炎。该病多因风寒客于太阳经脉，致筋脉失和所致。症见肩关节酸痛，夜间为甚，活动受限，甚则项强直，早期以疼痛为主，后期则导致功能障碍。50岁以上的女性常见。此症多因年老肝肾亏虚、气血虚弱、血不荣筋，或外伤后遗、风寒湿邪乘虚袭人，瘀滞关节以形成肩凝。证属太阳病夹瘀。方以葛根汤加味治之，药物：葛根，麻黄，桂枝，白芍，炙甘草，生姜，大枣，羌活，桑枝，川芎，威灵仙，鸡血藤，姜黄，伸筋草等。《伤寒论》中所载的"项背强几几"正是指项背部沉紧僵硬、牵扯不利的感觉。本方中重用葛根濡养筋脉，麻黄散解风寒，桂枝、白芍调和营卫，并能通络止痛，加威灵仙、鸡血藤、桑枝、伸筋草疏通经脉，姜黄、川芎活血化瘀止痛，羌活以散风寒，炙甘草、生姜、大枣健脾强胃气。

（六）胃脘痛

胃脘痛为临床常见疾病，通常从脏腑辨证入手，脾胃虚寒者当温中散寒止痛；肝胃不和者当疏肝和胃；气滞血瘀者当行气活血止痛；饮食积滞者当消补兼施，和胃止痛；中焦寒热错杂者当辛开苦降，和胃止痛；湿热中阻者当清利湿热，和胃止痛。因外感风寒，无汗恶寒，颈项僵直不舒且与呕吐一同并见者，提示病在太阳阳明，表邪不解，内迫阳明，胃气上逆，则胃脘痛，故应辨为太阳阳明合病，治宜发汗解表、和胃降逆。方选葛根汤加减，药物：葛根，麻黄，桂枝，白芍，姜半夏，炙甘草，大枣，生姜。《伤寒论·辨太阳病脉证并治》有"太阳与阳明合病，不下利但呕者，葛根加半夏汤主之"的记载，重在解肌发汗、宣达外邪，加入姜半夏增强降逆止呕之功。服药后汗出，表邪得散，经气运行正常，则里气自和，诸症缓解。

（七）小儿秋季腹泻

小儿秋季腹泻为儿童常见疾病，发病有明显的季节性。西医学认为其主要病因是轮状病毒感染，目前尚无特效药。患儿初起常常因外感风寒、内伤饮食所致，邪不外解，反内迫阳明，使肠道传导失职而出现腹泻。前来寻求中医诊治者，多已经过西医输液、服药治疗，小儿为稚阴稚阳之体，不耐攻伐，盲目输液则损伤正气，寒湿阻滞中焦，反而吐泻交加，延绵不愈。如果辨证为太阳阳明合病者，宜发汗解表、升清止泻。方用葛根汤化裁，药物：煨葛根，桂枝，白芍，炙麻黄，炙甘草，大枣，生姜。《伤寒论·辨太阳病脉证并治》云："太阳与阳明合病者，必自下利，葛根汤主之。"故用葛根汤发汗解表、升清止泻。《神农本草经》载："葛根，味甘平，主消渴，身大热，呕吐，诸痹，起阴气，解诸毒。"以葛根清阳明之热并升提清气，使内陷之邪得以外出，此亦是喻嘉言逆流挽舟法之意。

（八）腰痛

腰痛辨证为太阳病夹湿热证者，可投以葛根汤加减治之。葛根汤之所以能用于治疗腰痛，或者是因其可以治疗太阳经循行部位的疼痛病证。所有颈腰腿痛中疼痛剧烈、病程短的，符合太阳病，舌脉符合湿热表现，可用葛根汤合四妙散治疗。若患者腰沉腰冷，可合甘姜苓术汤；若腰部冷痛明显，可合附子汤治之。

十、麻黄细辛附子汤

麻黄细辛附子汤出自《伤寒论·辨少阴病脉证并治》，曰："少阴病，始得之，反发热，脉沉者，麻黄细辛附子汤主之。"此方乃太阳少阴同病之方，主治少阴兼太阳表证，为治疗素体阳虚、复感风寒之证而设。宗少阴证用附子、太阳证用麻黄之旨。方中麻黄外解太阳表寒；细辛辛散少阴经寒；附子温少阴之虚，防亡阳之变，可谓温经散寒之圣剂。麻黄附子细辛汤实是开阖表里机窍的妙方，邪在上、中、下三焦均可以此方宣解而出，临床治疗范围广泛。临床上常将本方加减应用于变态反应性鼻炎、高血压病、痹证、癥瘕、咳嗽、产后身痛等多种疾病的治疗。如果与其他方剂合方使用则主治范围更广，如治疗肾阳虚之肝硬化腹水，常与真武汤合用；治疗慢性前列腺炎或前列腺肥大所致的阳痿，常与桂枝茯苓丸合用；治疗慢性鼻炎所致的流清涕，常与补中益气汤合用；治疗肾阳虚所致的遗尿或尿失禁，常与肾气丸合用。

（一）变态反应性鼻炎

变态反应性鼻炎为真阳不足，卫阳不固，风寒郁肺，治宜温经助阳，散寒解表。方拟麻黄细辛附子汤加味，药物：麻黄、附片、细辛、苍耳子、辛夷花。苍耳子祛风湿，通肺窍；辛夷花祛风寒，通鼻窍最为合拍。

（二）头痛

如见头痛证属阳气虚弱，外感风寒，伤及头部经脉所致者，可治以温经散寒，祛风止痛。因头为诸阳之会，风寒侵袭头部，经脉郁滞，阳气不通，故头痛恶寒；素体阳虚，卫外不固，故畏冷，肢凉，脉沉，入冬则往往头痛易发，入夜则痛势加重者，即便无恶寒发热之表证，但见风寒伤及头部经脉，为病邪在表，仍属阳虚感寒，表里同病。均可用麻黄细辛附子汤加味，药物：僵蚕、陈皮、防风、茯苓、白术、白芷、白芍、川芎、甘草等。麻黄、细辛配防风、白芷、僵蚕，散头部风寒而止痛；附子温振少阴之阳，扶正祛邪；川芎辛温散寒，活血祛风，以助止痛之力，川芎一味，乃治头痛之专药，故李东垣云六经头痛，须用川芎；白芍、甘草酸甘化阴，既防辛散太过，又可缓急止痛；茯苓、白术、陈皮健脾除湿，理气和胃。其中白术益气固表，有制约麻黄发汗太过之意。诸药合用，表里同治，邪正兼顾，使阳气复，风寒散，故头痛可愈。

（三）顽固性荨麻疹

荨麻疹，四季常发，遇风寒刺激发作尤为明显，较难治愈，其病机为外感寒邪之气入于少阴之地，又伴湿邪留连太阳经脉，此太阳少阴二经并病，故以表里同治，于麻黄附子细辛汤温经散寒的基础上加羌活、独活两味，以胜湿祛风，紧扣病机，故能短期奏效。

（四）高血压病

高血压病属于中医学眩晕范畴。中医治眩，贵在辨证，强调同病异治，异病同治，切不能一见眩晕患者血压高，就妄投以清、平、镇潜或活血化瘀等药。高血压者，有寒有热，有实有虚，当辨证施治。头为诸阳之会，诸阳经之精气上注于脑而脑府清明，如果年老阳气已衰，阴气很盛，浊阴上逆而占据阳位，阳欲出而阴覆之，故治之关键在于升清阳、降浊阴，升何处之清阳，直于肾中取而发之。投以附子、细辛、麻黄宣通阳道，加白芍降浊阴，加珍珠母潜阳安神，如此则阳可升、阴自降，头晕可止。

（五）脊背冷痛

背部正中为督脉所循，督脉者，贯脊属肾，维系人身元气，总督一身之阳。太阳经脉夹脊而行，少阴阳虚感寒，太阳首当其冲，故表现为背部恶寒，状如水浇。少阴阳虚，无以温养督脉、太阳经脉，故现脊背冷痛之症。方用麻黄附子细辛汤加狗脊、鹿角胶。麻黄祛寒邪，附子温命门，细辛外可散太阳之寒邪，内可温少阴之虚寒，狗脊、鹿角胶助阳而补奇经。诸药合用，故能取效。

（六）关节痛

关节痛证属素体阳虚，寒湿外侵，流注关节，经脉不通。治宜散寒除湿，温经复阳。方用麻黄细辛附子汤加味，药物：制川乌、独活、防风、桂枝、甘草、茯苓、川牛膝、黄芪、木瓜、白芍、白术、薏苡仁等。方中麻黄、细辛配桂枝、防风、独活、川乌祛风除湿，散寒止痛；附子、黄芪温经扶阳，益气固表；茯苓、薏苡仁健脾利湿；牛膝、木瓜通经活络；白芍、甘草缓急止痛，且防温燥伤阴；白术补气燥湿，与麻黄相伍，可行表里之湿。诸药合用，共奏祛风除湿，温经散寒之功。服药后痛处如虫行皮中，乃药已中病，邪欲外出，局部转温、发红，为阳气渐复，正能胜邪。

（七）低血压

低血压当属中医学眩晕、虚劳范畴。常见头晕目眩，气短心悸，肢冷乏力，纳呆神疲，失眠多梦。观其成因，一般多以虚论治，责之于气血亏虚或肾精不足。倘若辨证为少阴心肾阳虚、清阳不展者，治予温补阳气，益气升提。可投以炙麻黄、炙甘草、制附子、细辛、人参、升麻、五味子、炒白术、黄芪等。麻黄附子细辛汤加升麻以辛散升阳，温补阳气；人参、黄芪、炒白术、炙甘草健脾补肾，益气升提。全方共奏温补升提，升高血压之效。

十一、麻黄附子甘草汤

麻黄附子甘草汤出自《伤寒论》第302条，曰："少阴病，得之二三日，麻黄附子甘草汤微发汗。以二三日无证，故微发汗也。"为肾阳虚衰，外感风寒而设。用麻黄外散风寒，附子内温肾阳，细辛走窜表里，温阳散寒，以加强麻黄、附子的作用，是托里解外法的代表方剂。柯琴曰："少阴主里，应无表证，病发于阴，应有表寒，今少阴始受风寒邪而反发热……夫太阳为少阴之表，发热无汗，太阳之表不得不开；沉为在里，少阴之本不得不固。设用麻黄开腠理，细辛散浮热，而无附子以固元气，则少阴之津液越出，太阳之微阳外亡，去生便远。唯附子与麻黄并用，内外咸调，则风寒散而阳自归，精得藏而阴不扰。"又曰："少阴制麻黄细辛附子汤，犹太阳之麻黄汤，是急汗之峻剂，制麻黄附子甘草汤犹太阳之桂枝汤，是缓汗之和剂。"两方仅细辛与炙甘草一药之差，作用即有缓急轻重之殊，应当明辨。

太阳少阴两感证的临床表现不外两个方面：既有少阴阳虚表现，又有太阳表寒见症。其辨证要点概括有四：①恶寒发热，寒重热轻，身痛腰痛；②精神萎靡，欠伸欲寐，四肢不温；③面色苍白，或灰暗憔悴无华，舌质淡润；④脉象沉细，或浮而不任重按，或两尺独弱。

麻黄附子细辛汤、麻黄附子甘草汤，为温经解表剂，均用于少阴（心肾）阳衰兼风寒表证，少阴太阳并治者。两者区别是前者用于表邪较重之症，后者用于病情较轻之症。临床上对于本方的应用，只要抓住辨证要领，灵活加减，可扩大治疗范围，适用于多种疾病的治疗。

麻黄附子甘草汤治疗头痛、身痛、四肢关节疼痛、坐骨神经痛及风湿性关节炎等有较好的疗效。当肾阳不足，寒邪外侵，卫外功能低下，风寒袭于脉络，导致气血不畅、疼痛乃作者，需助阳解表之剂回阳祛邪。若坐骨神经痛酌加红花、桃仁、五灵脂；风湿疼痛酌加白术、荆芥、黄芪；头痛应加川芎、当归、红花；四肢疼痛加桂枝、牛膝、钩藤。

（一）内伤失音症

内伤失音症者，多属肺气虚损、肾精不足所致，咽喉无肿痛，脉细缓。治当益肾补肺兼以宣达开咽，可投以熟附片、麻黄、细辛、木蝴蝶、麦冬、石菖蒲、桔梗、甘草等温经散寒，宣肺开音。

（二）肿瘤

肿瘤乃正气素虚，内生痰浊瘀毒之邪，结聚体内形成。《黄帝内经》曰："阳化气，阴成形。"肿瘤的形成乃阴寒有形之实邪，蕴结不散，与卫表郁闭不开，邪之出路不通有关；也与内脏经络闭阻，痰湿浊毒无路可去有关；与体内阳气虚损，不得通达经络散邪有关；与有形邪实愈积愈大，内郁化生邪火有关，诸多因素均在正虚基础上形成。而正虚者，以肾阳虚损，精血亏虚为要。故可从温阳通阳法论治肿瘤。方可选麻黄附子甘草汤加味治之。制附片温通十二经脉及体内经络系统，阳气通达，阴寒自然无以复加；麻黄辛温通散，开郁消癥，引阳气开寒结。清代徐灵胎高度总结麻黄曰：能透出皮肤毛孔之外，又能深入积痰凝血之中。凡药力所不到之处，此能无微不至，较之气雄力厚者，其力更大。附子与麻黄相配，畅通表里内外之阳郁，在外可温经散寒，解表驱邪，在内则大温肾阳，壮命门之火，火旺则阴寒自消；加上炙甘草伏火强土，将已扶之命火伏藏于内，维持火势稳稳而温煦周身，如此阳气渐生，阴寒自衰矣。

十二、麻黄升麻汤

麻黄升麻汤出自《伤寒论·厥阴病脉证并治》第357条，曰："伤寒六七日，大下后，寸脉沉而迟，手足厥逆，下部脉不至，喉咽不利，吐脓血，泄利不止者，为难治，麻黄升麻汤主之。"其后又附其方：麻黄二两半，升麻一两一分，当归一两一分，知母、黄芩、葳蕤各十八铢，石膏六铢，碎，绵裹，干姜、白术、芍药、天冬、桂枝、茯苓、甘草各六铢。王旭高曰：病证之杂，药味之杂，古方所仅见。观此可悟古人用药又有此一条。《医宗金鉴》曰："仲景故以此汤主之，正示人以阴阳错杂为难治，当于表里上下求治法也。盖下寒上热固为难治，里寒无汗还宜解表，故用麻黄升麻汤以解表和里、清上温下，随证治之也。"尤在泾在《伤寒贯珠集》中曰："阴阳上下并受其病，而虚实冷热亦复混淆不清矣。是以欲治其阴，必伤其阳，欲补其虚，必碍其实。故曰此为难治。麻黄升麻汤合补泻寒热为剂，使相助而不相悖，庶几各行其是，而并呈其效。"刘渡舟在《伤寒论十四讲》中指出："这个病不可以目为全热，又不可以认为全寒，它应是阴阳错杂，寒热混淆的一种疾病方为正论……为此，凡临床见到肝热脾寒，或上热下寒，寒是真寒，热是真热，又迥非少阴之格阳、戴阳可比，皆应归属于厥阴病而求其治法。"

麻黄升麻汤证为上热下寒，表邪内陷，阳气郁遏之复杂证群，乃大下后阴损阳伤，变证迭起，阴阳上下并受其病，寒热错杂，而又虚实兼见，若治寒则碍热，治热则碍寒，补虚则助实，泻实则虚虚，故称难治。张仲景在治疗时用麻黄升麻汤，清上温下，滋阴和阳，发越郁阳，药味达14味之多，全方集寒热温凉、升发补泻于一体。本证是太阳、阳明、少阳、太阴、厥阴五经并病，麻黄升麻汤是仲景辨多病因、多病机、多病位，行多靶点、多方向、多层次治疗的典范。其方具有和解表里、上下同治、寒热并用、补泻并存、升降同调的特色，麻黄升麻汤内含《伤寒论》8个方剂：①麻黄汤去杏仁，散寒发表、畅达营阴，治太阳表实证。②桂枝汤去生姜、大枣，解肌发表、调和营卫，治太阳中风证。③越婢汤去姜枣，疏风清热宣肺，与桂枝汤合用治太阳阳明并病。④苓桂术甘汤，温阳散寒健脾、化饮利水降逆，治表虚、阳不足水停证。⑤理中汤去人参，温中散寒，健脾化饮，治太阴虚寒证。⑥黄芩汤，黄芩加芍药，和解表里、清热止利，治太阳与少阳合病。

⑦白虎汤去粳米，苦寒散阳郁之热，治阳明经证。⑧当归配桂枝、芍药，寓当归四逆汤之意，养血温经、散寒通脉，治厥阴血虚寒厥证。麻黄升麻汤辛温解表和营卫，升阳解毒清上焦，育阳健脾利水温下焦，佐以育阴养血、调畅气机，以达到表里上下同治、寒热补泻并用之目的。使风寒表邪疏散，并使内陷的阳热之邪外透，通达表里上下之阳气，交通阴阳水火，防止阴厥阳脱。方中麻黄，味辛气温，入肺经，能宣肺之郁热，故重用之以为君；升麻，有利咽之功，在此既助麻黄宣发郁火，又能入脾经，升脾胃清气而止泻，故为臣。麻黄、升麻二药相合，共达升阳散火之功。以当归为臣，味辛甘，气温，养血和血，与桂枝、芍药相配，通络和血；黄芩、知母，味苦气寒，清热泻火，尤善于清上焦热邪，故为佐；石膏，味辛甘气寒，清上焦热，与麻黄相配，共达清宣肺热之效；天冬、葳蕤，味甘气寒，入肺经，养阴清热，以保肺阴；干姜、桂枝、白术、甘草，味辛甘气温，四药共达温运脾阳、益气和中之效，而助升麻升阳止泻；芍药，味酸气微寒，既可助知母清热泻火、滋养肺阴，与桂枝相配，又可通调营卫；茯苓，味甘淡，引火下行，令热邪从小便而去。诸药相合，共奏清宣肺热，升阳止泻，温脾益气之功。《张氏医通》言："邪遏经脉，非兼麻黄、桂枝之制不能开发肌表以泄外热，非取白虎、越婢之法不能清润肺胃以化里热，更以芍药、甘草、参、黄芩汤寒因寒用，谓之应敌。"甘草、干姜合肾着汤，热因热用，调之向导。以病气庞杂，不得不以逆顺兼治也。本方集宣、散、清、温、补、泻之品于一方，药味多，剂量小而重点突出，其中麻黄用量最大，为二两半，以寓宣散为主之意，利于发散阳郁而防伤阴液之弊；余药量小，又以当归、芍药、天冬、葳蕤滋汗源，从而达到交通表里上下，既济阴阳水火之效。

临证处理复杂证群，必须知机审情，多向调节。后世名方五积散、防风通圣散、凉膈散、柴胡汤等皆仿效或实践于此。因此，临证实践当辨证论治，不必死板套方，但须明医理、知病机、通药性、用其长、避其短，临证圆机活法，即可变化无穷矣。这正是临证解决复杂证群辨治的宗旨。所以，麻黄升麻汤可广泛应用于呼吸系统、消化系统、心血管系统、免疫系统和口腔疾病及肺癌等的治疗。

（一）口腔溃疡

口腔溃疡属中医学口疮范畴，临床如果见到口腔溃疡，症见中心白色脓点，边缘红肿，疼痛，伴有心烦，睡眠不佳，口渴不欲饮，腰酸，便溏。辨证属上热下寒，阴阳俱不足者，可用麻黄升麻汤加芦根、淡竹叶、肉桂治之。因口腔溃疡病机复杂，纯属心火亢盛、肝火上冲等实证者少。反而上热下寒，虚实夹杂者多见。口中生疮，红肿疼痛，是为上焦热毒郁结；热扰心神则有心烦失眠，热伤津液则见口渴；舌红少苔，脉细数，更知平素阴水不足；阴虚不能制火，火热更盛，口疮时发难愈，疼痛难忍。而另一方面，大便溏薄、不能进食寒凉、小便清、怕冷、腰酸、脉沉，是明显的脾肾阳虚，故可用麻黄升麻汤主之。少量麻黄发越郁火，升麻升散解毒，取"火郁发之"之意；知母、黄芩清上焦火热，玉竹、天冬、赤芍、当归滋阴凉血；人参、白术、干姜、甘草、茯苓是为理中、四君，合肉桂助脾肾阳气，肉桂更能引虚火归原；芦根、淡竹叶导热下行从小便出，火清肿消，口疮自止。

（二）气阴两虚、上热下寒证

上热下寒证乃临床较为常见之寒热错杂证。倘若临床症见腰以上热，头眩耳鸣，面部烘热少汗或无汗，夜寐不安，口干少津，伴有口疮糜烂，手心发热；而腰以下冷，腹部发冷，女性痛经带下，下肢发冷者，此乃阴虚火旺之上热，元气不足而下寒，气阴两虚、上热下寒证。此类病证西医多诊断为自主神经功能紊乱，而在中医学属口疮、不寐或虚劳等范畴。在此虚实寒热夹杂的情况下，如果只顾滋阴降火，则下寒不去，虚火难平，反使气阴更虚；单纯补气扶阳，犹恐助火生热。所以法当升宣清阳、辛开苦降、益气养阴、清上温下，可参考麻黄升麻汤化裁治之。

（三）咽痛、牙龈肿痛

临床常见到咽痛、牙龈肿痛，经服苦寒泻火之剂，或西药抗生素等药物后，而咽喉疼痛迁延不愈反见腹痛、泄泻者，且伴有夜寐差、汗少、肢寒、口干等症状，属中医学喉痹、牙龈肿痛。此乃寒热错杂，阴阳并病，虚实互见之候。倘若苦寒清热攻下则阴阳两伤，阳气并于上，则为肺胃燥热，阴血亏损；脾阳中寒则运化受阻，阴液奔于下则泻下。故治宜清肺胃燥热，滋阴养血，温阳散寒，可予麻黄升麻汤加减治之。仲景所创麻黄升麻汤以唾脓血、喉咽不利为其主症，因此，口咽、牙龈疾病更宜施之。

（四）顽固性痤疮

痤疮俗称青春痘，是最常见的毛囊皮脂腺的慢性炎症性皮肤病，是多因素复合致病，常以寒、热、郁、湿杂合而致病。或因肺失宣发肃降，邪无出路，肺经风热阻于肌肤，由面而发；或因过食肥甘、油腻、辛辣食物，脾胃蕴热，湿热内生，熏蒸于面而成；或因青春之体，血气方刚，阳热上升，与风寒相搏，郁阻肌肤所致。时人在工作压力、不当饮食、各种错综复杂的社会关系下不堪重负，气血紊乱，脏腑衰敝，邪自内生，寒热虚实互结，升降之气乖张，邪无所出，外显于面。其病机复杂，宜在寒热、虚实、升降中求之，则脏腑、气血、经络之乱象可有平息之期矣。麻黄升麻汤针对阴阳上下混淆不清之局面，实能拯危救厄，其配伍思想与痤疮病机在本质上彼此互通。

（五）过敏性紫癜

一患者感受风寒，出现发热、咽痛、咳嗽等症状，继之在下肢外侧及臀部不断出现大小不等的紫癜，紫癜稍凸出于皮肤、伴瘙痒感，鲜红色，以右侧大腿为主，部分已融合成片，无渗液，有咳嗽、咽痛，大便溏烂，日3～4次，下腹部隐痛。予麻黄升麻汤加紫草、茜草根、牡丹皮。药物：炙麻黄，生石膏，玉竹，天冬，紫草，茜草根，牡丹皮，升麻，当归，白芍，黄芩，桂枝，白术，干姜，炙甘草。麻黄升麻汤仲景用于治疗咽喉不利、唾脓血之证，无唾脓血，却有皮肤出血，两者均为肺有郁热之证，郁于上唾脓血；然肺主皮毛，肺热郁于内，迫血妄行，则肌肤出现紫癜，因而亦切合麻黄升麻汤上热下寒、邪热郁闭之病机，采用本方透发郁热则可取效。

综上所述，《伤寒论》之麻黄剂有13方，虽然条文不多，但其主治范围甚广。麻黄虽被称为肺经专药，但经辨证论治配伍不同的药可以发挥多种功效，可治疗多方面的疾病。正如不同的配伍环境决定了麻黄的功效发挥方向的不同，通过适当的配伍可以突出应用其某一方面的功效，提高药物应用的准确率，提高临床疗效。现代医家不仅充分发挥了历朝历代拓展的功效，而且借鉴麻黄现代药理研究结果，使其使用范围扩大，临床广泛应用于呼吸、心血管、肾脏、耳鼻喉、风湿免疫、皮肤、消化系统、血液系统、妇科、男科、神经系统、肿瘤等疾病的治疗。

十三、麻黄的使用注意与禁忌

麻黄属于辛温发汗之品，因此，表虚自汗及阴虚盗汗、咳喘、肾不纳气所致的虚喘者要慎用。同时麻黄不宜与洋地黄类强心苷药物合用，以免引起室性心律失常。《伤寒论》对服药饮食禁忌有如下描述：禁生冷、黏滑、肉面、五辛、酒酪、臭恶等物。这些可以作为服用汤剂忌口的总纲。麻黄主要用于汤剂服用，因此在服用期间应：①禁止饮用含酒精的饮料，也不宜喝浓茶。②妊娠期、哺乳期使用药物，应与医生共同权衡用药的利弊。③在服药期间可能会出现一些不良反应，如果不良反应持续或严重，应停药并立即就医。④仅针对当前的病情使用，不要随意转抄套病套方。

第三节　柴胡剂及其类方

少阳经作为人体枢机，发挥重要的生理作用，疏达少阳可治百病。少阳病是一个有内在联系的病变整体，少阳枢机失运，为其病机核心。何谓枢机？枢机即关键的意思，少阳枢机以少阳经腑之生理为基础，少阳经脉介于表里之间，连通表里经气，故《内经》云：少阳为枢。少阳胆内寄相火而藏精汁，藏而不泻，清而不浊，疏泻腑气，故称中精之腑。《经》云：凡十一脏取决于胆。胆精司降，胆气主升，胆中相火宜通达流畅，正合枢之本性；少阳三焦，主司水道和气化，历经五脏六腑，维持诸气，同时具有枢机的作用。《伤寒论》中关于少阳病描述的经文仅有10余篇，调理少阳枢机以柴胡汤及其类方为主，其中柴胡的作用至关重要。比如《伤寒论》第263条云："少阳之为病，口苦、咽干、目眩也。"这是少阳病的提纲证，包括第264条言少阳经证"少阳中风，两耳无所闻，目赤，胸中满而烦者，不可吐下，吐下则悸而惊"，第265条言少阳腑证"伤寒，脉弦细，头痛发热者，属少阳。少阳不可发汗，发汗则谵语，此属胃，胃和则愈，胃不和，烦而悸"。

胡珂教授指出，少阳经既是太阳经转入阳明经的枢机，亦是三阳经转入三阴经的枢机，因此，少阳经证容易兼夹，容易变证，兼虚兼实。少阳经包括手少阳三焦经，三焦者决渎之官，水道出焉，主决渎、通调水道，是人体水谷元气运行的道路；足少阳胆经，胆为中精之腑，决断之官，胆附于肝，藏精汁，主疏泄，二者以经脉相连，其气相互贯通。生理情况下，胆气疏泄、三焦通畅、水火气机得以升降，故能上焦如雾、中焦如沤、下焦如渎，各有所司，则令人保持正常的情绪，发挥正常功能；病理状态下，外邪侵犯少阳，胆火上炎，三焦经脉不和，枢机不利，经气不利，进而影响脾胃，易经腑同病，易气郁化火，易生痰、生饮、生水，易伴发太阳、阳明、太阴之气不和等。胡珂教授指出，少阳枢机失运，可合并其他脏腑的病变，可出现于外感病的不同阶段，仲景多用小柴胡汤从少阳脏腑治之，使上中下气机旋转，表里内外皆通，而诸症悉解，充分显示出运转枢机之妙用。因此，小柴胡汤被后世医家誉为少阳枢机之剂。诚如《伤寒论》中记载三阳合病，治从少阳，以运行营卫，通达表里。

《伤寒论》所记载的柴胡汤类方共有6首，除小柴胡汤外，其余分别为大柴胡汤、柴胡桂枝汤、柴胡加芒硝汤、柴胡桂枝干姜汤、柴胡加龙骨牡蛎汤。其中小柴胡汤为治疗少阳经本证第一方，正如《伤寒论》第96条云："伤寒五六日中风，往来寒热，胸胁苦满，嘿嘿不欲饮食，心烦喜呕，或胸中烦而不呕，或渴，或腹中痛，或胁下痞硬，或心下悸、小便不利，或不渴、身有微热，或咳者，小柴胡汤主之。"大柴胡汤用于少阳阳明合病，即少阳郁热兼有阳明里实证；柴胡桂枝汤用于太少两感，两阳合病；柴胡加芒硝汤用于少阳表证；柴胡桂枝干姜汤用于少阳病兼水饮内结，寒热错杂、上热下寒，即主治小柴胡汤证而有脾阳虚及心阳虚，而阳虚不能化气致水饮内停；柴胡加龙骨牡蛎汤用于少阳脉证兼热扰心神。胡珂教授临床擅用小柴胡汤及其类方治疗多种外感及内伤杂病，强调学仲景，抓病机，临证时必须谨记：可师其法，但不可泥其方。强调方证合拍。

一、小柴胡汤

小柴胡汤首载于《伤寒论》，书中多条条文提及该方，原书治疗少阳枢机不利，寒热虚实夹杂之证。经方大家陈瑞春教授认为，本方既有寒药如黄芩，又有温药如半夏；既有攻邪之药如柴胡、黄芩、半夏、生姜，又有补益之药如人参、大枣、甘草；既有外散疏气药如柴胡，又有内收燥湿药如黄芩。七味药有机组合，和解少阳，调畅枢机则横向可疏通内外，纵向可通调上下，因而，此方既可治脏腑功能紊乱又可治外邪残留于表，且虚实兼顾，因而其适应证颇广。胡珂教授继承陈瑞春教授对小柴胡汤的理解，将此方广泛运用于脾胃病的治疗中。

（一）理论依据要点

1.病理概要

《伤寒论》97条曰："血弱气尽，腠理开，邪气因入……小柴胡汤主之。"表明使用小柴胡汤患者体质多比较虚弱，常以脾气虚为主。《灵枢》言"三焦膀胱者，腠理毫毛其应"，指出腠理为三焦的外应。素体脾气虚弱之人，其腠理易打开，邪气易从腠理传入三焦。《伤寒论》六经中小柴胡汤分别出现在三阳病及厥阴病四篇中，可知小柴胡汤不独为少阳病专方，阳明病依旧可用，此多为少阳阳明合病。太阳主开，阳明主阖，少阳为其中枢机，可以通过少阳转邪气外出。少阳含足少阳胆、手少阳三焦经及其所属的胆、三焦两腑。少阳的病理特点：气郁化热，水饮痰湿化生，影响太阳、太阴、阳明，经腑同病。

2.用药特点

从脏腑来看，柴胡、黄芩为肝胆药，既可疏肝解郁又可清泻肝胆之火，其余五味药为脾胃药，既可补脾益气，又可化痰除湿和胃，七味药有机组合，共奏疏肝利胆、健运脾胃之功。从六经看，该方属于少阳经，因而该方病位为少阳、肝、胆、脾、胃。小柴胡汤能和解少阳，疏利肝胆，畅达三焦，和调枢机，通调水道，健脾和胃，燥湿化痰，调和肝胆、脾胃、表里、上下、内外、营卫、气血，扶正祛邪，即仲景所谓"上焦得通，津液得下，胃气因和……气行津运，气畅水利，痰湿得化"。

（二）辨证和鉴别要点

1.辨证要点

（1）少阳经循行部位：头侧、颈侧、耳、咽、腋下不适，两侧或一侧胁肋不适，胸部闷胀不适，头晕眼睛不适。

（2）少阳郁火的表现：口中作苦，咽喉干燥，眼睛冒金星，心情烦躁，干呕欲呕又呕不出或只能呕出少许黏液。

（3）邪气被郁外候：平素怕冷，以手脚不温为主。

（4）脾气虚方面：食欲不佳、不愿多说话。

（5）脉：以弦为主，常伴有右关不受按。

2.鉴别要点

小柴胡汤与柴胡疏肝散鉴别：两张方都可以用来治肝气不条达的证候，但却有所不同。从虚实方面鉴别：前者以虚实夹杂临床表现为主，病机以肝胆气郁，少阳枢机不利，伴脾气虚为主；而后者为实证临床表现，病机以肝郁气滞为主。从气分、血分鉴别：前者以气分为主，治宜疏理气机；而后者以气分为主兼血分瘀滞，方中川芎、香附两味药同为血中之气药，不仅可理气还兼活血。

（三）经验用法

1.治疗肝胆脾胃病

脾胃病的病机虽多，临床辨证分型也不少，但多是两种及两种以上的病机杂合，成为复合病机，其中尤以肝郁脾虚为多见，并因之引起肝胃不和、肝脾不调、肝胆郁热、脾胃湿热。小柴胡汤疏利肝胆（柴胡），健脾（人参、大枣、炙甘草），和胃（半夏、生姜），清解郁热（黄芩），清化湿热（黄芩）最为合拍。合用四逆散则更佳，取方中枳壳或枳实理气宽中、消痞止痛，白芍养血柔肝、缓急止痛。

2.治疗纳差

小柴胡汤是一张治疗食欲不振颇为有效的方子，不论病程长短均可用之，酌加谷芽、麦芽、鸡内金、石菖蒲。尤其是外感所致者多见，外感初起症状尚未显露、外感期间及恢复期均可出现纳差，特别是年老、体弱、小儿等人群。

部分患者可无明显外感病史和症状，仅短期内食纳明显减少，食欲差，口中无味。乃正气不足，卫外不固；脾胃虚弱，运化欠佳；寒温不适，感受外邪。因体虚不甚，脾胃运化尚可，平素貌似健康。若有起居不慎，如劳倦、晚睡、饮食不当、季节变更、衣物增减不当等，或以上因素均有而又均较轻，临床无明显外感症状，上述人群只要近期出现纳差，均可考虑用小柴胡汤。

3.治疗便秘

证属肝胆气郁者，基于《伤寒论》第230条"上焦得通，津液得下，胃气因和"。手少阳三焦经属少阳，三焦是气机、水液的通道，三焦气机调畅，则津液通畅，肠腑得润，不通便而便自出。若肝胆气郁，疏泄失职，大肠气机不利，传导失常；三焦不畅，津液不行，大肠失濡，则发为便秘。小柴胡汤疏利肝胆，畅达三焦，可合四逆散养血柔肝、宽肠理气，选加槟榔、路路通、炒莱菔子等理气通肠之品。

4.治疗口苦

口苦是临床较为常见的症状之一，多属肝胆郁热为患，尤其是早晨口苦。小柴胡汤中柴胡疏利肝胆，黄芩清泄肝胆，治疗口苦非常有效。口苦甚，可加龙胆草、牡蛎；夜间口苦，多为肝胆郁热损伤肾阴，可合六味地黄丸。

5.治疗失眠

失眠病因虽多，但总属阴阳失调，阳不交阴。尤其现代人工作、生活节奏较快，起居无常，压力较大，情绪紧张，所愿不遂，易致肝胆气郁，少阳枢机不运，气血运行紊乱，表里开阖失度，阳气不得入于阴，因而营卫失谐，阴阳不交。小柴胡汤疏利肝胆，运转枢机，调和营卫，调畅气血，调配阴阳。

【案例】

王某，女，46岁。2017年9月8日初诊。患者自述两年前患子宫肌瘤，行子宫全切术，术后常无明显诱因出现心烦易怒，夜不能寐，寐则多梦，轻时每晚睡2~3小时，甚时彻夜难眠，服安眠药则可勉强入睡3~4小时，但停药后如故。近半个月因情志不畅失眠加重，自觉发热，但测体温不高，时有口苦，纳差，稍食则脘腹胀闷不舒，大便欠畅，小便稍黄。舌边红，苔黄腻，脉弦。证属阴阳失调。治以调和阴阳。处方：柴胡18g，黄芩10g，党参10g，半夏30g，炙甘草10g，生姜3片，大枣4枚。7剂，水煎服，日1剂。

9月15日二诊：服药后，心烦失眠、肤热感均明显减轻，口干口苦减，脘腹部胀闷消失，食欲增加，二便平。舌质稍红，苔薄白隐黄，脉弦。继服上方10剂而安，后继以上方加减调之而恢复良好。

按： 胡珂教授认为，《内经》云：少阳为枢。枢的本义为户扉之转轴，有运转、开阖、出入之义，引申为事物的关键。枢在人体处于何位，说法不一，有云在太阳与阳明之间，亦有云在三阴与三阳之间。太阳属表，阳明属里，三阳属表，三阴属里。由此看来，枢是处于阳与阴之间的。故可司表里之开阖，任气机之出入，主气血之升降，掌阴阳之运转。小柴胡汤可疏利肝胆，调和脾胃，畅达三焦，调和营卫，调配阴阳，最切失眠病机。方中柴胡辛平轻清，入肝、胆、三焦经，既能疏肝利胆，又能畅达三焦气机，用治三焦剂量宜大，可用至15~20g，用于疏肝解郁宜10~15g；黄芩苦寒重浊，入肝、胆经，清热泻火，对郁热明显出现口苦者常用至10~15g；半夏辛温干燥，归脾、胃经，一则健脾燥湿，和胃化痰止呕，调和脾胃，一则交通阴阳，若治用交通阴阳，胡珂教授认为剂量不宜过小，常需用至30g；黄芩伍半夏，一寒一温，辛开苦降，顺阴阳之性而调和阴阳；人参、甘草味甘安中，益气健脾，以资营卫，此外人参具有安精神、定魂魄之功，若气虚不明显者以党参替用，内热重者，投以太子参清补安神；生姜、大枣调和表里之营卫。综观全方用药，寒热并用，攻补兼施，既疏利三焦气机，又宣通内外气血，既调畅肝胆脾胃，又调和营卫阴阳，堪称和方之祖。

6.治疗虚人感冒

《伤寒论》第97条云："血弱气尽，腠理开，邪气因入，与正气相搏……小柴胡汤主之。"《灵枢·本脏》云："三焦、膀胱者，腠理毫毛其应。"其义为三焦与体表之腠理、毫毛相通，三焦之气可运行至皮毛。三焦为气机运行的通道，隶属少阳（手少阳三焦经络属三焦）。少阳为枢，肺主皮毛。少阳枢机畅达与上焦肺气宣降，腠理皮毛达邪密切相关。从以上经文中可以看出，治疗体虚外感证，可通过转枢少阳，调畅三焦，疏利气机，使欲入里之邪外达皮毛而解。所谓虚人，包括身体素虚、产后、年老、小儿、反复外感、常用抗生素及寒凉中成药等人群。患者虚象的临床症状可以不很明显，但脉象或多或少有虚意，如偏细、偏软，而非浮而任按之偏实脉。

7.治疗咳嗽

小柴胡汤和解少阳，调畅三焦，转达枢机，一可扶正达邪，二可透达太阳表邪，三可宣畅上焦肺气，达到治疗外感咳嗽的目的。患者或反复发病，或中西多法治疗少效，或迁延数十日甚至数月不愈，或虽属新病，但旧疾、症状、舌脉或多或少兼有虚象。小柴胡汤化裁治疗外感咳嗽疗效显著。虚象轻者，可去人参之碍邪，加仙鹤草（脱力草）20~30g补虚镇咳；苦杏仁、桔梗、白前、紫菀宣降肺气；防风辛散祛邪。

【案例】

朱某，女，57岁。2013年5月10日初诊。患者形体瘦弱，常反复外感，素有慢性胃炎病史，长期反复胃脘不适。3天前无明显诱因出现咳嗽，咽干痒痛，干咳无痰，口干口苦，胸闷，偏头痛，舌质偏红、苔白，脉细弦（右寸浮）。予小柴胡汤加味：柴胡18g，黄芩5g，生姜5片，大枣3枚，党参6g，炙甘草6g，法半夏10g，桔梗10g，苦杏仁10g，白前10g，紫菀10g，紫苏10g。5剂。2个月后因胃病不适来复诊，自诉服上方后咳嗽治愈。

按：胡珂教授认为，虚人外感咳嗽主要有两大特点：一是风寒犯肺，肺失宣降，兼有郁热；或素有内热，风寒外束。症见咽痒而咳，或咽喉痒痛，或痒咳而痛，痰少，色白，或夹黄，黏稠难咳，部分患者有误治史，病邪失于表散，反或引邪入里。二是正气不足，卫外无力。患者或素体羸弱，或兼有虚证夙疾，或经常外感，病情反复，或外感咳嗽迁延数十日而不愈。舌质多偏红或边尖偏红，舌体多偏胖，舌苔薄白或薄黄，脉弦细或浮。部分患者可有胸闷、咳引胁肋疼痛、咳而恶心、口苦咽干等柴胡证。小柴胡汤是一张可攻可守，外可以驱邪外出，内可以防病传变，既可以和表里，又可以和阴阳，既可调枢机，又可达上下的良方。方中柴胡轻清升散，疏邪达表，开畅气机。柴胡功效虽多，但取其调畅三焦，疏邪达表者，胡珂教授多用量较大（18~25g）。黄芩既可以清少阳相火，也可以清肺经郁热、痰热，胡珂教授多用小量（3~6g）。这是由于黄芩苦寒，药性向里，量大易冰伏外邪，引邪入里，凝滞气机，又引诸药入里，不利于表邪外达；况郁热一般相对较轻，也不需大剂黄芩清热。半夏化痰和胃，生姜、大枣调和营卫。人参、甘草益气扶正，正胜则邪却，并视正邪之多寡灵活掌握，若外邪较甚，或正虚不甚，可去人参，以免碍邪；外邪较轻，用清补不易碍邪的太子参6~15g，或用党参3~6g；正气较虚者则用党参10g，甚者可用生晒参3~6g。甘草多用生者，尤其是伴咽痛的患者，正虚明显则用炙甘草。胡珂教授认为，治疗咳嗽必须宣降肺气。虽然通过小柴胡汤和解少阳枢机，有助于宣达上焦气机，宣发肺气，也要配合宣降肺气之法，才能提高疗效。故方中用桔梗宣发肺气，化痰利咽；苦杏仁、白前、紫菀降肺化痰止咳；风寒较甚，咽痒明显，加防风或紫苏叶；恶风汗出合桂枝汤成柴胡桂枝汤；咽痛甚加青果、连翘；咽喉梗塞加僵蚕；痰多加用旋覆花，或合用二陈汤；痰黄加瓜蒌或浙贝母；痰清稀量多，宗仲景法，加干姜、五味子。

8.治疗身心情志疾患

"胆者，中正之官，决断出焉。"少阳胆气机调畅，则疏泄、决断正常，情志调畅，性格开朗，心情愉悦；气机郁滞则神情默默，郁郁寡欢。少阳属一阳，为小阳、嫩阳、幼阳、稚阳，如日初出。清晨为少阳生发之时，更易郁滞，故抑郁状态以早晨明显。心理障碍易合并胃痛、胃胀、纳差、嗳气、反酸、腹痛、腹胀、腹泻等消化道症状，且互相影响，逐渐加重。此即所谓脑-肠轴，故有胃肠为人第二大脑之说。小柴胡汤既能和解枢机，疏肝解郁，使情志调畅，又能调理肝胆脾胃，改善消化道症状，是治疗抑郁的适合方剂之一。

9.治疗汗证

卫气"温分肉，肥腠理，司开阖"。卫气开阖腠理，调节营气的藏泻，汗液由营气所化，故出汗由营卫所主，营卫和谐则汗出正常。肝胆失疏，或邪气阻滞，气机不利，三焦不畅，枢机不达，影响营卫之气运行，则营卫不和，出现自汗、盗汗。治以小柴胡汤为主，加浮小麦、煅龙骨、煅牡蛎；若为邪阻少阳气机，则随症加味。

10.治疗皮肤病

身痒、荨麻疹：部分患者与营卫气血失调，郁滞不畅有关。患者多伴有肝胆气郁、郁热的表现，以小柴胡汤调畅气血，清解郁热，调和营卫。可加防风、白蒺藜、天麻、蛇蜕等祛风止痒，当归养血柔肝。

面色黄晦、色斑：面色红润有泽需气血滋养。面黄生斑无泽多见于中老年女性，既有气血不足，又有气血郁滞。小柴胡汤加当归、白芍，或合逍遥散，调畅补养气血，祛斑养颜，故曰小柴胡汤是一张美容方。

11.治疗更年期综合征

妇人善怀，女子以肝为先天，易发肝胆气郁。七七之年，阴血自衰，肝胆失养，更易郁滞，郁火内扰，阴阳不和。症发胸胁满闷，急躁易怒，心烦失眠，面赤头眩，寒热汗出，月事紊乱等。小柴胡汤加减疗效颇佳。

12.治疗水液代谢失常

三焦为决渎之官，气、水运行的通道。三焦调畅则通调水道，水液升降出入有度。肝胆郁滞，三焦不畅，水道不利，则可出现腹水、下肢水肿，可合五苓散治疗。

13.柴胡用量及禁忌

柴胡的用量根据病情而有大小不同，发热者用量较大，20~60g不等；调畅三焦气机多用15~20g；疏肝理气一般用6~10g。前人有柴胡劫肝阴，耗胃汁之说。胡珂教授经常使用，不少患者连续用药达数月之久，未见有伤阴的流弊，即使合有阴虚的病机，配合养阴之法，并适当减少柴胡用量（6g），也不会加重阴虚。对于明显肝肾阴虚，肝阳上亢，肝风内动者，则非所宜。

二、小柴胡汤合方

（一）柴胡四逆散

柴胡四逆散由小柴胡汤和四逆散组成。少阳主诸气之枢机，行一身之水火，以手经司令，三焦为水道之腑，病气滞郁热之中，多夹水饮湿痰。以气滞郁热为主，则合用四逆散，少阳与厥阴互为表里，肝为将军之官，其性刚暴，病气滞郁热之中，多夹血少阴短之机，配枳实以升中有降，配白芍以散中有收，气滞郁热以透散为主，佐以清泄，即火郁发之，邪热乃因相火被郁，无以外出而蓄生，故必随宣透外泄而自平。两方合用即为柴胡四逆散，可疏利肝胆，清解郁热。病机为肝胆气郁，兼脾胃郁热，三焦枢机不利。

【案例】

程某，女，44岁。2015年3月30日初诊。自觉胃脘火辣感时作，脘胀，口干口苦，时有头晕，夜寐欠佳，难以入睡，二便调，舌淡红，苔薄黄，脉细滑。辨证为肝胆气郁化热，兼肝风内扰上行。治法：疏肝利胆，兼清郁热，佐以息风。处方：柴胡四逆散加减。柴胡10g，黄芩6g，法半夏10g，栀子6g，连翘6g，党参6g，白芍6g，枳壳10g，天花粉10g，夏枯草10g，炙甘草6g，钩藤6g（后下）。上方加减治疗1个月余，胃中不适及睡眠明显好转。

（二）柴胡温胆汤

柴胡温胆汤由小柴胡汤和温胆汤组成。少阳主诸气之枢机，行一身之水火，以手经司令，三焦为水道之腑，病气滞郁热之中，多夹水饮湿痰。笔者曾在论文中探讨小柴胡汤、四逆散、温胆汤三者之间的联系，最终得出结论：少阳为气、水、火三者通道，少阳虽然有手、足两经不同，但以手少阳三焦经为主，三焦作为津液运行之腑，若气滞郁热化火阻遏此通道，常兼水饮湿痰。若以气滞郁热化火为主，则加四逆散；若以水饮湿痰为主，则加温胆汤。当今社会飞速发展，人们压力过大，常情志不畅，闷闷不乐，喜食油腻、厚重之味，如再加上气候湿润，同气相求，从而造成外湿引动内湿，久则湿痰以成，闭阻气机，化为邪热，痰湿热阻遏脾胃，胃热气逆移于胆，三焦枢机不利。叶天士认为，温胆汤重在分消走泄，透邪外出。病机为脾胃痰湿阻遏，郁而化热，三焦枢机不利。

【案例】

丁某，男，46岁。2015年2月26日初诊。胃脘以胀满不舒为主，偶尔疼痛，精神状态不佳，自觉疲劳明显，久坐尤甚，晨起锻炼后疲劳感及胃脘不舒服感有所减轻，睡眠不佳，大便几日一解，每次解出少许，便后夹有黏液，舌质红，苔黄腻，脉弦软。望之形体偏胖，面带油光，问之平素喜食肥甘厚味。辅助检查：肠镜报告提示回肠末端息肉。辨证为素体痰湿热之体，脾胃痰湿阻滞，三焦气机不畅，腑气不通。治法：清热化痰除湿，升降脾胃，和解少阳。处方：柴胡温胆汤加减。柴胡10g，黄芩10g，法半夏10g，党参12g，竹茹10g，枳壳10g，茯苓10g，橘皮6g，炙甘草6g，荞麦花粉3g。7剂。

3月19日二诊：自诉服上方后脘胀基本消失，大便较前通畅，且已不伴黏液。两日前因饮食不慎又出现胃脘不适，继用上方7剂。

（三）柴胡陷胸汤

柴胡陷胸汤由小柴胡汤和小陷胸汤组成。柴胡陷胸汤最早见于陶节庵《伤寒六书》，后世医家对此方有所发挥，其中首推俞根初在《重订通俗伤寒论》中明确指出，此方为和解开降法的代表方。对柴胡陷胸汤组成多数医家不统一，俞氏柴胡陷胸汤组成为小柴胡汤合小陷胸汤去补虚的人参、大枣、甘草，加枳实、桔梗调畅胸膈之气。胡珂教授运用柴胡陷胸汤多以小柴胡汤和小陷胸汤原方相合，并根据具体情况有所加减。他认为，现代喜静少动、熬夜无常、嗜食生冷以及空调肆逆而致的脾气不足之人比比皆是，临床上还有一类患者久病不愈而致气郁，进而木郁犯脾而致脾胃虚弱，肝胆脾胃同病。因而运用小柴胡汤时多保留人参、大枣、甘草，但运用此方多有所加减。如兼肝胃气滞比较明显，则合用四逆散；若兼见肠腑热结，则常改小柴胡汤为大柴胡汤，从而可增强降阳明腑气之作用；若未见明显脾气不足表现且脉象弦滑未见虚象，常去人参、大枣、甘草。胡珂教授认为，小柴胡汤和小陷胸汤合用，标本兼顾，适用于病机为痰湿热阻遏于心下，兼肝郁及表邪者，临床表现为以胃脘压痛明显、口苦、咽干、胁肋不适、精神状态差、食欲不佳、疲劳等症状。正如经方大家陈瑞春教授认为，柴胡陷胸汤的病机为邪郁胸胃，肝胆气郁，痰湿热互结。伤寒大家梅国强教授从经脉循行上论证，胃痛一证多牵涉少阳、阳明两经。痰湿热阻遏于胃脘，涉及少阳而表现出胆胃不和的证候。

【案例】

钱某，男，79岁。2015年10月12日初诊。自诉服前医药（病历未带，具体不详）效果一般，胸及胃脘胀满依旧反复发作，剑突下压痛明显，嗳气后有所缓解，伴胃中灼热感，食欲一般，食后则胃脘不适更加明显，大便1~2日一行，不易解，干结如栗状，每次只能解出几粒，小便黄，舌体胖大、齿痕明显，色淡红稍暗，苔薄偏黄腻，脉滑偏细。辨证为少阳痰热阻滞，阳明腑气不畅。治法：以攻邪为先，予清热化痰，降气通腑。处方：全瓜蒌20g，黄连3g，法半夏10g，柴胡10g，黄芩6g，制大黄3g，白芍15g，枳实10g，生姜3片，大枣3个。7剂。

10月19日二诊：胸及胃脘胀大减，剑突下已无明显压痛，食欲改善，大便通畅，但偏稀。邪已大去，此诊以健脾和胃养血为主，辅以清化痰热调之。

（四）柴胡泻心汤

柴胡泻心汤由小柴胡汤和半夏泻心汤组成。半夏泻心汤证的出现主要是因为邪在少阳半表半里，形成表证不明显而里证突出的少阳病变，因而认为半夏泻心汤是由小柴胡汤演变而来，属于和法范畴。胡珂教授认为，若少阳半表半里偏半表之邪只是部分陷入少阳半表半里偏半里而形成里证较突出，表现为胃脘痞闷不适明显，且邪气阻滞少阳经而湿痰水饮郁火形成，舌苔表现为黄白而腻，虽然按《伤寒论》第149条"柴胡证仍在者，复与柴胡汤"，此时依旧可以用小柴胡汤和解治疗，但是条文也仅仅是复与柴胡汤，而不是小柴胡汤主之，此时毕竟里证比较明显，更适宜用小柴胡汤合半夏泻心汤，一者和解疏散少阳之邪气外透，一者调和脾胃湿热气机内阻。再者从脏腑辨证上，经方大家陈瑞春教授认为，此二方（小柴胡汤、半夏泻心汤）合用，共奏疏泄肝胆、调和脾胃湿热之功效。病机为肝胆气滞，郁久化火，湿热蕴阻脾胃，气机不畅，升降不利。

【案例】

刘某，男，38岁。2015年12月10日初诊。上腹胀满不适多年，近期因饮食不慎而加重，进食后不适明显，平素应酬较多，三餐多在外饮食，食辛辣食物或油腻之品则易腹泻，精神状态差，情绪不佳，疲劳感明显，平时运动较少，常常自觉口干，平时不喜欢饮水，口干明显时则出现口苦及口中气味较大，自己未察觉，妻子时常提醒他口臭，大便较为规律，每天晨起一次，但黏滞不畅，时有难解出，舌体胖大色偏暗红，苔黄白而腻偏厚，脉象细如丝。辨证为湿热阻滞脾胃，脾困气滞，升降不畅。治法：消痞散结，化湿和胃，运脾理气，佐以温健脾气。处方：柴胡10g，黄芩12g，法半夏10g，黄连5g，干姜4g，白术20g，枳壳15g，白豆蔻10g，佩兰20g，石菖蒲10g，茵陈10g，麦芽10g，焦山楂20g，槟榔10g，藿香10g。7剂。

2016年1月4日二诊：自觉服药后较舒服，诸症均有所减轻，因工作较忙，服完药后在当地医院自行按上方购买2周药，继守原方14剂，嘱平时注意饮食清淡，调畅情志。

（五）柴胡四陷温胆汤

柴胡四陷温胆汤由小柴胡汤、四逆散、小陷胸汤、温胆汤组成。胡珂教授认为，《伤寒论》中的113首方剂都是高效方，后世一些经典方也同样好用，但是临床中疾病的病机是错综复杂的，往往这些方子只能照顾到疾病的一面或两面，不能贴合病机，如果全面照顾疾病病机，灵活将经典方组合是一个不错的选择。正如已故中医大家焦树德先生有两个家传方，他从幼年时代即牢记在心的一句口诀：痛在心口窝，三合共四合。即三合汤和四合汤，三合汤为良附丸、百合乌药汤、丹参饮三方相合，四合汤即在三合汤的基础上加失笑散。正因为此合方考虑到寒凝气滞、气滞血瘀、正气渐衰、虚实夹杂等多方面，因而对部分胃脘久痛难愈的患者可起到奇效。同样，柴胡四陷温胆汤针对素体痰湿之体，痰湿热内结，肝胃气滞，郁热，少阳枢机不利有很好的疗效。主症：平素饮食多以肥甘厚味为主，情绪不畅，胃脘胀痛、剑突下压痛明显，胃中嘈杂不适或胃中灼热感，口中黏腻作苦，咽喉干燥，或伴有反酸、嗳气等，睡眠较差，舌红苔黄腻或厚，脉弦滑或数。

【案例】

衣某，女，59岁。2015年1月30日初诊。体态微胖，眉头紧锁，神情忧虑。胃脘痛反复发作一年余，情绪不佳时上腹胀明显，时胀时消，曾服PPI（即质子泵抑制剂）类药（具体不详），近2个月胃脘痛稍有改善，但仍觉不适，莫可名状，以胃脘痛为主，伴反酸、胃脘处灼热感，时有嗳气出，食欲一般或偏差，睡眠不佳，难入睡，大便以偏溏软或稀为主，舌边尖偏红，苔黄白腻以偏黄为主，脉象弦滑。辨证为痰湿热蕴阻脾胃，肝胆气滞化热，胃热移于胆。治法：清热化痰除湿，调和脾胃，疏肝理气，清胆散热。处方：柴胡四陷温胆汤加减。柴胡12g，枯芩10g，白芍20g，枳壳12g，太子参15g，法半夏10g，橘皮6g，竹茹10g，瓜蒌壳20g，黄连3g，炙甘草6g，赤石脂30g。7剂。

2月6日二诊：脸上已有微笑，自诉胃脘痛已经不明显，偶尔痛，持续时间短，相比以前所服用PPI类药改善较多，仍以原方加减服用1个月余，效果较为理想。

三、类方发挥

（一）大柴胡汤

李某，男，27岁。患者因两日前饮食不节后出现右上腹痛，痛如刀割，拒按，自服阿莫西林等药物治疗后，症状未见改善，遂来我院门诊就诊。刻下症：腹痛剧烈，痛处拒按，恶心，纳呆，反酸，口干口苦，大便干结，2~3

日一行，消瘦，面色苍白少华，舌边尖红，苔黄腻，脉弦滑略数。腹部B超提示胆囊泥沙样结石。中医诊断：胆胀，肝胆湿热证。西医诊断：胆石症并胆囊炎。治宜疏肝利胆，通腑泄热，方选大柴胡汤加减。处方：柴胡15g，黄芩12g，黄连3g，姜半夏15g，枳实15g，生大黄6g，白芍15g，赤芍15g，槟榔12g，木香8g，生姜12g，大枣12g。每日1剂，水煎服，服药3剂，症状明显好转，继续服用7剂后，症状体征消失；后自行服药1个月余，复查B超提示胆囊壁毛糙，未见胆囊结石。

按：《伤寒论》第103条曰："太阳病，过经十余日，反二三下之，后四五日，柴胡汤证仍在者，先与小柴胡汤。呕不止，心下急，郁郁微烦者，为未解也，与大柴胡汤，下之则愈。"第165条曰："伤寒，发热，汗出不解，心下痞硬，呕吐而下利者，大柴胡汤主之。"《金匮要略·腹满寒疝宿食病脉证并治》言："按之心下满痛者，此为实也，当下之，宜大柴胡汤。"胡珂教授认为，大柴胡汤作为少阳阳明合病的第一方，体现少阳经病本不可下，但合并阳明病则可下之，下之则愈。方中柴胡、黄芩能疏肝行气，清泄郁热；生大黄、枳实清泄胃肠积热，以下燥结，取通下而降上之意，然逆者强攻反遭其乱，当以缓之，故配白芍，正如《医宗金鉴》云：枳、芍得大黄之少，攻半里之效徐，虽云下之，亦下中之和剂也。半夏、生姜和胃降逆止呕；又白芍配柴胡可清肝胆之热，以防木乘中土，佐以槟榔、木香行气导滞，荡涤肠中之积滞。

现在临床应用大柴胡汤治疗胆囊炎、急性胰腺炎、胆汁反流性胃炎及肠易激综合征疗效可靠。胡珂教授提出，临床应用大柴胡汤需抓住三点：首先患者体型偏胖，尤其是肚圆颈脖粗；其次是大便干结，容易情绪化；最后是舌苔黄厚腻的一派实证之象。

（二）柴胡桂枝汤

黄某，男，59岁。患者1周前因贪凉后出现感冒症状，自服白加黑后症状有所缓解。昨日因整夜吹空调，晨起时出现剧烈呕吐，口干口苦，头晕目眩，如坐车船，腹部痞满不欲饮食，自觉发热恶寒，舌淡苔薄黄，脉浮。中医诊断：太少两感，两阳合病。方选柴胡桂枝汤加减。处方：柴胡15g，黄芩12g，党参6g，姜半夏12g，生姜4片，大枣12g，甘草6g，桂枝10g，白芍10g，薄荷6g。每日1剂，水煎服，服药3剂，霍然而解。

按：《伤寒论》第147条云："伤寒五六日，已发汗而复下之，胸胁满微结，小便不利，渴而不呕，但头汗出，往来寒热，心烦者，此为未解也，柴胡桂枝干姜汤主之。"太少并病的治疗，法当和解兼解表，如可选用柴胡桂枝汤等方，仲景特别强调慎勿下之，若误下则邪结正伤，胃气伤则气逆而饮食不入，脾伤则气陷而利不止，邪结不去，正虚邪扰则心烦。胡珂教授认为，柴胡桂枝汤为小柴胡汤、桂枝汤合方，用以和解太少各半之邪，其中小柴胡汤和解表里，则微呕、心下支结自愈；桂枝汤调和营卫、解肌发汗，则发热微恶寒，支结烦痛自除。临床用于感冒缠绵难愈或虚人感冒，疗效颇佳。正如《医门棒喝》言"此小柴胡与桂枝汤合为一方也"。桂枝汤疏通营卫，为太阳主方，小柴胡汤和解表里，为少阳主方。因其发热微恶寒，肢节烦疼之太阳证未罢，而微呕，心下支结之少阳证已现，故以柴胡为君，使少阳之邪开达，得以从太阳而解也。少阳证必呕，而心下支结，逼近胃口，故小柴胡用人参、生姜、半夏，通胃阳以助气，防其邪入腑也。然则虽曰和解，亦为开达祛邪之法，故可仍从汗解。世俗反畏人参之补而去之，乃失其功用，中虚之人，邪不能外出，必致内陷而致危，是皆不明表里证治故也。

（三）柴胡加龙骨牡蛎汤

王某，女，36岁。因多次参加评审高级职称未能通过，而抑郁成疾，心情低落，郁郁寡欢，后出现烦躁易怒、入睡困难，每晚仅睡2~3小时，曾在江西某医院治疗，口服阿普唑仑片，药后可入睡，每日睡6小时。自觉白天精力不足，严重影响工作，且阿普唑仑剂量呈逐渐加大趋势。自行停药后，苦闷不堪，伴有心烦满闷、纳差、注意力不集中，难以正常工作。刻下症：入睡困难，睡后易惊醒，醒后不得再寐，倦怠，纳少，精神差，大便偏干，数日一行，舌尖红，苔黄厚腻，脉弦滑。中医诊断：失眠。辨证：肝气郁滞，痰火扰心。西医诊断：焦虑抑郁状态。治宜清肝豁痰，安神定惊。方以柴胡加龙骨牡蛎汤加减：柴胡20g，姜半夏15g，党参6g，黄芩12g，茯神15g，龙骨30g，牡蛎30g，黄连3g，磁石15g，大黄6g。7剂，水煎服，每日1剂，早晚分2次温服。

二诊：患者自诉服药后可安静入睡，睡后仍然易惊醒，大便正常，偏烂，舌淡红，苔黄微腻，脉滑。守上方，改制大黄3g，磁石改30g重镇安神，叮嘱患者临睡前不要玩手机。

三诊：患者自诉诸症消失，随访3个月，未见复发。

按：《伤寒论》第107条云："伤寒八九日，下之，胸满烦惊，小便不利，谵语，一身尽重，不可转侧者，柴胡加龙骨牡蛎汤主之。"胡珂教授指出，《伤寒论》中的柴胡加龙骨牡蛎汤为治疗西医学所谓心身疾病的第一方，尤其是对于心理疾患伴发消化道症状表现者疗效更佳，同时该方在临床用于治疗失眠疗效显著。本方由柴胡、黄芩、半夏、人参、生姜、大枣、桂枝、茯苓、龙骨、牡蛎、大黄、铅丹十二味药组成，旨在和解少阳、通阳泄热，而兼宁心安神。因铅丹有剧毒，因此临床上往往使用磁石或生铁落来替代铅丹。柴胡辛、苦，微寒，归肝、胆经，能疏肝理气；黄芩味苦，性寒，归胆、肺、大肠经，可清上焦之热，柴胡与黄芩配伍，为仲景少阳专用药对，可去少阳枢机不利导致的气分郁结。半夏辛、温，有毒，入脾经和肺经，能起到化痰降逆止呕的作用，与茯苓相合，既可化痰浊，又能安神。桂枝辛甘温，入肺、心、膀胱经，桂枝、茯苓同用又可温扶脾阳助水运、助太阳气化而行津液利小便。龙骨甘涩平，归心、肝、肾经，牡蛎咸微寒，归肝、胆、肾经，二者为伤寒重镇安神、止烦惊之常用药对；大黄苦寒，归肝、脾、胃、大肠、心包经，少用调气血，大用可攻伐，用于此方证中可泄气分之热而止谵语。磁石归心、肝经，镇惊安神，佐以生姜、人参及大枣补养心脾。

第四节　泻心汤类方

泻心汤及其类方体现中医学辛开苦降、调和阴阳、寒热并进、消补兼施的学术思想。在《伤寒论》中有五个泻心汤，分别为半夏泻心汤、甘草泻心汤、生姜泻心汤、大黄黄连泻心汤及附子泻心汤；以及两个类方，分别为旋覆代赭汤、黄连汤。是治疗痞证的常用方剂。《伤寒论》第149条云："伤寒五六日，呕而发热者，柴胡汤证具，而以他药下之……但满而不痛者，此为痞，柴胡不中与之，宜半夏泻心汤。"《金匮要略·呕吐哕下利病脉证并治》："呕而肠鸣，心下痞者，半夏泻心汤主之。"《伤寒论》第157条云："伤寒，汗出解之后，胃中不和，心下痞硬，干噫食臭，胁下有水气，腹中雷鸣下利者，生姜泻心汤主之。"第158条云："伤寒中风，医反下之，其人下利，日数十行，谷不化，腹中雷鸣，心下痞硬而满，干呕心烦不得安，医见心下痞，谓病不尽，复下之，其痞益甚。此非结热，但以胃中虚，客气上逆，故使硬也，甘草泻心汤主之。"第161条云："伤寒发汗，若吐若下，解后，心下痞硬，噫气不除者，旋覆代赭汤主之。"第173条云："伤寒，胸中有热，胃中有邪气，腹中痛，欲呕吐者，黄连汤主之。"第155条云："心下痞，而复恶寒汗出者，附子泻心汤主之。"第154条云："心下痞，按之濡，其脉关上浮者，大黄黄连泻心汤主之。"

胡珂教授认为，脾属太阴，喜燥恶湿，主升清；而胃属阳明，喜润恶燥，主降浊。脾胃居于中焦枢机之位，脾升胃降是对整个消化系统功能的高度概括，若脾失升清，胃失降浊，必将出现壅滞不畅的病理表现，如痞满、泄泻、肠鸣下利等。痞证为泻心汤治疗的主要病证，因无有形实邪，故痞证的特点为心下痞塞，但满而不痛，按之柔软无物，故云按之自濡，但气痞耳。其基本病机有二：一为脾胃升降失司；二为中焦寒热错杂。胡珂教授指出，泻心汤之泻，非言补泻之泻，而言通也，泻心之意为通其壅阻闭塞，以复其升降。暗合六腑以通为顺，以降为用。诚如李时珍所说用泻心汤，亦即泻脾胃之湿热，非泻心也。

胡珂教授在多年的临证过程中总结归纳，提出痞证之要，临床分虚实两端，为单纯虚痞及实痞，治分补泻。但临床虚实夹杂、寒热错杂者也较多见，如脾虚气滞，脾虚湿（热）阻，脾虚痰浊或痰热，脾虚食滞，脾虚肝郁，而寒热虚实夹杂亦复不少，临床多选半夏泻心汤、生姜泻心汤、甘草泻心汤。胡珂教授使用最多的是半夏泻心汤，对本证心下痞，并非寒热互结于心下致脾胃升降失常，升降失常不是果而是因，脾虚生寒，升清失司，胃气则不能和降，胃腑阳气则因胃气壅滞而化热，不能和降，故属脾虚寒，胃实热。仲景对某些病证有特定的治疗药物，如常用大黄、黄连、黄芩泄热除痞，以干姜温脾止泻。本方实有大黄黄连泻心汤或附子泻心汤的一半及理中汤的大半，因脾虚升清失职，故去大黄苦寒泻下，而存黄连、黄芩清胃泄热，以苦能降能泄，寒可清热。在明代以前，古人常心胃不分，仲景五个泻心汤言泻心，实则泻胃，辛能开能达，半夏辛苦以开结消痞，干姜辛可升可开，热可温，再合生姜、大枣，甘温补脾阳，有理中之意。虚者补之，实者泻之，推崇半夏泻心汤、甘草泻心汤及生姜泻心汤。其中，半夏泻心汤重用半夏长于消痞利水，泻心汤因其加入而更加全面。因此，半夏泻心汤被认为是最为完备的泻心汤。减干姜用量，加入生姜四两，化裁为生姜泻心汤，适于胃气上逆偏甚者；重用甘草至四两，化裁为甘草泻心汤，适于脾气下陷偏甚者。上述三个方剂，即半夏泻心汤证到生姜泻心汤证，再到甘草泻心汤证，反映出不同阶段，胃气虚弱程度不一，而有所差别，变幻多端。显然，有是证而用是方，方证合参是关键。《金匮要略·百合狐惑阴阳毒病脉证治》记载："狐惑之为病，状如伤寒，默默欲眠，目不得闭，卧起不安，蚀于喉为惑，蚀于阴为狐，不欲饮食，恶闻食臭，其面目乍赤、乍黑、乍白。蚀于上部则声喝，甘草泻心汤主之。"除了治疗痓证外，经常用甘草泻心汤治疗口腔溃疡、白塞病，疗效显著。

《金匮要略·惊悸吐衄下血胸满瘀血病脉证并治》记载："心气不足，吐血、衄血，泻心汤主之。"吐血的病机为心胃火盛，血热妄行，血不循常道，从口鼻溢出，往往来势急骤，病情凶险。胡珂教授指出，早期均应从火盛论述，清得一分邪热，保得一分真阴，治疗应泻心止血，方用大黄黄连泻心汤。该方由大黄二两、黄连一两、黄芩一两组成。据《神农本草经》记载，三黄虽均属味苦性寒之品，但各有侧重，相辅相成。大黄荡涤肠胃，平胃下气，破肠间结热；黄连主热气，专走肠胃；黄芩主诸热，作用广泛。三黄合用，可收釜底抽薪，由泻胃而泻心的效果。胡珂教授回忆在20世纪90年代，应用三黄泻心汤对上消化道出血以呕血为表现的患者，早期应用该方治疗，疗效可靠，活人无数。但是因气随血脱，吐下之余，定无完气，上消化道出血的患者后期皆表现为气血不足，此时应固元培本，益气摄血，而不可攻伐太过，犯虚虚实实之戒。

泻心汤类方之旋覆代赭汤，主要用于脾胃气伤，运化失职，气滞不通，壅而作满，虽有胃痞噫气，却无呕吐下利。旋覆代赭汤是生姜泻心汤去干姜、黄芩、黄连，加旋覆花、代赭石而成，因旋覆花味咸性温而降，消痰结，代赭石重坠而镇逆，对于痰气交结之证更为合适，临证时需抓住此时已无寒热错杂之象，而以胃虚气逆、痰气交阻为征象。临床上用于消化性溃疡、反流性食管炎、癔球症、化疗后胃肠反应，功能性消化不良证属胃虚气逆、痰气交阻者疗效确切。

第五节　四逆散

《伤寒论》中对于脾胃肝胆病的治疗以和为主，和者，和其所不合也。胡珂教授认为当下的医疗模式以生物-心理-社会模式为主，中医学在这个变化的时代，也必须随之而变，诊治脾胃肝胆系疾病时，需采取整体辨证施治与局部辨病施治相结合的方式，重视脾胃气机的升降、肝胆气机的疏泄，复其升降，和其所不合，善用四逆散调畅肝胆脾胃气机。胡珂教授将四逆散用于治疗慢性胃炎、肠易激综合征、抑郁状态、带状疱疹、肋间神经痛、慢性肝病等内科疑难杂症，疗效颇佳，其本源在于谨守病机，方证合参。他在临证教学时一再强调，本源一错，万物皆失！中医治疗疾病没有什么特效方，也没有特效药，只有病治异同，辨证论治。

一、对经方四逆散的认识

四逆散出自《伤寒论》第318条，原文为"少阴病，四逆，其人或咳，或悸，或小便不利，或腹中痛，或泄利下重者，四逆散主之"。其药物组成为柴胡、芍药、枳实、炙甘草。此条文出现在少阴病篇，并且只有四逆这一主症，其余症状均是或然证，因此，古今医家、注家对其观点不一。纵观各家观点，概括起来无非就是四逆散证是否属于少阴病，具体病机是什么，主证是否就是条文中的四逆一症。出于对《伤寒论》的挚爱，临证时胡珂教授经常翻出随身携带的《伤寒论》手抄本，时刻做到临床回归理论，理论指导临床的教学之路。他根据其临床经验及对《伤寒论》的学习运用领会，认为四逆散虽然出现在少阴病篇，然非治少阴病。像这种条文前冠以病名，治疗却非该病的条文，《伤寒论》中还有其他举例，如原文第229条："阳明病，发潮热，大便溏小便自可，胸胁满不去者，与小柴胡汤。"虽冠以阳明病，但实为少阳、阳明并病，且以少阳证候为主而治从少阳。况且少阴为元阴元阳之宅，为水火之脏，通过心肾相交、水火既济的制约关系，保持人体的阴阳平衡，维持人体正常的生命活动。根据《伤寒论》少阴病篇的提纲证（第281条），"少阴之为病，脉微细，但欲寐也"，其基本病机当为心肾虚衰，主证有寒化和热化之异。本证虽以少阴病四逆冠首，治疗却未用干姜、附子等温阳散寒之药，而用柴胡、枳实等疏肝解郁、调理气机之药。因此，在李培生等主编的《伤寒论》本科教材中，就将其列入了厥阴病篇作为气厥对待。四逆散证因阳气浮越致四逆、腹痛、泄利等症，极易和少阴寒化证因阳气厥脱的四逆、腹痛、泄痢相混淆，仲景唯恐医者误诊，实为站在鉴别的角度谈辨证，从少阴病的角度出发立论，决不能说四逆散证就是少阴病。

张志聪在《伤寒论集注》中提到：此言少阴四逆不必尽属阳虚，亦有土气郁结，胃气不舒，而为四逆之证。故方中用柴胡、炙甘草和中而达外，枳实宣达胃土，芍药疏通经脉。张璐曰：此证虽属少阴而实脾胃不和，故而清阳之气不能通于四末，是用四逆散清理脾胃。鉴于此，胡珂教授认为，四逆散证病机为肝脾不和，气机失调。

四逆散由柴胡、白芍、枳实、炙甘草四味药组成。君药柴胡，性平味辛，有升散之性，入肝胆经，具有升阳、透邪、发表之效，其作用趋势是向上。臣药枳实，辛散苦降，归脾胃经，具有下气消痞、泄热降浊之功，其作用趋势是向下。柴胡、枳实相配，升降相应，肝脾同调，加强调畅气机之效，并具升清降浊之功。白芍酸收苦泄，《药品化义》曰："白芍，药微苦，能补阴，略酸能收敛。""脾气散能收之，胃气热能敛之。"临床上，胡珂教授使用四逆散时，将其分成三部分：一是柴胡、芍药为肝药，枳实、甘草为脾胃药，所以四药同用能疏肝理气，调和脾胃；二是芍药、甘草为伍，可以除血痹、缓挛痛，有缓急止痛之功；三是枳实、芍药为伍，即《金匮要略》枳实芍药散，以行气柔肝。四味药除了发挥各自的功效外，还发挥协同作用，通过疏泄肝胆气机，以调节脾胃气机之升降。

二、四逆散的临床发挥

胡珂教授认为，四逆散主治肝郁脾滞，气机升降失调。肝主疏泄，助脾运化，助胃和降，即土得木而达。肝之疏泄不及，肝气郁滞，木不疏土，则肝脾不和，脾气不运，可见腹部胀痛，兼涉两胁，嗳气频频，喜叹气，选方以四逆散为主，可加郁金、陈皮、青皮增强疏肝理气之力；肝之疏泄太过，肝气亢旺化风，木旺乘土，常兼脾气虚表现，而现风善行而数变，具体可见脘痛及腹，或疼痛走窜，部位不定，肠鸣明显，大便不调，或见便前脘腹疼痛，便后痛减，排便急迫状，亦可兼眩晕头痛，性情急躁，选方以四逆散合小柴胡汤加减；脘腹疼痛明显者，重用白芍30g，可加钩藤、乌梅加强泻肝息风之功。若素体痰湿偏重，壅遏气机，影响肝气疏泄，或因肝气不畅，脾胃升降不利，水湿不运，痰湿内蕴，临床表现为夜寐差，胁腹胀满不适，甚至身体肥胖，脉弦滑，治以四逆散合温胆汤加减，在疏泄肝胆气机、恢复脾胃升降的同时，兼顾祛邪，助气机的调畅。若以腹部胀满、大便黏滞、解出不畅、头昏、恶心欲呕、口黏、喜热饮、脉弦为主症，治以四逆散合平胃散，调畅气机的同时兼顾燥化湿浊，促进湿浊之邪的去除，体现"治湿不理气，非其治也"的诊疗特点。临床部分青年女性，素无所苦，然常年四肢不温，六脉俱弦。胡珂教授认为此为气郁所致，以四逆散治疗，若气郁化热，虽四逆而见心烦口苦，急躁少寐，可合小柴胡汤。

胡珂教授提出应用四逆散，病机符合是第一步，方证相对是第二步，四逆散除了治疗内科疾病外，在外科疾病中亦可应用，比如出现胁肋部位蛇串疮（带状疱疹），胁肋部位疼痛，呈放射样，这虽与湿毒相关，但肝气不舒亦是发病的重要因素，选方以四逆散为主，结合清热化湿解毒类辨病用药，并指出蛇串疮起病急，发展迅速，有类似风邪之善行而数变的特点，故加用虫类药物，所谓虫类搜风，比如全蝎、蜈蚣、金钱白花蛇等；按照治风先治血、血行风自灭的特点，加用当归、川芎、丹参等药物，补血化瘀，疗效显著。

胡珂教授认为，中医学以左肝右肺、左升右降来形容肝的功能与解剖位置，对于肋间神经痛患者，以左侧为主者，可选用四逆散合四物汤，达到养血疏肝、条达肝气的目的；而对于右侧胁痛为主者，可选用小柴胡汤合四逆散，即柴胡四逆散为主，用方之精细，思维之巧妙可见一斑。

前文已述及，当下临床上有不少疾病是心理因素所导致的躯体精神神经症状的综合症候群，不少患者辗转检查，总是不得其解，存在症状多样化，至少三个主诉，且伴有失眠或心理应激表现而转至消化科就诊者不在少数。这些症状多样性的变化给临床诊治确实带来很多困惑。胡珂教授以为，类似患者正是体现中医特色及中医优势的时候，因为中医的优势在于迅速改善症状，中医对疾病认识亦是以症命名。他认为这种以失眠、默默不欲饮食、胸中郁闷难平、腹部不适、疑病心态，可归属于脏躁、百合病范畴，其病机多以肝不藏血，魂不守舍，肝失条达为主，临床选方以四逆散为主，仿百合汤之意，加用甘麦大枣汤，临床可收奇效。

三、医案举隅

【案例一】

徐某，女，35岁。2015年8月22日初诊。主诉：胃脘胀满半年。当日胃镜检查示慢性胃炎伴糜烂。患者平素进食生冷、辛辣食物则胃脘不适。刻下症见胃脘胀满，无胃脘疼痛，伴见烧心，时反酸，嗳气频作，饥时胃中嘈杂，小腹稍胀且怕冷，口苦，口中清涎多，食欲尚可，稍多食则胃脘胀满加重，夜寐尚安，下肢沉重无力，大便1~3天1次，成形偏干，量少，小便平，舌质淡红，苔薄白，脉弦细。辨证：脾胃气虚，肝胃郁热，升降失调，投方四逆柴胡散合左金丸化裁以疏肝和胃，健脾益气，调和升降。处方：柴胡10g，黄芩10g，法半夏10g，黄连10g，吴茱萸3g，党参10g，黄芪10g，柿蒂12g，甘松15g，白芍20g，枳实12g，代赭石10g，炙甘草4g，决明子10g。7剂，水煎服，一日2次，并嘱患者清淡饮食，注意休息。

二诊：服上方7剂后，胃脘胀满好转，烧心、反酸、嗳气、小腹胀均有改善，下肢乏力减，大便排出转顺畅，舌质淡红，苔薄白，脉细。上方去决明子、柿蒂，黄连改6g，吴茱萸改1g，加佛手10g，服用14剂。

三诊：患者诉服前药后诸症均改善，但多食仍易腹胀，胃脘部偶有灼热感，大便转调，舌质淡红，苔平，脉弦略细。守上方，加麦芽10g，焦山楂10g，继续服用14剂。诉症状未再发，随访3个月情况尚可。

按：患者中年女性，胃脘痞满，伴见反酸、烧心、口苦，肝胃不和，肝郁化火之象明显，平素脘腹不耐寒凉，稍多食则胃胀、乏力、脉细，又现一派脾胃气虚之象。患者脾胃受病，气机升降逆乱，故见嗳气频繁，排便不畅，脘腹气滞。故予柴胡四逆散合左金丸以疏肝和胃、清泻肝火，配合黄芪、党参健脾升阳，代赭石、柿蒂、枳实和降胃气。全方旨在健运脾胃，条达肝气，清解郁热，恢复脾胃气机升降之职。

【案例二】

吴某，女，23岁。2001年10月初诊。因为2年前忙于大学英语四级考试后出现腹痛，痛则欲便，并在情绪激动时更为明显，腹胀，排便不尽，大便带黏液，一日约4次，并自觉左下腹有条索状的包块，肠中辘辘。伴见口苦、纳谷不香、舌红胖大，边有齿印，苔黄微腻，脉弦细。电子结肠镜示直肠、结肠黏膜未见明显异常，仅见肠腔痉挛易激惹现象。B超示肝、胆、脾、胰未见明显异常；T_3、T_4、TSH检查正常。西医诊断为肠易激综合征。中医诊断为泄泻。辨证：肝脾不调，兼夹湿热。病位：肝、脾、大肠。处方以四逆散合四君子汤加防风10g，黄连5g，败酱草15g，焦山楂15g，白芍30g。水煎服，每日1剂，分2次服，连用半个月，腹痛止，大便呈条状，每日1次，无排便不尽感，纳食增加。后继用香砂六君子丸以健脾补中治其虚。随访1年病情无复发。

第六节 乌梅丸

乌梅丸乃仲景《伤寒论》厥阴经病证的主方，其文指出："伤寒，脉微而厥，至七八日，肤冷，其人躁无暂安时者，此为脏厥，非蛔厥也。蛔厥者，其人当吐蛔。今病者静，而复时烦，此为脏寒，蛔上入其膈，故烦，须臾复止，得食而呕又烦者，蛔闻食臭出，其人当自吐蛔。蛔厥者，乌梅丸主之。又主久利。"《金匮要略·趺蹶手指臂肿转筋阴狐疝蛔虫病脉证治》亦说："蛔厥者，乌梅丸主之。"后世医家奉之为治蛔之专方，历版《方剂学》教材亦将此方置于驱虫剂篇，解其方义常囿于治蛔作用，但谓蛔得酸则静，得辛则伏，得苦则下，局限了此方的主治范围。清代柯琴在《伤寒来苏集》中指出："乌梅丸为厥阴主方，非只为蛔厥之剂矣，颇能补偏救弊。"清代叶天士善用乌梅丸，常化裁此方以酸甘化阴、酸苦泄热法治疗温热病热入厥阴少阴，以泻肝安胃法治疗肝木乘土之呕吐、胃痛、泄泻诸症，扩大了乌梅丸的使用范围。胡珂教授在临床中用乌梅丸治疗消化系统疾病，经验丰富。

一、病机

章虚谷提出，"蛔厥者，主以乌梅丸……以寒热错杂之病，故并用寒热之药，为厥阴之主方"；清代著名医家柯琴曾言：仲景制乌梅丸方，寒热并用，攻补兼施，通理气血，调和三焦，为平治厥阴之主方。胡珂教授认为，乌梅丸是一张脾胃肝胆同治的方剂。用于肝胆风木相火之气上冲，与太阴脾土阳虚、阴寒不化所共同形成的寒热错杂之证。

二、方药组成

乌梅丸由乌梅、细辛、干姜、当归、附子、蜀椒、桂枝、黄柏、黄连、人参等组成。方中乌梅敛肝止泻；黄连、黄柏除上热以止烦降逆；干姜、附子、桂枝、细辛、蜀椒祛下寒以温阳救厥，合人参补脾益气，共同温脾散寒；当归养血，助乌梅养肝阴，制肝阳，防止肝旺乘脾；米饭、蜜为丸和中补虚，缓图收功。方中附子、桂枝、蜀椒、干姜、细辛，其味辛温，黄连、黄柏性味苦寒，人参味甘而温，乌梅味酸，全方辛、甘、酸、苦四味俱备。酸甘化阴，酸苦泄热，辛甘化阳，辛苦通降，是一张调和寒热、调畅气机的良方。

三、临床运用

胡珂教授认为,乌梅丸酸苦辛甘,刚柔合剂,寒热同调,阴阳并治,肝脾协和,兼及肾阳阴津,举凡上(胃)热下(脾)寒,上(脾)寒下(肠)热,肝脾失调,气血虚损,阴阳不和,尤其伴四肢寒冷,或兼肾阳亏虚、火不暖土、脾肾两虚,或胃津及肾阴不足、消渴不已,均属乌梅丸的方证。胡珂教授在临床运用乌梅丸治疗脾胃病时强调要遵循其寒热错杂的病机,其脉多为细弦或弦而无力,患者临床上寒的部分表现为便溏、畏寒等,热的部分表现为胃痛、泛酸、烦躁易怒、口腔溃疡、肛门灼热或小便发黄等,胡珂教授根据患者的临床表现结合厥阴病的脉象使用乌梅丸加减治疗。他认为,临证时当根据寒热之多少来调节温阳药和清热药的比例,寒多者附子、干姜可用至15~20g,而黄连、黄芩用4~5g;热多者黄连、黄柏增加至10~12g,而附子、干姜等热药则相应减少至6~10g。他在运用此方时,认为乌梅为君药,当重用,多用至30~60g,治肝不忘用酸,取其大酸之气,以顺木之性,平抑肝亢旺之气,酸涩收敛又能止泻,同时使肝木亢旺之气得以抑制,不克犯中土,间接起到扶脾的作用。在关于患者后期调摄上,胡珂教授认为,乌梅丸证的患者多是沉细无力或弦细的脉,多提示阴血大亏,无形之气易固,有形之阴血不可速生,故症状缓解后当调补其气血,使气血得充,化源充足而病不再生。

四、医案举隅

张某,女,66岁。2015年5月7日因脐周疼痛4年,再发1周就诊。自诉4年前无明显诱因出现脐周疼痛,呈阵发性,痛后欲排便,胃纳欠佳,每日大便4~5次,质溏,无黏液,脓血便,肛门下坠感明显,肠镜检查确诊为炎症性肠病,Hp阳性。曾服用美沙拉嗪,停药后症状复发,近1周因饮食不当腹痛、腹泻加重来诊。刻下症:脐周痛显,每日大便4~5次,不成形,无黏液脓血便,排便后腹痛可缓解,腹中肠鸣,四肢冰凉,腰膝酸软,口干口苦,纳可,不可饮凉,夜寐多梦,小便可。舌质红,苔黄腻,脉弦,重按无力。中医证属肝胃不和、寒热错杂。治以调和肝胃、平调寒热之法。拟乌梅丸加味。处方:乌梅40g,细辛6g,黄连6g,黄柏6g,当归10g,党参10g,附片8g,干姜10g,川椒6g,白芍30g,桂枝10g,防风10g。7剂。

6月22日二诊:患者诉腹痛、腹泻明显改善,现大便日1~2次,软便,时有腹胀。舌质红，苔偏腻，脉弦，重按无力。同前法，继服14剂。

7月10日三诊：症状基本改善，无腹痛，大便日一行，质中，色黄。

按：本案患病4年余，情志为之不畅，肝气上逆，导致上热而出现口干口苦、关脉弦等；脾肾阳虚而出现手足冰凉，腰膝酸软。所以当寒热同治、调和肝脾，投以乌梅丸加味。《内经》有言木生酸，酸入肝，以酸泻之，以酸收之，本案予大剂量乌梅，收止泻平肝泻肝之功。方中川椒祛风之功有助止肠鸣，肠鸣乃风邪作祟所致，遂临床中遇到肠鸣患者常合用防风以止肠鸣。胡珂教授认为，此类患者不发作时主要表现为脾虚，脾胃运化、升降功能较为薄弱，平素大便多稀溏，若饮食稍不慎则大便次数增加，或大便中夹杂少量黏液，腹中隐隐闷胀不适等症状顽固不愈；发作时主要是便溏多泻，腹中疼痛，甚至里急后重，便中夹杂大量黏液，病机既有脾阳不足、久泻脾虚又兼具湿热壅滞，故临床上多表现为腹部怯寒，腹部坠胀，腹中肠鸣，大便稀薄与便后肛门灼热下坠，大便黏滞不爽，舌质红，苔黄等症状共见，呈现出一派脾寒肠热之象。临床上面对如此错综复杂的证候，胡珂教授认为应当细辨病机，详察病状，区分寒热偏盛，斟酌配伍。

第七节　附子剂

《素问·生气通天论》云："阳气者，精则养神。"意为阳气健旺则神志清晰，思维敏捷，精力充沛，动作协调。《素问·阴阳应象大论》云："清阳实四支。"阳气充实，则肢体、肌肉动作有力，体力充沛。阳气疲惫，则肢体懈怠，困顿乏力。虽然气虚证也可导致肢体无力，懒于动作，不耐劳作，但与阳虚证比较，以阳虚证表现更为明显，证情更加严重。阳气是人生命之火，《素问·生气通天论》曰："阳气者，若天与日，失其所则折寿而不彰。"明代医学家张景岳也说："天之大宝只此一丸红日，人之大宝唯此一息真阳。"人的生、长、壮、老、已，即阳气由稚而旺、而衰、而亡的过程。观临床上大病、久病、重病之人，多易耗损阳气，形神俱伤，身困懒动，甚至卧床不起。郑钦安所言的"人困无神"除精神萎靡外，也寓有困乏无力极甚之意。胡珂教授认为，在脉象具备的基础上，身困无力甚至可以作为阳虚证的辨证眼目，而形寒肢凉等典型的阳虚寒象有时反倒不一定具备。阳气能够推动血脉运行。阳气旺盛则脉象平和，表现为脉来不浮不沉，不大不小，从容和缓，柔和有力，节律一致，也就是脉有胃（气）、神、根。若阳气虚衰，则脉运无力，微弱无根。故仲景将脉微细，但欲寐作为少阴病提纲；火神派开山宗师郑钦安也把脉息无神（《医理真传》）、人困无神（《医法圆通》）视为阳虚证的重要依据。胡珂教授在临床上也常根据脉象、精神辨别阳虚证，尤其沉弱无力、微细欲绝，或浮大中空之脉更是确认阳虚证、使用附子的主要指征。刘渡舟提出，附子脉是脉沉而缓，或微细如丝，而按之无神。少阴病当凭脉辨证，其方法不论脉之浮沉大小，但觉指下无力，而按之筋骨全无者，反映了内有伏阴，阳气不足之候。

阳虚证患者可伴有一些自觉或他觉的上热或外热表现。此热乃阳虚之极，阴寒内盛，格拒虚阳于上、于外的假热。仲景对这种阴盛格阳证的描述是"少阴病，下利清谷，里寒外热，手足厥逆，脉微欲绝，身反不恶寒，其人面色赤……通脉四逆汤主之"（《伤寒论》第317条）。仲景所论为寒邪直犯或内传少阴，损伤心肾阳气，病势危急，一线残阳外脱，阴阳即欲离决，患者虽面色赤，身热不恶寒，却四肢厥冷，下利清谷；内伤杂病证情虽缓，病机却与伤寒相似。乃真阳耗伤，阴寒格拒，虚阳上浮。患者四肢不一定清冷，可不见怕冷、下利清谷等内外寒象，反可见面红、面部痤疮、目赤、咽红疼痛、唇红、牙痛、口疮、口苦口臭甚至舌红（多红而舌体胖）等上热，或身热、自觉发热等外热，或心烦、不寐等内热。

当这种乏力神懒，或伴有热象的证候，经用补气培元、补中益气、甘温除热，或清热降火等治法后，疗效不佳，甚至有所加重时，更应考虑证属阳虚，或虚阳上浮，急当易弦更张，以温肾补火、回阳纳元为治，大胆投用较大剂量的附子剂，方如四逆汤、白通汤、郑钦安的潜阳丹合封髓丹（火神派大师吴佩衡名之潜阳封髓丹）。

四逆汤出自《伤寒论》，由炙甘草、附子、干姜组成。《伤寒论》原文中使用四逆汤如323条"少阴病，脉沉者，急温之，宜四逆汤"，388条"吐利汗出，发热恶寒，四肢拘急，手足厥冷者，四逆汤主之"。其病机为阴盛阳衰，亡阳液脱。四逆汤中，生附子大辛大热，入心、脾、肾经，能上助心阳，中温脾阳，下补肾阳，为回阳救逆第一品药，功善温壮元阳，破散阴寒，回阳救逆；干姜辛热，入心、肺、脾、肾经，具温阳守中、回阳通脉之功。二者合用，附子温先天以生后天，干姜温后天以养先天，相须为用，相得益彰，温里回阳之力大增，故古人有附子无干姜不热之说。炙甘草用意有三：一可益气补中，二可解附子之毒，三可缓和药势，防干姜、附子燥烈伤阴。汤者，荡也，取其救急，挽垂危之阳，反逆为顺。主治四肢厥逆、恶寒蜷卧、神衰欲寐、面色苍白、腹痛下利、呕吐不渴、舌苔白滑、脉微细等症。现代药理研究发现，附子与干姜、甘草相合的四逆汤能避免附子引起的异位心律失常，降低毒性，使口服半数致死量同单味附子相差4倍以上，且其强心升压效应大于各单味药。因生附子毒副作用大，再者劫寒力大，温阳作用不及熟附子，故临床上，胡珂教授多以制附子易生附子。制附子剂量常用15~30g，根据用量先煎30~60分钟，甚至更久，以尝至不麻口为度，并伍以炙甘草20~30g，制附子之毒。附子与干姜、甘草同煎，其生物碱发生变化，毒性大大减低。若出现中毒，可用炙甘草、蜂蜜、绿豆、黑小豆、防风等解毒。

【案例】

胡某，男，32岁。2009年5月2日入院。腹胀大2年，发热5天。患者2年前出现腹部胀大，进行性加重，去年11月西医医院剖腹探查，病理诊断为胃肠间质瘤，因瘤体包裹重要血管未能手术切除。近一年来，腹部进一步胀大，质硬。5天前，因出差外地不慎受寒，出现发热恶寒，于当地社区医院用消炎药治疗，发热不退，每于服退热药后热退，药效过后热势再起，以中低热为主，有时高热。进行性消瘦，腹部增大，尿少肢肿。刻下症：腹胀大质硬，发热无恶寒，尿少而黄，下肢轻度浮肿，剑突下疼痛，恶液质。入院体温38.8℃，舌质红，苔黄，脉弦。中医诊断为发热，证属少阳发热。治疗以和解少阳为主，以小柴胡汤加味，配以炎琥宁、复方苦参注射液静脉注射。后改用益气养阴清虚热法治疗。

初诊：2009年5月24日胡珂教授查房，患者仍反复发热，夜半热甚，凌晨2点发热至39.2℃。今晨测体温为37.5℃，面色苍白，两颧桃红如妆，精神软弱，神疲乏力，少气懒言，汗出，左侧居多。舌淡，苔薄白，脉细弦有力。中医诊断为少阴病，为阳虚阴盛，格阳于外，戴阳于上之证。治予温阳破阴，引火归原。方用四逆汤。处方：制附片30g（先煎3小时），干姜20g，炙甘草60g。2剂。以水1500mL，煎取600mL。冷服，每2小时服200mL。

二诊：5月27日，仍四肢无力，冷汗，面色苍白，精神软，神疲乏力。发热明显好转，热势下降，脉搏较前反无力。且诉近日饮食、服药呕吐。处方：制附片40g（先煎3小时），干姜20g，炙甘草60g，法半夏30g，生姜25g。2剂。以水1500mL，煎取600mL。冷服，每2小时服200mL。

三诊：5月31日，凌晨1点发热至37.7℃，今晨热自退。舌淡红，苔薄白，脉细弦数，面色较前红润。处方：制附片30g（先煎3小时），干姜30g，炙甘草30g，红参10g，葱茎9根。2剂。以水1500mL，煎取600mL。冷服，每2小时服200mL。热退，患者要求出院。

按：实热面红为满面通红；阴虚内热面色潮红，以两颧红为主；阴盛格阳两颧淡红、浮红，红色看上去表浅，如化妆的粉脂，似乎用手都能擦去一样。晚期癌肿（癥积），正气衰败，阳气虚弱，御邪无力，或易感外邪，或感邪后难以速愈，或邪气入里，导致重证、危证。

患者起病之初，社区医生多次用解热药发汗，徒伤阴津、阳气；消炎药伤阳（一般认为抗生素类似中药苦寒药）。入院后医者因其有受寒病史，病程短，发热较高，尿少而黄，尤其是舌质红，苔黄，脉弦，辨证为少阳发热，治以小柴胡汤加味和解少阳为主。小柴胡汤虽能扶正祛邪，但以祛邪为主，方中黄芩苦寒伤阳，柴胡疏透，生姜、半夏辛散，耗散阳气；党参、大枣、炙甘草虽补气，但不温阳。后改用的益气养阴清虚热法也属清凉。况炎琥宁、复方苦参注射液更是苦寒伤阳之品，使用达20余天。以上诸法均虚其已虚之阳。

患者阳虚之体，因公出差劳顿，复外感寒邪。始属太阳病营卫不和，或太少合病，故见发热恶寒，治疗当邪正兼顾，随证用方，或桂枝汤，或桂枝加附子汤，或麻黄细辛附子汤、麻黄附子甘草汤。

太阳的底面即少阴，太阳藩篱本已不固，邪气飞渡，直中少阴，损伤阳气，心肾阳衰，阴寒内盛，阴阳格拒，浮阳外越。阳浮于外则身热，阳浮于上则面如妆朱。夜半阴气益甚，更易形成格阳之势，故每于凌晨热势更甚（子时一阳生，阳气出生，阳弱则阴盛）。阳衰本以微弱欲绝脉、浮大中空无根脉为多，但阴寒内盛亦可见弦紧，甚至可出现脉有力之脉证不符的假象，为正衰邪盛之危象，火神派祖师郑钦安即认为脉可出现浮空劲急。本例患者即现脉细弦有力。

郑钦安认为，阳虚证有面赤如朱而似实火，有脉极大劲如石，有身大热，有满口齿缝流血，用气喘促，咳嗽痰涌者。治疗当回阳救逆，引阳回窟。附子是扶阳第一要药，大剂使用需注意：①宽水久煎，大剂附子必须先煎1~3小时，再入他药同煎，若煎煮过程中水量不够，应加冷水，不能加热水，用高压锅加温至120℃，2小时即可破坏附子的毒性。②附子与干姜、甘草同煎，其生物碱发生变化，毒性大大减低。

参 考 文 献

［1］李菲，翟双庆，梅乐章.《黄帝内经》中的八纲辨证［J］.北京中医药大学学报，2010，33（11）：737-738.

［2］杨成林，周语平，刘光炜.《伤寒论》与八纲辨证论治思想［J］.光明中医，2010，25（6）：928-930.

［3］邓福忠.周天寒运用升降理论治疗脾胃病的经验［A］.巴渝国医传承——重庆市第四批全国老中医专家学术经验继承文集［C］.重庆市科学技术协会，2012：10.

［4］王丹.半夏泻心汤辛开苦降调节胃动力的研究［D］.北京：北京中医药大学，2004.

［5］项凤梅.从中医脾胃之气的本质探讨健脾法对胃肠道疾病的治疗机制［A］.中华中医药学会脾胃病分会.中华中医药学会脾胃病分会第二十四次全国脾胃病学术交流会论文汇编［C］.中华中医药学会脾胃病分会:中华中医药学会，2012：1.

［6］胡珂.健脾舒肝法治疗脾虚肝郁型慢性浅表性胃炎的临床研究［A］.江西省中西医结合学会消化系统疾病专业委员会.江西省第三次中西医结合消化系疾病学术研讨会论文汇编［C］.江西省中西医结合学会消化系统疾病专业委员会:江西省中西医结合学会，2008：1.

［7］胡珂，符小聪，吴红苗.疏肝健脾法治疗动力障碍型功能性消化不良40例［J］.江西中医学院学报，2008（1）：44-45.

［8］胡珂，张小萍，何承志.中药调理脾胃升降治疗功能性消化不良的临床研究［J］.实用中西医结合临床，2006（5）：23-24.

［9］陈燕珠，龚莉，胡珂.胡珂主任医师运用升脾降胃法治疗脾胃病的经验［J］.广西中医药，2016，39（6）：56-57.

［10］汪瑶，胡珂.胡珂从肝风论治泄泻经验浅析［J］.中医药通报，2018，17（2）：22-23.

［11］Vakil N，van Zanten SV，Kahrilas P，et al.The Montreal definition and classification of gastroesophageal reflux disease: a global evidence-based consensus［J］.Am J Gastroenterol，2006，101（8）：1900.

［12］谢胜，颜春艳，朱初良，等.66例酸碱混合反流型胃食管反流病中医证型分析［J］.柳州医学，2005，18（1）：26.

［13］刘英锋.小柴胡汤类方证治分类研究［M］.南昌:江西科学技术出版社，2006.

［14］Ferlay J，Shin HR，Bray F，et al. Estimates of worldwide burden of cancer in 2008: GLOBOCAN 2008［J］. Int J Cancer，2010，127（12）：2893-2917.

［15］葛均波，永健.内科学［M］.北京：人民卫生出版社，2013.

［16］黄洁蓉，黄志刚.早期胃癌筛查研究进展［J］. 实用肿瘤杂志，2012，27（1）：1-4.

［17］中华医学会消化病学分会胃肠功能性疾病协作组，中华医学会消化病学分会胃肠动力学组.中国肠易激综合征专家共识意见（2015年，上海）［J］.中华消化杂志，2016（5）：299-312.

［18］于皆平，沈志详，罗和生，等.实用消化病学［M］.第二版.北京：科学出版社，2008.

［19］邓志燕，胡珂.乌梅丸联合自拟灌肠方治疗溃疡性结肠炎30例［C］.中华中医药学会第二十二届全国脾胃病学术交流会暨2010年脾胃病诊疗新进展学习班，2011：439-411.

［20］徐亨浪，龚莉.胡珂治疗溃疡性结肠炎经验［J］.江西中医药，2016，3（47）：35-36.

［21］廖乙雄.胡珂运用当归芍药散治疗慢性肠病经验［J］.江西中医药，2014，3（45）：23-24.

［22］吴运瑶，胡珂.胡珂自拟灌肠方为主治疗溃疡性结肠炎经验［J］.江西中医药，2014，5（45）：25-26.

［23］胡敏，纪云西.便秘证治，慎用大黄［J］.江西中医药，2004，35（12）：45.

［24］王玉芳.疏肝治便秘［J］.中国中医药现代远程教育，2011，9（10）：144.

［25］常立杰，胡珂.浅析从三焦论治便秘［J］.江西中医药，2013，44（4）：

12-13.

［26］程良斌.张赤志治疗肝病经验［J］.中医杂志，2006（12）：901-902.

［27］陈瑞春.肝病治疗的误区［J］.中医杂志，2001（8）：507-508.

［28］胡珂.陈瑞春从气论治疑难病经验［J］.江西中医药，2007（2）：12-13.

［29］张声生，李乾构，李慧臻，等.急性胰腺炎中医诊疗专家共识意见［J］.中华中医药杂志，2013，28（6）：1826-1831.

［30］周秉舵，徐亭亭，王宏伟，等.试述急性胰腺炎的中医治疗［J］.中国中医急症，2015，24（1）：99-101.

［31］胡珂，齐明，黄寻知.大陷胸汤治疗急性胰腺炎1例——附临床运用体会［J］.江西中医药，2010，41（12）：41-42.

［32］吴瑭.温病条辨［M］.北京：人民卫生出版社，2005.

［33］鲁忠，胡珂.胡珂运用小柴胡汤治疗外感咳嗽经验［J］.江西中医药，2014，45（1）：14-15.

［34］吴国荣.复发性口疮的病因病机及中医治疗探析［J］.吉林中医药，2010，30（4）：292-294.

［35］聂志刚，万常俊，吴运瑶，等.胡珂教授从脾胃论治复发性口腔溃疡经验［J］.实用中西医结合临床，2019，19（2）：133-134，176.

［36］龚莉，周文博，邓志燕.胡珂应用引火归原法经验初探［J］.江西中医药，2009，40（323）：19-21.

［37］章美玲，胡珂.胡珂从阴火论治复发性口腔溃疡经验［J］.中医药通报，2015，14（1）：32-33.

［38］曹自伟，吕笑，胡珂，等.加味封髓丹治疗复发性口疮的临床观察［J］.实用中西医结合临床，2017，17（10）：115-116.

［39］黄丽，胡珂.胡珂运用小青龙汤加味治疗痞满经验［J］.实用中西医结合临床，2016，16（6）：51-53.

［40］汪瑶，胡珂.胡珂运用小柴胡汤临床经验［J］.江西中医药，2018，49（7）：27-28.

［41］陈瑞春.伤寒实践论［M］.北京：人民卫生出版社，2003.

［42］汪瑶，胡珂.胡珂运用小柴胡汤治疗失眠经验浅析［J］.中医药通报，

2018，17（3）：15-16.

［43］鲁忠，胡珂.胡珂运用小柴胡汤治疗外感咳嗽经验［J］.江西中医药，2014，45（1）：14-15.

［44］曾兰，成肇仁.成肇仁教授运用柴胡陷胸汤经验［J］.四川中医，2013，31（4）：12-13.

［45］陈瑞春.谈小柴胡汤方的临床运用［J］.中医杂志，1999，40（5）：315-316.

［46］叶世龙.柴胡陷胸汤治胃炎［N］.中国中医药报，2010-07-16（004）.

［47］单书健，陈子华，徐杰.古今名医临证金鉴——胃痛痞满卷（下）［M］.北京：中国中医药出版社，2011.

［48］张薛光.谈谈对《金匮要略》泻心汤出处、方名的理解［J］.中医文献杂志，2007（3）：9-12.

［49］杨柳易，胡珂，洪婷，等.胡珂应用半夏泻心汤的临床经验［J］.江西中医药大学学报，2017，29（4）：25-26.

［50］宋小莉.半夏泻心汤研究思路探讨［J］.中国实验方剂学杂志，2011，17（13）：285-286.

［51］段素社，张学林，常瑞利，等.升降理论与胃运动功能障碍［J］.现代中西医结合杂志，2007（29）：4306-4307.

［52］王艳，麻春杰，王滨，等.朱宗元教授治疗脾胃病临床经验［J］.天津中医药，2010，27（6）：447-448.

［53］张志聪.伤寒论集注［M］.上海：上海古籍出版社，1996.

［54］张璐.张璐医学全书［M］.北京：中国中医药出版社，2004.

［55］陈燕珠，龚莉，胡珂.胡珂主任医师运用升脾降胃法治疗脾胃病的经验［J］.广西中医药，2016，39（6）：56-57.

［56］刘渡舟.新编伤寒论类方［M］.北京：人民卫生出版社，2013.

［57］陈修园.神农本草经读［M］.北京：学苑出版社，2011.